高等院校数字化课程创新教材

供护理、助产等相关专业使用

护 理 文 秘

（第四版）

主　编　黄治秀
副主编　张春玲　张　磊　曹伏明
编　委　（按姓氏汉语拼音排序）
　　　　曹伏明　（长沙卫生职业学院）
　　　　侯蕴哲　（四川护理职业学院）
　　　　黄治秀　（四川护理职业学院）
　　　　吕绍玖　（皖西卫生职业学院）
　　　　汪兆婧　（大理护理职业学院）
　　　　张　磊　（四川省宜宾卫生学校）
　　　　张春玲　（唐山职业技术学院）
　　　　郑　敏　（大连铁路卫生学校）

科学出版社

北京

·版权所有 侵权必究·

举报电话：010-64030229；010-64034315；13501151303（打假办）

内 容 简 介

本书是高等院校数字化课程创新教材之一，主要内容包括常用公文写作，医护工作常用事务文书写作等八章。本书较为系统地介绍了护理文秘相关知识，并在文中穿插了大量扩展知识点的链接及在临床实际工作中常见的办文、办事、办会的典型案例，且对绝大部分案例进行了启发性与创造性的点评，启迪学生思考。本书编者根据一线教学经验，结合护理礼仪等课程及临床护理专家的意见和建议，针对中高职学生实际情况，在前三版的基础上做了适当的调整，其指导性、适用性、创新性更强。书后附护理文秘的教学基本要求与目标检测参考答案，本书还配有相应的PPT课件及数字化资源，可在封底网站下载。与前几版不同的是，这一版我们全文附录了最新的公文格式、保密法、档案法等相关文件，目的在于拓展同学们对相应知识的深入了解。

本书可供中高职护理（涉外护理方向）、助产等医学相关专业使用，也可供成考、自考临床护士培训使用。

图书在版编目（CIP）数据

护理文秘/黄治秀主编. —4版. —北京：科学出版社，2018.1
高等院校数字化课程创新教材
ISBN 978-7-03-055411-6

Ⅰ.护… Ⅱ.黄… Ⅲ.护理学–秘书学–高等学校–教材 Ⅳ.R47

中国版本图书馆CIP数据核字（2017）第280828号

责任编辑：孙岩岩 丁海燕 / 责任校对：彭 涛
责任印制：赵 博 / 封面设计：张佩战

版权所有，违者必究。未经本社许可，数字图书馆不得使用

科学出版社 出版
北京东黄城根北街16号
邮政编码：100717
http://www.sciencep.com

北京富资园科技发展有限公司印刷
科学出版社发行 各地新华书店经销
*

2005年2月第 一 版 开本：787×1092 1/16
2018年1月第 四 版 印张：14
2025年8月第三十三次印刷 字数：332 000

定价：38.00元

（如有印装质量问题，我社负责调换）

前　言

党的二十大报告指出："人民健康是民族昌盛和国家强盛的重要标志。把保障人民健康放在优先发展的战略位置，完善人民健康促进政策。"贯彻落实党的二十大决策部署，积极推动健康事业发展，离不开人才队伍建设。党的二十大报告指出："培养造就大批德才兼备的高素质人才，是国家和民族长远发展大计。"教材是教学内容的重要载体，是教学的重要依据、培养人才的重要保障。本次教材修订旨在贯彻党的二十大报告精神和党的教育方针，落实立德树人根本任务，坚持为党育人、为国育才。

现代社会的发展推动现代医学的发展，护理学观念的更新已经是不争的事实。护理学不再仅仅是"治病"的学问，护理学更是一门融生命科学、人文科学、自然科学为一体的综合性极强的学科。它以人为服务对象，肩负着保护人类健康和救死扶伤的神圣使命。随着中国经济崛起，国家对医药卫生事业的需求也正发生深刻变化。总之，快速发展的21世纪对护理人才的综合素质提出了更高的要求。

护生进入职场前的求职、面试以及进入职场后的工作、晋升等都需要他们具备较为全面的护理文秘知识，诸如怎样处理人与人、人与社会以及人与自然的关系。具体到如何与患者建立良好的互动人际关系，如何处理工作中形成的文书，如何履行好职责范围内的管理和服务职能，如何组织、参加各种会议，如何做到礼仪化护理服务，如何对工作中积累的护理经验、实践进行科学的探讨并将经验撰写成文以不断提高护理水平，等等。护理文秘正是针对并解决这些问题的参考指南，其中公务文书写作、事务文书写作及护理文书写作（统称应用文写作）是本课程的重点。

应用文教学的第一层次是"教科书模式"的教学，它最大的特点是全面、完整、系统化，它对于学生来说是必不可少的，但它往往枯燥乏味，学生记忆的知识点很难融会贯通到实际生活工作中。第二层次是"例子教学"，教师将大量生动有趣的例子带到课堂，激发了学生学习的积极性，但学生反映"上课听听觉得很有意思，真的要动起笔来还是不会写"。

《护理文秘》此次改版是在充分吸纳前三版精华的基础上，汇聚了全国多名一线教师多年的教学经验，在临床护理专家的指导下，针对中高职学生实际情况，积极跟上现代文秘发展的步伐，着重体现"以学生为本位，以能力为导向"的原则，力图以案例教学为抓手，变"例子教学"为"案例教学"。书中不仅穿插了大量图表，增加了有趣有用的链接，更是在最后特别设置了"实训指导"，力图将传统教学知识的系统、全面和案例教学的生动、实用结合起来，使学生在"做中学、学中做"，变知识为能力。

此次改版，我们增加了国家相关领域大量的政策法规性文件以供同学们查阅学习，目的是丰富文秘人员的职业素养，拓展视野，为护理文秘人员的全面综合发展提供支持。

本书在编写过程中，参考借鉴了有关专家、学者的研究成果、论著与第三版护理文秘教材，特将主要参考文献附于书后。同时，我们得到第三军医大学大坪医院何海燕博士、四川大学华西第二医院妇产科赵文、四川省医学科学院·四川省人民医院RICU·MICU邓梦莹、四川宜宾市第二中医医院等临床一线护理专家和医院的帮助，还得到各位参编老师所在院校及有关专家与领导的大力支持，在此一并表示最诚挚的谢意！

本书虽经审慎编校，但因综合性强、涉及面广，加之编者水平有限、经验不足，时间仓促，疏漏之处在所难免，恳请专家、同行及使用本书的教师和同学们提出宝贵意见和建议，以进一步修改订正。

编 者

2023年9月 于成都

目 录
CONTENTS

- 第1章　绪论　/ 1
  - 第1节　护理文秘概述　/ 1
  - 第2节　护理文秘的作用　/ 3
  - 第3节　护理文秘的特点　/ 5
  - 第4节　护理文秘人员的工作技巧　/ 6
- 第2章　常用公文写作　/ 13
  - 第1节　公文的特点及基本格式　/ 14
  - 第2节　公文处理程序与方法　/ 23
  - 第3节　公文结构及语言要求　/ 26
  - 第4节　常用公文写作要求及范例　/ 33
- 第3章　医护工作常用事务文书写作　/ 54
  - 第1节　计划类文书、总结写作技巧及范例评析　/ 54
  - 第2节　述职报告、简报写作技巧及范例评析　/ 65
  - 第3节　求职信、简历写作技巧及范例评析　/ 74
  - 第4节　会议记录、护理规章制度写作技巧及范例评析　/ 80
- 第4章　护理记录文书写作技巧及范例　/ 90
  - 第1节　护理记录文书概述　/ 90
  - 第2节　入院患者护理评估单　/ 93
  - 第3节　护理记录单　/ 97
  - 第4节　护理告知及知情同意书　/ 112
  - 第5节　护理交接班报告　/ 116
  - 第6节　护理小结与出院指导　/ 119
  - 第7节　护理记录文书相关制度　/ 121
  - 第8节　其他护理记录文书工作流程　/ 127
- 第5章　护理论文、医护科普文的写作　/ 131
  - 第1节　护理论文概述　/ 131
  - 第2节　护理论文的写作技巧及范例　/ 136
  - 第3节　医用语体的特点及要求　/ 141
  - 第4节　医护科普文写作技法　/ 144
- 第6章　现代文秘人员的日常事务与礼仪　/ 150
  - 第1节　日常事务管理　/ 150
  - 第2节　接待事务　/ 159
  - 第3节　会议事务　/ 167
- 第7章　协调、保密与调查研究工作　/ 174
  - 第1节　协调工作　/ 174
  - 第2节　保密工作　/ 185
  - 第3节　调查研究　/ 194
- 第8章　实训指导　/ 201
  - 第1节　商务活动实训项目　/ 201
  - 第2节　医护常用文书撰写实训项目　/ 204
  - 第3节　护理文秘协调沟通实训项目　/ 206
  - 第4节　PPT制作及文案撰写实训项目　/ 207
- 参考文献　/ 210
- 附录　/ 211
- 《护理文秘》教学基本要求　/ 212
- 目标检测选择题参考答案　/ 215

第1章 绪 论

引言:"秘书"一词来自于拉丁语"seretarius",是"可靠的职员"的意思。秘书的英文为"secretary",翻译为"书记"或"大臣"。

全美秘书协会对秘书的定义为:"高级官员的助手,掌握机关职责并具有在不同上司直接监督下承担任务的才干,发挥积极主动性,运用判断力在其职责内对机关工作作出决定"。国际职业秘书组织认为:秘书是"具有熟练的办公室工作能力,不需上级敦促即能主动负责、积极进取、干练果断、能在授权范围内作正确决定的经理助手"。在我国,秘书是国家工作人员(或称公务员)众多职务中的一种,是为领导中枢和领导提供综合性、辅助性服务的公务员,是以文字、调研、组织、协调等能力为手段,围绕领导意图进行工作的智力劳动者,是领导的耳目、助手和参谋。

有的秘书学教材将秘书的概念分为狭义和广义两种。狭义的秘书指在领导身边的秘书,是掌管文书并直接辅助领导全面处理事务的专门人员。广义的秘书,指在领导身边或中枢机构工作,并以办文、办会和承办领导交办的事情为主要辅助任务的专门人员。广义的秘书包括狭义的秘书。秘书身处领导机关或附属于各级组织、团体、个人,通过掌管文书、辅助决策、处理日常事务等工作,发挥其重要作用。秘书工作、办(信)电为主要内容,是一种从属性、辅助性与综合性的工作。

第1节 护理文秘概述

一 护理文秘的含义

案例1-1

2011年8月,××大学医院发生重大医疗事故。院方误将一名艾滋病感染者的器官移植给5名患者,导致这5人均有感染艾滋病毒之虞。×市一名37岁男子家属在不知该男子是艾滋病感染者的情况下,于该男子坠亡后联络××大学医院器官捐赠小组,器官捐赠协调师和××大学医院检验师仅以电话确认结果,却在发、受话中误将HIV抗原检验由"阳性"(reactive)理解成"阴性"(non-reactive),发生认知错误,不幸混淆阳性与阴性,检验师也并未二次确认就进行移植手术。××大学医院外科教授柯×面对记者采访时说:"接受调查时,两名当事人,一个说讲错,一个说听错,不管怎样,都是××大学医院的错。"

问题： 1. 此医疗移植事故给你什么警示？

2. 作为一个现代护理工作者，你觉得自己要具备哪些必备的素养才能胜任现代护理工作？

案例分析： 现代医护工作发展对护士综合素养要求越来越高，护士不仅要具备精湛的医技，还应具备相应的文字与语言沟通能力、综合协调与合作能力、逻辑思维与分析能力等。案例1-1正说明了这些能力对医护工作的重要性。

所谓"文秘"，指的是文字秘书，他专职或主要从事文字工作。文字秘书是秘书人员中的一部分，故"文秘"包含在秘书之内。另外，其他非文字秘书，如机要秘书、行政秘书、生活秘书等，都离不开文字工作，也要撰写公文和各种事务文书。因此，"文秘"和"秘书"往往是同一个意思，泛指从事文书和事务工作的人员。文秘在我国是党政机关、企事业单位普遍设置的一个行政职位，在世界范围内是最广泛的社会职业之一。文秘的主要职责是辅助管理，综合服务；主要工作是撰拟文稿、管理文书、接待来访、组织会议、调查研究、处理信息、办理事务、参谋、咨询、联络协调等。研究文秘工作，研究文秘规律，已经成为一门学科。

护理文秘是研究在医疗护理及其管理过程中秘书工作的一门新兴的应用型学科。它将医护、文秘知识相互渗透，以适应社会不断进步对护理人员的更新、更高要求，提高护理及护理管理的质量和效率。

> **链接**
>
> **美国秘书**
>
> 据美国劳工部统计局的数据，目前，美国全国秘书从业者约为300万，秘书是美国从业人数最多的行业之一。这些秘书的收入因行业、地区等因素存在差异。一般而言，行政秘书的平均年薪为3.1万美元，而司法秘书的收入可高达3.4万美元。在美国，秘书这个职业有点像中国的中医，越老越吃香。比尔·盖茨在创业之初就聘请了42岁的女秘书露宝。露宝稳重细致，几乎成为公司的灵魂人物，她和比尔·盖茨的无间配合成为微软公司的一道独特风景。1955年起，每年4月份的最后一个星期是美国的秘书周，而这周的星期三为秘书日，每年秘书节，美国总统都会致信祝贺。

护理文秘是文秘的一种，是研究在医护工作中的文秘活动，它既不是普通意义上的文秘，又不能理解成"护理"和"文秘"的简单组合。它既有普通文秘的通用性，又有普通文秘的不可替代的专业性。它将文秘工作的思维和方法技巧融入护理工作中，从而帮助护生、护士适应护理模式的转变，提高护理水平。

（考点：护理文秘的含义）

护理文秘主要研究常用公务文书写作、常用事务文书写作、秘书专项活动、秘书语言修养、护理文书写作等。护理文秘贴近护生和护士学习工作实际，引进案例教学，注重知识过手、能力培养和分析解决问题能力的训练，为其学习和工作提供参考和借鉴。

（考点：护理文书的研究对象）

二 护理文秘的内容

（一）文书写作——护理文秘的基础部分

学好一般公文的写作无疑会为学习护理文秘打下坚实基础。公文写作的格式、语言等均适用于医护类公文写作。通知、通告、请示、批复、报告、函等法定公文是护理工作中经常要接触使用的文种。与一般法定公文相对的是其他常用事务文书的写法，如计划、总结、调查报告、述职报告、简报等也是护理工作中常常用到的文种，而简历、求职信是护生在进入职场时必须掌握的敲门砖。

如果对一般公文写作知识了解甚少甚至是一无所知，则护理文秘的写作及护理管理等工作将举步维艰，护理工作也会受到很大影响。因此，研究护理文秘首要研究常见公文写作。

（二）秘书活动——护理文秘的重要组成部分

现代社会视秘书为综合性、辅助性的"管理人才"，秘书活动涵盖范围十分广泛。文书办理、秘书日常事务、信息获得与保密、调查信访与沟通协调等，都属于秘书活动内容。只有了解、懂得、熟悉了秘书活动的内容，才能自觉、灵活、有效地将相关知识融入护理文秘的工作中，从而提高护理文秘工作的效率和质量。

（三）护理文书书写规范及要求——护理文秘区别于一般文秘之处

2010年3月1日卫生部对护理文书做了新的要求。总的原则是把时间还给护士，把护士还给患者，要求简化护理文书。很多护理文书已经表格化，但是护理文书的规范书写对护理人员及病患仍然具有重要的意义。体温单，医嘱单，病程记录中的手术清点记录和病危、病重患者护理记录是护理文书的主要内容。护士要正确理解护理记录的含义，牢牢把握护理记录的特点，准确书写护理记录。护理记录是护士交接班的书面凭证，为医生诊断和治疗提供有价值的依据。正确、规范书写护理文书对护士自身权益保护及提高护理工作质量都具有十分重要的意义。

（四）护理文秘语言修养——文秘人员的必修课

首先，公文书写、常用事务文书的书写及护理论文、医护科普文的书写都离不开语言文字，良好的语言文字修养是优秀护理文秘的职业素养。其次，护理工作及秘书工作都是和人打交道的工作，人际沟通最重要的是语言的沟通。书面语言、口头语言及态势语言的修养直接影响护理文秘工作水平的高低，医护人员提高语言文字的修养无疑能使护理工作更顺利。

（五）护理管理常识——提高护理工作效率的保证

护理管理是护理工作的重要组成部分。只有学习了护理管理知识，才能把握现代护理发展的方向和趋势，提高护理工作效率。研究护理管理，主要研究其管理原理：系统原理、人本原理、动态原理、效益原理、责任原理；其次研究护理管理的职能：即计划、组织、人员配备、指导与领导、控制和创新职能。研究护理管理对提高护理效率有重要意义。结合护理专业相关课程安排，本书对护理管理我们不做讲解。

第2节　护理文秘的作用

● 案例 1-2

1854年克里米亚战争爆发，当时英国军方邀请南丁格尔（图1-1）去做好伤病员护理工作，这正与南丁格尔的愿望不谋而合。南丁格尔立即率领38名护士奔赴前线斯库塔里医院。当时药品缺乏，水源不足，卫生条件极差。她克服种种困难，改善医院后勤服务和环境卫生，建立医院管理制度，提高护理质量，使伤病员死亡率从42%减少到2%。南丁格尔不仅表现出非凡的组织才能，对伤病员的关怀爱护更是感人至深。她协助医生进行手术，减轻患者的

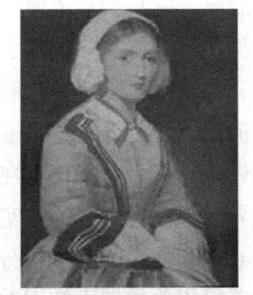

图 1-1　弗洛伦斯·南丁格尔

痛苦；清洗包扎伤口，护理伤员；替士兵写信，给以慰藉；掩埋不幸的死者，祭祀亡灵……几乎每天工作 20 多个小时。

问题： 要做一个优秀的医护人员，需要具备哪些技能与素养？

案例分析： 护理工作是光荣而神圣的，护理工作绝不仅仅是简单的打针输液。组织管理能力、人文情怀、精湛医技、沟通协调技巧等都是一个护士不可或缺的职业素养。

一 现代护理模式转变对护理工作者的要求

随着"以病人为中心"的生物—心理—社会医学模式的确立，护理服务模式不再是以疾病为中心的功能制护理，而是更注重人的精神、心理、思想、情绪、环境、社会等多方面因素的护理。建立以满足病人身心需要、以恢复健康为目标的整体护理工作模式，其实质内涵就是护理工作要以人为本，以健康为中心，尊重病人的权利和情感、人格和隐私，满足病人的个性化需求，关心和爱护病人，实现对人的整体关怀。因此，实现人性化护理服务成为社会共识。实现人性化护理服务的方法与措施主要有下面几点。

（一）确立服务质量标准

根据人文精神和健康新概念来调整、确定护理质量评价标准，强化对护理人员服务主动性和体现人文关怀等内容的评价指标，建立住院病人需求分析制度，出院病人跟踪随访调查制度以及护理服务质量讲评分析制度，将病人对服务是否满意作为评价的重要标准，将病人的需要和期望转化为质量要求和质量标准。

（二）培养人文精神、强化礼仪修养

培养护生人文精神，护生除了丰富专业知识外，还要不断丰富社会学、人文学、伦理学、心理学、公共关系、行为科学、语言学等方面的知识，养成良好的性格，形成健康向上的精神面貌，以人文精神推动人文服务。优雅的外在形象、过硬的护理技术、负责的工作态度、良好的沟通技巧是做好礼仪化护理服务的内在要求。礼仪化服务具体包括两方面：一是基本礼仪，包括言谈、举止、仪容、服饰、个人和公共卫生等，做到语言文明、举止得当、行为规范、仪容整洁、服饰得体、庄重大方、和蔼可亲。二是职业礼仪，主要指掌握医学知识、遵守规章制度、制订工作计划、了解患者病情、加强护患沟通、保护患者隐私、注重心理治疗等。

（三）营造人文氛围，优化就医环境

努力营造医院的人文氛围，使患者能感受到无处不在的人性化服务。一是营造人文化的医院建筑环境。医院建设生态化、园林化，让患者有亲临大自然的感觉。二是建设人性化的基础设施。基础设施以方便、舒适、美观、实用为准则，让患者在诊疗期间既有舒适感，又有亲切归属感。三是营造浓厚的文化氛围。温馨化、艺术化、人性化的室内外布局和装饰，根据就诊人群的不同彰显不同的文化特色，体现出对患者的热情和关注。四是就医流程人性化。通过导医、分诊、便民及特色服务，营造舒适、温馨、便捷的就医环境，良好的就医秩序，科学的就医流程，最大限度地缩短患者就医时间，提供优质的、人性化诊疗服务。五是健康教育人性化、个性化。每个人不仅存在身体和心理的不同，更有年龄、职业、信仰、生活习惯、文化程度等差异，要针对不同的人实施不同的护理方法，不仅要讲解与疾病相关的知识，还要针对其存在的心理和社会问题进行分析和开导，使患者得到及时、科学的健康指导，能够在疾病的各个阶段获得相关的健康知识并逐步培养、建立良好的卫生行为方式及健康的心理状态，在获得良好

治疗的同时，运用相关健康和卫生知识去更好地维护健康。

综上所述，现代社会对护理工作者的要求是立体的、全方位的，一个护理工作者要适应、熟悉、掌握工作的各方面知识和技能，处理好各种人际关系，在激烈的竞争中立足，在现代和未来的事业中取得成就，个人的基本素养、人际沟通能力、语言表达能力、信息处理能力都起着举足轻重的作用。护理文秘正是符合了护理工作的需要，满足了护理工作者成人、成才的需要的一门学科。

二、沟通协调护患关系，处理各种矛盾

护理工作是与人打交道的工作，在繁杂、琐碎的日常护理工作中，护士一个眼神、一个动作、一句话语都事关护理工作的成败。护理工作者不仅与患者打交道，还和形形色色的患者家属及其亲朋好友打交道，也不可避免地接触上下级、兄弟单位和各种来访者，涉及处理日常接待、迎来送往等诸多平常事，诸如电话接听、鲜花摆放、乘车、就餐礼仪等。只有处理好人与人、人与社会、人与自然的关系，才能提高自身修养，培养内在气质，塑造全新的现代护理工作者形象。同时，护理文书的规范正确书写也是护理人员保护自身权益的重要保证。

三、提高现代护理工作者信息管理及工作水平

现代社会获取信息的渠道越来越多，信息更替快捷，面对日新月异的知识更替，护理工作者如何才能做到迅速获取新信息，不被海量的信息淹没？首先，要学会获取必要的信息。摘录、做笔记、网上搜索下载都不失为信息获取的好办法。其次，要学会筛选复核管理信息，而文秘人员对机密信息的保密尤其重要。护理人员只有日积月累，学会搜集整理信息，高效管理信息，对信息进行必要的总结和提炼后，工作才有提高乃至创新的基础。再次，护理文秘人员要注重医护科普知识的宣教工作，要将总结提炼的医护知识撰写成文，为医护事业的发展添砖加瓦。

第3节　护理文秘的特点

一、创新性

护理文秘打破了写作课教学的"教科书模式"教学。教科书的最大特点是全面、完整、系统化，尽管它对于学生来说是必不可少的，也受到学生欢迎，但写作实践千变万化，学生在遇到实际写作问题，特别是进行公务文书、事务文书、护理文书的实用写作时，仍然感到无从下手。学生说："传统写作教学课，课堂上听还都能懂，可真的动起笔来还是不会写。"护理文秘采用案例教学，创设写作情景，让学生参加一些模拟现实的写作实训活动。有助于学生走出课本，看到复杂的社会现象，掌握解剖、分析问题的本领，拉近了学生与社会现实的距离，提高了学生对写作的兴趣。

实用性

护理文秘涉及的知识面广，内容丰富，这决定了护理文秘的实用性。公文写作及事务文书

的写作、护理文书的规范及要求、秘书的专项活动介绍以及秘书的语言修养、沟通协调保密等职业素养几乎贯穿了护理工作的各个环节。本书跨学科跨专业的编排体例，正是为培养适应在医院从事护理文秘工作的护生而精心设置的，不同于一般的应用写作或者单纯的秘书教材。

 指导性

　　过去人们对护理的认识，往往停留在"护理患者，帮助恢复健康"的概念上，忽略了它的综合性，对护士工作的认识，往往停留在输液、发药等日常工作上，忽略了它更为重要的职能。护理文秘对护理工作做了一个全新的诠释，从观念上指导人们重新认识护理工作，并较为全面地阐释了护理工作的其他职能，对护理工作者有较大的指导作用。

第4节　护理文秘人员的工作技巧

 护理文秘人员的工作策略

　　（一）以"计划—实施—检查"的步骤处理工作
　　1. 计划的步骤和内容
　　步骤：
　　（1）充分了解即将开始的工作内容——除了和整体工作的关系之外，也要正确了解工作的重要性、紧急性和上司的期待要求等。
　　（2）思考以什么方法进行效率会最佳——为配合工作期限的要求应安排工作顺序，并具有迅速、正确、完美的工作意识。
　　（3）上司分派两项以上工作时，必须为工作排定优先顺序。
　　内容（5W2H）：
　　（1）What：达成目标的行动是什么？
　　（2）Why：为什么要采取这些行动？
　　（3）When：何时完成这些行动？
　　（4）Who：由谁负责实施，受谁领导和指挥谁？
　　（5）Where：何处、何部门实施这一计划，从何处得到配合？
　　（6）How：怎样实施这一计划？
　　（7）How much：实现计划需要多少资金？
　　2. 实施的步骤
　　（1）检查是否按照当初所拟定的顺序进行——如果没有按照原定计划进行，就要马上加以修正、调整并向上司报告。
　　（2）上司所指示的工作无论是哪一种，都要正确地实施——即使上司所指示的工作看起来毫无意义，也要确实按照上司的意思去执行。
　　（3）配合上司预期的期限。
　　3. 检查的步骤
　　（1）对照自己的工作来分析计划和实绩的差异——先检查是否有如当初计划所预期的成果。如发现两者之间产生差异，就要分析检查原因，冷静地、正确地加以评估，随时予以改进，

并记录在"研究备忘录"上,以便日后进行改进。

(2)把以前进行过的工作或别人做过的工作和目前自己所从事相同性质的工作加以比较分析——如果发现有知识或技术不足的情况,就应努力予以弥补。

(二)按照"轻重缓急"的原则处理工作

第一阶段:先将自己想做的工作以重要程度为标准分为以下几点。

1. 必须要做的事。
2. 做或不做都无所谓的事。
3. 可以不做的事。

第二阶段:以紧急程度和重要程度为标准,把应该做的事分为以下几点。

1. 重要且紧急的事。
2. 重要但不紧急的事。
3. 紧急但并不重要的事。
4. 不重要也不紧急的事(图1-2)。

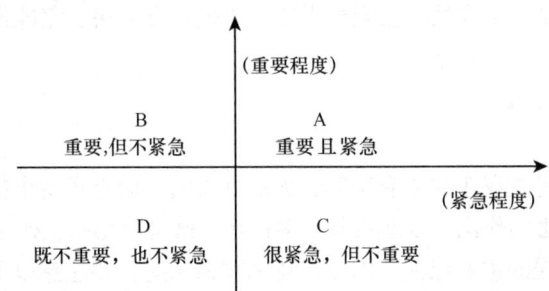

图1-2 应该做的事以紧急程度和重要程度为标准分类

第三阶段:以紧急程度和重要程度为标准,对不同的事安排不同的时间和精力去做。

1. 重要且紧急的事,应该在第一时间去做,并值得花费大量时间和精力。
2. 重要但并不紧急的事,计划好什么时间开始做,应该花费大量的时间。
3. 紧急但并不重要的事,马上就做,且应在尽可能短的时间内完成。
4. 不重要也不紧急的事,尽量控制做这类工作的时间,应该在完成了所有重要的、紧急的工作后再去做。

二、护理文秘人员的工作方法

护理文秘人员的工作方法,是护理文秘人员在执行工作任务时所采用的途径、方式和手段的总称,它回答的是"如何更有效"的问题。护理文秘人员掌握正确的工作方法,有助于圆满完成任务,提高工作效率,提升自身的能力,充分发挥参谋助手作用。

(一)一般工作方法

1. 调查研究方法 调查研究是人们了解情况、认识事物、掌握政策的基本方法,是实行科学管理的一项重要内容,是辩证唯物主义认识论在实际工作中的具体运用。调查研究是护理文秘的重要职责之一,它贯穿在护理文秘的各项任务之中,是十分重要的工作方法。因此,要当好护理文秘,就应努力做好调查研究工作。

调查得来的材料,有精有粗,有真有假,这就需要对所有材料作系统、周密的分析研究,区别真假,去伪存真。护理文秘掌握研究方法,可以提高工作的预见性、主动性和创造性,充分发挥文秘工作的参谋作用(鉴于调查研究方法的重要性,第 7 章我们还会详细介绍)。

2. 统计方法　是指有关收集、整理、分析和解释统计数据,并对其反映的问题作出一定结论的方法。常用的统计方法包括:计量资料的统计方法、计数资料的统计方法、等级资料的统计方法等。

3. 参谋方法　参谋就是帮人出主意。护理文秘的参谋活动,是以文秘人员为主体,以所在管理系统的领导为对象,以辅助领导的科学决策与管理为目标,以出谋献策为手段,进而影响领导行为的过程。参谋职能是文秘工作的基本职能之一,因此参谋方法也是文秘工作的基本方法之一。文秘人员必须了解参谋机制,明确参谋的范围,确定参谋的方向,客观评估自己的参谋势能。在这个过程中,还必须坚持参谋原则,摆正位置,做到只谋不断;要有全局观念,站在领导的角度思考问题,提出建议;要力争超前参谋,避免放"马后炮";要善于分析形势;要处理好贯彻领导意图与坚持实事求是的关系;要严守纪律。在此前提下,采取灵活多样的参谋方法。

参谋的具体方法:随机参谋法、预测参谋法、比较式参谋法、完善式参谋法、求同式参谋法、求异式参谋法和鉴戒式参谋法。

(二)具体工作方法

1. 请示与报告方法

(1)请示法:请示是文秘工作中有疑问,无法处理时,向上司请求指示,或无权处理时,向上司请求批准,上司必须作出答复或批复。多请示,既是对秘书工作纪律的要求,又是防止秘书工作出现差错和失误的重要保证。因此,秘书在请示时,要注意以下几点。

1)请示的对象要选准:文秘的请示工作要遵守按领导分工、对口请示的原则。一般只向分管领导请示有关工作,避免多头请示和越级请示。对涉及多方面的综合性工作,文秘应向主持全面工作的领导请示,并将有关情况通报其他分管领导。如果向上级机关书面请示,也应遵循对口请示和单向请示的原则。

2)请示的内容要单一:文秘请示的内容必须是自己难以处理或无权处理的事情,必须由领导给予指示或授权处理。常规性工作或自己职责范围内的事情,则无须请示。请示时既要防止越权,又要防止不负责任,更不要事无巨细,一律请示。文秘请示要尽量做到内容单一,尤其对重要事项须以书面形式请示时,一定要遵守一文一事的规则,避免将多项事务写在一份请示内,造成上司批复的困难。

3)请示的形式要灵活:文秘请示可以是口头请示,也可以是书面请示。一般情况下,重大事项、涉及政策方面的及需要授权批准的事,文秘需作书面请示,领导则做书面批复,以示慎重,并便于日后查证;一般事项、事务性工作、只需解决一些疑难的事,文秘可以口头请示,领导只口头答复。紧急的事,文秘可以先口头请示,及时办理,事后再补写书面请示,以留档备查。

4)请示的时机要适当:一般情况下,文秘请示必须在事前进行,待领导指示或批准后方可行动。只有在特殊情况下,才能采取边做边请示或"先斩后奏"的方法。所谓"事前请示,事后报告",就说明了两者在时机选择上的不同特点。

5)请示的态度要谦恭:文秘向领导请示,实际上也反映了上下级之间的工作关系。因此,无论是口头请示还是书面请示,文秘都必须摆正自己的角色位置,在请示的态度上要尊敬、谦和，言语得体，彬彬有礼。

（2）报告方法：报告的目的是便于领导了解情况，掌握进程。报告是护理文秘工作的一项制度，是文秘向领导负责的必要手段，也是领导指导文秘工作的途径之一。对于报告，领导不一定做出答复或批示。文秘在向领导报告时，要注意以下几点：

1）报告的内容要客观真实：护理文秘向领导报告的内容：一是报告当前工作的情况和进程，让领导及时了解下情并做出指导；二是工作中发生的重大问题，让领导及时做出处理；三是合理化意见、建议，供领导改进工作时参考；四是应领导的要求汇报有关情况。文秘应掌握待报告事项的价值，做到要事详报，急事急报，小事不报或简报。报告要客观、真实、辨证，切忌大话、空话、假话和绝对化。

2）报告的方式要灵活多样：护理文秘向领导报告的方式主要有以下几种。一是口头报告。优点是可以和领导直接进行多方面的双向交流，适于向喜欢务实作风的领导报告时用；缺点是可重复性差，受口语表达能力限制较多。二是书面报告。优点是比较正规，便于领导过目和思考，也便于保存备查；缺点是不能与领导当面进行交流。此外还有会议报告、单独报告、电话报告、临机报告等多种形式，文秘可视情况灵活运用。

3）报告要区分不同对象：由于领导的职责、能力、文化程度、性格特征和工作习惯等各不相同，对文秘报告工作的要求也不一样。因此护理文秘应视不同对象的领导报告时区别对待，以适应不同领导的要求。同时还应处理好几个关系：一是主要领导和分管领导的关系。重大事情要向正副职领导都报告；日常事务，只报告分管领导即可。二是在单位领导和外出领导的关系。文秘要随时将在单位主持工作的领导就一些重大问题的处理意见，适时报告在外工作的主要领导，并转达主要领导的意见，以保持信息的畅通。

4）报告的时机要恰到好处：报告要适时，以获得较好的时效价值。护理文秘是领导的耳目，诸如群众对领导的批评和反映，对领导工作的建议和要求等，文秘有责任如实向领导汇报，但需要恰到好处地掌握时机，应选择领导乐意听取报告的时机进行。文秘是领导的近身人员，报告工作十分方便，但是不能事无巨细地去请示报告，即使是必须向领导报告的事项，也要选择时机进行，这样才能取得良好的效果。

5）报告的语言要简明扼要：无论是口头报告还是书面报告，都要主旨明确，条理清楚，语言精练，以节省领导的时间，减轻领导的负担。冗长而空洞的报告是文秘向领导报告工作的大忌，这就要求文秘在报告前要充分准备，报告时要言简意赅，杜绝啰唆。

> **链接**
>
> **请示与报告的区别**
>
> 请示是文秘人员解决不了的事情请示上级领导，上级必须作出答复或批复。报告则是文秘向上级反映情况，提出建议，或应上级要求就某事作出汇报。上级不一定作出答复或批示。请示与报告作用、意义不同。请示必须事先，报告则可以在事先、事中、事后。该请示的作了报告，上级可能听过、看过后不作批复，会误事；该报告的作了请示，可能造成上级误批，也是文秘的失职。

2. 准确理解领导意图的方法 领导意图就是领导对某一问题的意见、倾向，即领导工作的基本思想。正确接受和领会领导意图是对护理文秘人员的基本要求，是文秘发挥参谋助手作用的前提和基础，是提高文秘工作效率和质量的重要保证。

要正确接受和领会领导意图，就要抓住以下几点。

（1）从把握领导工作的重点上领会领导意图。领导工作重点是领导在一定时期内，工作目标最为集中的表现，抓住了重点，就等于抓住了领导意图的核心，就能与领导工作同步。但是领导意图是围绕每个时期中心工作形成的，具有阶段性和连续性，为此，文秘还必须连续不断地领会领导意图。

（2）从把握领导思想的闪光点上领会领导意图。一般来说，领导所提出的意见是比较完备和深刻的。但对某项工作新的意见往往是零散的、片断的。文秘要善于从这些零散的、片断的意见中抓住领导思想的闪光点，认真领会和加以深化，从而进一步完善领导意图。

（3）从不同角度捕捉和领会领导意图。一要善于紧紧抓住领导意图的要点与核心，把领导意图同上级指示精神和下级实际情况进行比较分析，做到上下一致，有理有据。二要善于以主要领导人的思想为主线，多方面吸收其他领导人的意见，集思广益，综合归纳，以形成领导集体的意图。

（4）从把握领导个性特点中领会领导意图。由于领导各自的性格、能力和工作方式不同，其授意的方法也不尽相同。从授意程度上看，有简洁式的，有详细式的；从授意的内容上看，有观点式的，有素材式的；从授意的方式上看，有直接式的，有间接式的；等等。这就要求文秘人员具有接受和领会不同类型领导意图的本领，适应每一个领导的特点。

（5）从把握领导意图的实质上领会领导意图。领导意图有明示性意图和暗示性意图、确定性意图和非确定性意图、总体工作意图和具体工作意图之分。无论哪种领导意图，秘书都要注意把握其精神实质，认真贯彻落实。为此应注意：对明示性意图，要坚决照办；对暗示性意图，要心领神会；对非确定性意图，要补充完善；对确定性意图，要如实贯彻；对总体工作意图，要始终遵循；对具体工作意图，要灵活执行。

3. 传达方法　传达是指护理文秘将领导的指示或意见转告有关人员，通常用口头方式传达。文秘在传达领导意见时，不可掺杂自己自作聪明的理解和随意发挥，应尽量做到准确无误，必要时根据记录"照本宣科"。

4. 计划、总结方法　是护理文秘在工作中经常用到的方法。当领导开启一项工作时，提前做好计划，甚至是做好几个计划供领导选择是经常性的工作，而适时总结某项或某阶段工作，也是日常工作之一。这样会为领导节省时间，减轻负担，为领导做决策提供借鉴。

（1）计划方法

1）要有科学的、明确的工作计划。

2）分清轻重缓急，决定工作顺序，有条有理地去进行。

（2）总结方法：每隔一段时间就要对自己的工作及时地回顾，以便肯定成绩，得出经验，找到不足，吸取教训。

5. 分工、合作方法

（1）分工方法："集中领导，分工负责"的原则。文秘部门的负责人要根据实际工作需要，划分每个人的职责，防止和克服忙闲不均的现象。

（2）合作方法：文秘工作头绪多，涉及面广，有时单枪匹马不能完成，而且一个细节疏忽，就可能前功尽弃，因此文员要善于同他人合作，密切配合，步调一致。

6. 变通方法　通常文秘必须照章办事，但特殊情况下，文秘可采用变通方法，灵活从事。重大紧急的事，可越级请示，先处理再报告。

7. 引见挡驾方法　是文秘在工作中经常要用到的工作方法。

（1）引见法：对预约的来访者，秘书应按照一般接待程序热情接待，对于重要来客，应到单位大门口或预定地点迎接，必要时领导也应前往迎接；对于事先没有预约的求访者，秘书应礼貌问清来访者身份与目的，初步确定有无必要引见给领导，如无必要引见，应当态度和蔼地说明领导正忙于工作或外出，如拿不定主意可以请示领导后再行处理。

（2）挡驾法：护理文秘为领导合理挡驾，目的是为领导创造一个良好的工作环境，使领导摆脱各种事务干扰，集中时间和精力思考和决定重大问题。绝不能挡住领导与群众之间的联系。

1）来访挡驾：文秘是领导联系群众的一座桥梁，而不是领导与群众之间的一道隔墙，因此为领导挡驾来访者是有特定对象的。一般来说，领导明确告知不愿接见的人；领导事先未约定接见的人；因鸡毛蒜皮的小事要求领导接见和处理的人；为个人某些问题，三番五次找领导纠缠的人；领导正忙于应付重大事件无暇接待的人；态度蛮横，出言不逊，想找领导寻衅闹事的人；对要求处理的问题，上级或本级机关已有明确、公正的结论，但其对处理不服，要求面见领导的人，都是文秘挡驾的对象。对其他来访者不应挡驾，即使需要挡驾，也要待之以礼，使对方高兴而归。

2）电话挡驾：文秘的职责之一是接转电话。对打到办公室要找领导的电话，文秘应通过内线电话询问领导是否愿接，愿接即转。如不愿接，应告诉对方，领导暂时不能接电话或佯装领导不在，但要将电话内容记下，转告领导。对于因领导参加重要会议而暂不能接的电话，可与对方另约时间通话，或将内容转告。

3）事务活动挡驾：护理文秘的重要职责是安排领导的事务活动，包括出席会议，参加庆典、仪式和宴请活动等。对无必要参加的应酬活动，文秘也应合理挡驾，避免领导浪费时间或为各种不正之风开方便之门。当然必须征得领导的同意和批准，不能随便谢绝。

挡驾工作是代表领导机关进行的，应该注意机关的良好形象，克服那种"门难进、脸难看、话难听、事难办"的作风。对来访者的态度要冷静、谦和、诚挚，要有好风度、好修养。对一些缠身棘手的事项也要有耐力，不能以烦对火，以火对暴，以防把事情弄僵。挡驾过程中，应注意语言艺术和应变技巧。接待语言有规律可循，对平级或下级的同志，其语言的基调是谦虚磋商供参考的口气；但又不能离开大原则。对上级的语言基调则是多用请示报告、探询的口气，且不可不懂装懂。

小结

护理文秘虽是文秘的一个分支，但因其渗透融入护理知识而具有较强的专业针对性，学科交叉渗透使其综合性强，涉及知识面更广。目前它还是比较新的学科，有待进一步归纳总结研究。学习护理文秘知识是现代医学护理模式转变对护理人员的要求，这对提高护理水平，转变传统护理观念有重要意义。护理文秘特点鲜明，因其创新、实用而具有指导性和工具性。

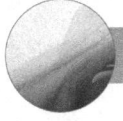

目标检测

1. 张×是天津某高科技公司总裁文秘。公司从无到有发展迅速，并成立了好几个分公司，去年年营业额接近10亿元人民币。这天上午，总裁正在召集各分公司负责人开营销会议，公司财务总监刘总给张×打了个电话："张×，您好！我是财务部的刘志。"
"刘总，您好！"

"总裁这几天能抽得出时间来吗？北京天地证券公司的马总想过来拜访他，一起吃顿饭。"
"等总裁开完会后，我问一下总裁的意思，回头给您电话。您看可以吗？"
"谢谢！"对方放下电话。

散会后，张×马上做了汇报。总裁想了一

会儿后反问张×:"你说我有必要见这位马总吗?"

张×不知如何回答是好,总裁对此显得很失望。

讨论:问题出在哪里?如果你是张×,你会怎么做?

案例分析参考:文秘是为领导服务的,是领导的参谋和助手,但只是起辅助作用。领导在做最后的决策之前,会让文秘做先期的工作,像调查、草拟文稿等。有时文秘的能力强,完成领导交给的任务比较到位,无须领导做更多的修改就采用了。张×的问题出在她没能为领导提供辅助决策的信息,没有起到参谋和助手的作用。

2. 田老干了一辈子文秘工作,是一个重要领导机关的文字把关人。他有很多职务晋升的机会,也有不少调到其他部门任要职的选择,但他都放弃了。一是领导和同事都不愿意他离开;二是他也热爱文秘工作。直到他退休,这位领导机关的文字把关人、"大笔杆子"没有以个人名义发表过一篇署名文章,也没有报道过他埋头苦干40余年的事迹。有的年轻人说:田老这一生太平凡了,辛辛苦苦一辈子,没有干出什么业绩。

讨论:田老40余年的文秘生涯有没有业绩?如果有业绩,体现在哪里?

(张春玲)

第 2 章 常用公文写作

引言：公文有广义和狭义之分。广义的公文，是指党政机关、企事业单位及社会团体等为处理公务而形成的文字材料。狭义的公文指党政机关公文，是党政机关实施领导、履行职能、处理公务的具有特定效力和规范体式的文书，是传达贯彻党和国家方针政策，公布法规制度，指导、布置和商洽工作，请示和答复问题，报告、通报和交流情况等的重要工具。我们在此所讲的公文主要是狭义的公文，即党政机关公文，它具有两大本质属性，一是"文书"；二是"特定效力"。

案例 2-1

××市医院院长张××责成院办公室主任李××让新来的秘书汪××写一份文件，基本内容是对医院财务科高××的处理决定。高××未经领导批准，私自将医院30万元购销流动资金借给医院的合作人陈××，用于其炒股临时周转资金。高××虽然未收取任何好处费，陈××也在半个月后归还了借款，未造成严重损失，但高××的行为严重违反了医院的财务制度，医院决定给予行政记大过处分，并扣发当年全部奖金，同时调离购销业务岗位。秘书汪××写好了文件草稿，因当天办公室主任陪同院长出差了，汪××认为该份文件应该尽快打印，在未经办公室主任审核的情况下，交给了打字员小敏。小敏赶紧打出了文件交给她。汪××将文件发给医院各部门，并上传到医院内网上。主任回来后，发现文件未经审核即发出并上传到医院内网上，且在措辞、标题、发文字号、格式、印章等诸多方面有错误，对秘书汪××进行了严厉的批评。

问题：汪××的问题在哪里？如果你是汪××，你会怎么处理这件事？

案例分析：汪秘书不仅文书写作能力有待提升，而且没有按照公文制发与处理的规范程序制发公文。

链接

大学生写作能力现状

在我国，当今大学生的公务文书写作能力下降已是一个不争的事实，2006年，××财经学院进行了一次非中文专业学生应用水平测试，参加应用文体知识和写作应用文考试的近3000人，合格率只有4.6%；不少考生不会写会议纪要，不知道什么是报告，不会写通知。《中华读书报》载，不少大学生到工作岗位后，"怕的就是写应用文"；一位在国家机关负责公文核稿的干部告诉记者，一些大学生"缺乏起码的文句知识，将公文搞得语义不通，一塌糊涂的现象，俯拾皆是"。

第1节 公文的特点及基本格式

> **链接** 《党政机关公文处理工作条例》与《党政机关公文格式》
>
> 2012年4月16日，中共中央办公厅和国务院办公厅联合下发了《党政机关公文处理工作条例》（以下简称《条例》）。中共中央办公厅发布的《中国共产党机关公文处理条例》和国务院发布的《国家行政机关公文处理办法》停止执行。《条例》规定了党政机关公文的组成，并明确要求公文的格式按照《党政机关公文格式》国家标准执行。为了配合《条例》的实施，国家质量监督检验检疫总局和国家标准化管理委员会组织专家对GB/T9704—1999《国家行政机关公文格式》国家标准进行了修订，在广泛征求意见的基础上，于2012年6月29日正式批准发布了GB/T9704—2012《党政机关公文格式》国家标准，并于2012年7月1日开始实施。

公文的特点

1. 由法定的作者发布　法定作者，是指依法成立并能以自己的名义履行权利、承担义务的社会组织。不具备法定地位的个人或组织无权制发公文。

2. 具有严格的现实执行效力　公文所具有的特定效力是有着时间、空间要求的，离开了特定的时空，公文便失去了本身应有的效用。

3. 具有法定的权威性　法定的权威性，是指公文在法定的时间与空间范围内，能够对受文对象的行为产生一定程度的强制性作用。

4. 具有规范的体式　体式是文体与格式的简称，公文体式的规范是指公文的文体和格式必须符合国家的统一规定。

5. 须履行法定的程序　公文的拟制、办理都有特定的处理程序，各环节皆有顺序性和规范性。

公文种类

根据不同的分类标准，公文有多种分类方法。按照所起的作用不同分类，可分成法规性公文、计划性公文、指导性公文、陈述性公文等；按照公文制发机关的不同性质分类，可分为行政公文、党务公文、法规公文、外交公文等；按照公文的来源及发出、使用的范围分类，可分为通用公文、专用公文、普发公文、专发公文等；按照公文内容的重要程度分类，可分为绝密公文、机密公文、秘密公文。这里，我们着重讲两种分类。

1. 根据公文传递方向的不同可分为上行文、平行文、下行文三类。

上行文：下级机关向所属上级机关报送的公文，如报告、请示等。在一般情况下，下级机关应和直接所属上级机关保持正常的领导与被领导关系，向直接所属的上级机关请示与报告工作。

平行文：无隶属关系和业务指导关系的同级机关和非同一系统的机关与部门之间往来的公文，如知照性通知、函、议案等。

下行文：上级领导机关向所属下级机关发送的公文。主要包括决议、决定、意见、通知、通报、批复，公布性文种公报、公告，普发性文种通告、纪要也属于下行文的范围。

2. 按《条例》规定，其种类具体包括决议、决定、命令（令）、公报、公告、通告、意见、通知、通报、报告、请示、批复、议案、函、纪要 15 类。

（1）决议：适用于经会议讨论通过的重大决策事项，如《中国共产党第十七次全国代表大会关于十六届中央委员会报告的决议》。

（2）决定：适用于对重要事项作出决策和部署、奖惩有关单位和人员、变更或者撤销下级机关不适当的决定事项，如《国务院关于修改〈物业管理条例〉的决定》。

（3）命令（令）：适用于公布行政法规和规章、宣布施行重大强制性措施、批准授予和晋升衔级、嘉奖有关单位和人员，如《中华人民共和国财政部令》。

（4）公报：适用于公布重要决定或者重大事项，如 1972 年 2 月 28 日中美的《联合公报》。

（5）公告：适用于向国内外宣布重要事项或者法定事项，如《中华人民共和国中央人民政府公告》（1949 年 10 月 1 日）。

（6）通告：适用于在一定范围内公布应当遵守或者周知的事项，如《中共中央关于停止国内军事冲突的通告》（1946 年 1 月 10 日）。

（7）意见：适用于对重要问题提出见解和处理办法，如《关于推进社会主义新农村建设的若干意见》。

（8）通知：适用于发布、传达要求下级机关执行和有关单位周知或者执行的事项，批转、转发公文，如《国务院关于促进房地产市场持续健康发展的通知》（2003 年 8 月 12 日）。

（9）通报：适用于表彰先进、批评错误、传达重要精神和告知重要情况，如《国务院关于表彰国家科委等单位长年深入基层开展扶贫工作的通报》。

（10）报告：适用于向上级机关汇报工作、反映情况，回复上级机关的询问，如《××医院关于购买 CT 仪器的报告》。

（11）请示：适用于向上级机关请求指示、批准，如《××医院关于修建住院大楼的请示》。

（12）批复：适用于答复下级机关请示事项，如《国务院关于成都市总体规划的批复》。

（13）议案：适用于各级人民政府按照法律程序向同级人民代表大会或者人民代表大会常务委员会提请审议事项，如《国务院关于提请审议兴建长江三峡工程的议案》。

（14）函：适用于不相隶属机关之间商洽工作、询问和答复问题、请求批准和答复审批事项，如《商务部关于启用对外承包工程项目数据库的函》。

（15）纪要：适用于记载会议主要情况和议定事项，如《××省第六次政法工作会议纪要》。

三 公文的基本格式要求

（一）公文用纸幅面尺寸

公文用纸采用 A4 型纸，其成品幅面尺寸为 210mm×297mm。

（二）版面要求

公文用纸天头（上白边）为 37mm±1mm，公文用纸订口（左白边）为 28mm±1mm，版心尺寸为 156mm×225mm（图 2-1）。

如无特殊说明，公文格式各要素一般用 3 号仿宋体字。特定情况可以作适当调整。一般每面排 22 行，每行排 28 个字并撑满版心。特定情况可以作适当调整。如无特殊说明，公文中文字的颜色均为黑色。

（三）印制装订要求

版面干净无底灰，字迹清楚无断划，尺寸标准，版心不斜，误差不超过 1mm。双面印刷；页码套正，两面误差不超过 2mm。

公文应当左侧装订，不掉页，两页页码之间误差不超过 4mm，裁切后的成品尺寸允许误差 ±2mm，四角成 90º，无毛茬或缺损。

（四）公文格式各要素编排规则

公文格式各要素编排规则见图 2-2、图 2-3。

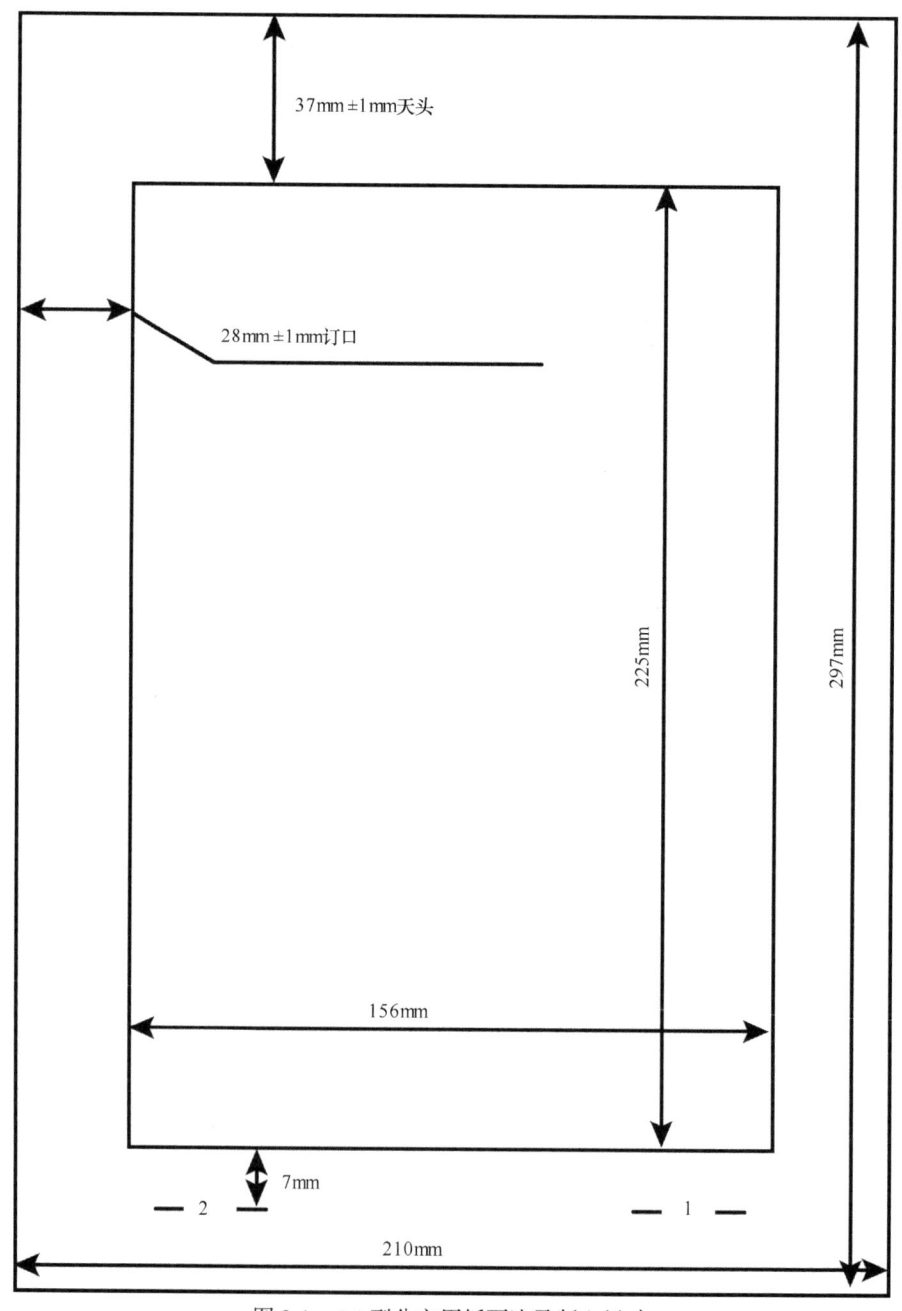

图 2-1　A4 型公文用纸页边及版心尺寸

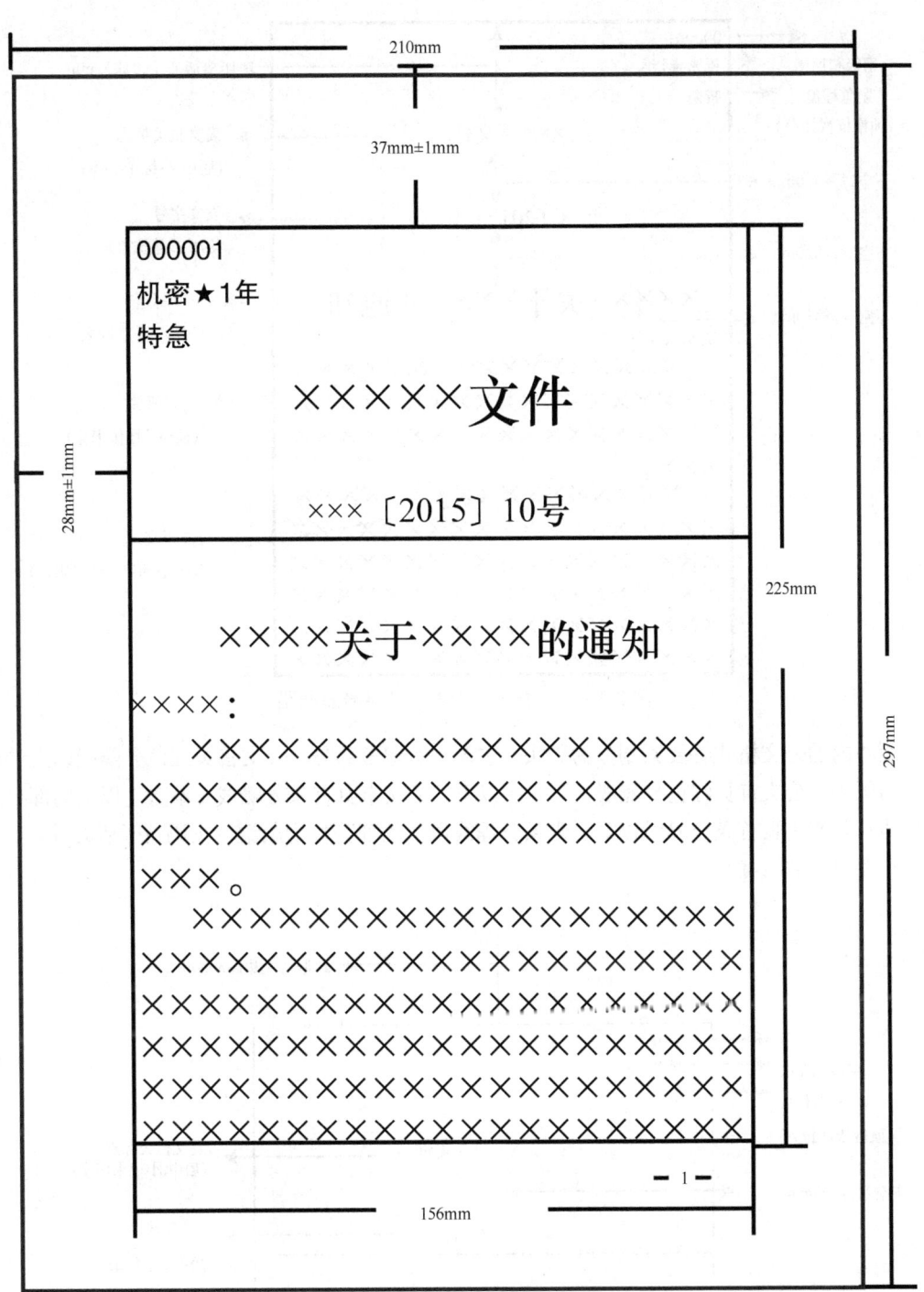

图 2-2　公文格式各要素编排规则

版心实线框仅为示意，在印刷公文时并不印出

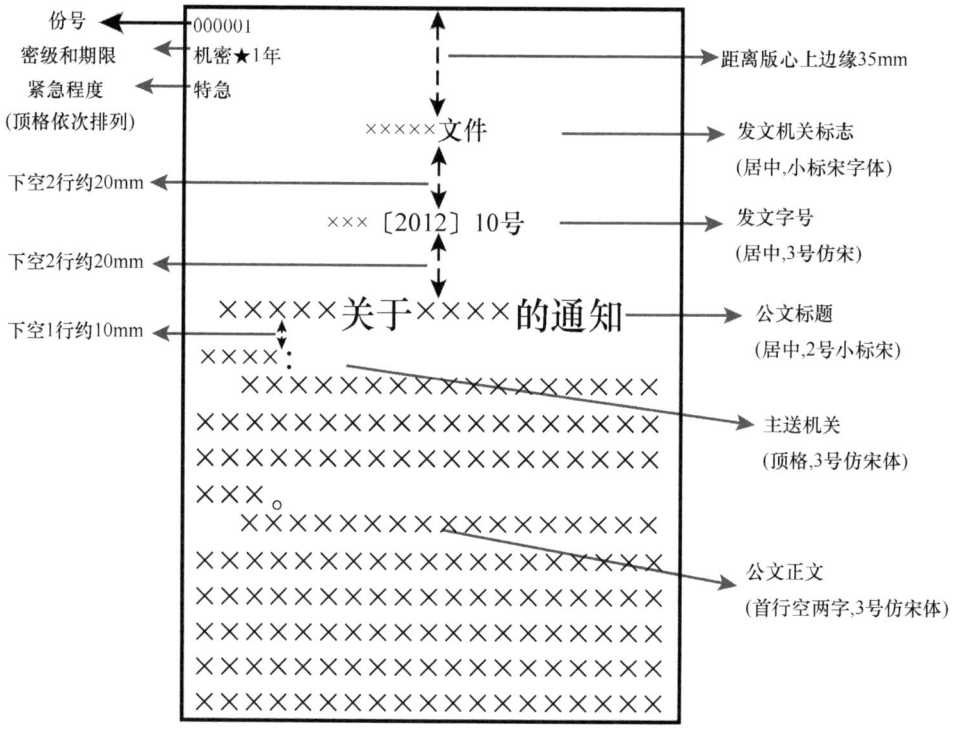

图 2-3 公文格式各要素字体字号及间距

版心内的公文格式各要素划分为版头、主体、版记三部分。公文首页红色分隔线以上的部分称为版头；公文首页红色分隔线（不含）以下、公文末页首条分隔线（不含）以上的部分称为主体；公文末页首条分隔线以下、末条分隔线以上的部分称为版记。页码位于版心外。

1. 版头（图 2-4）

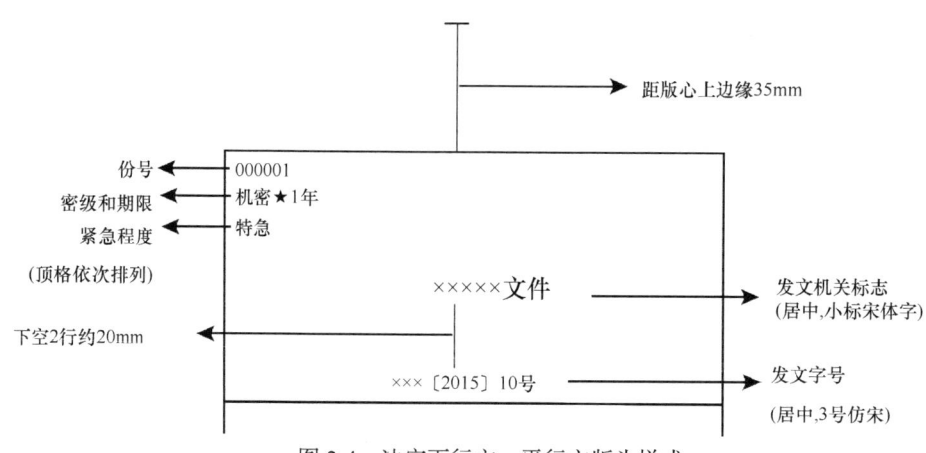

图 2-4 法定下行文、平行文版头样式

（1）份号：公文印制份数的顺序号，即将同一文稿印刷若干份时每份公文的顺序编号。涉密公文应当标注份号。置于版心左上角第一行，一般用 6 位 3 号阿拉伯数字。

（2）密级和保密期限：密级分为绝密、机密和秘密；保密期限是对公文秘密等级时效规定的说明。顶格置于版心左上角第二行。

如需标注密级和保密期限，一般用 3 号黑体字，保密期限中的数字用阿拉伯数字标注。

（3）紧急程度：是对公文送达和办理的时限要求。根据紧急程度，标注"特急""加急"；紧急电报分为"特提""特急""加急""平急"。顶格置于版心左上角第3行。如需同时标注份号、密级和保密期限、紧急程度，按照份号、密级和保密期限、紧急程度的顺序自上而下分行排列在版心左上角，如果只有其中两个或一个要素按顺序依次上移。

（4）发文机关标志：表明公文的作者，它是发文机关制作公文时使用的、规范板式的文件版头，通常称"红头"。由发文机关全称或规范化简称后加"文件"组成，居中红色套印在文件首页上端。联合行文时，发文机关标志可以并用联合发文机关名称，也可以单独用主办机关名称，"文件"二字置于发文机关名称右侧，上下居中排布。

发文机关标志居中排布，上边缘至版心上边缘为35mm，推荐使用小标宋体字，颜色为红色，以醒目、美观、庄重为原则。

（5）发文字号：是发文机关按照发文顺序编排的顺序号。由发文机关代字、年份和序号组成。置于发文机关标志下空两行，居中排布。年份、序号用阿拉伯数码标识；年份应标全称，用六角括号"〔　〕"括入；发文顺序号不加"第"字，不编虚位（即1不编为001）；发文字号之下4mm处印一条与版心等宽的红色反线。例如，"皖政〔2014〕2号"，其中，"皖政"属于机关代字，〔2014〕属于年份，"2号"属于序号，即安徽省人民政府2014年度所发第2号文件；"中发〔2015〕35号"即中共中央2015年度所发的第35号文件。

行政机关之间联合行文，标注主办机关的发文字号；与其他机关联合行文原则上应使用排列在前机关的发文字号，也可以协商确定，但只能标注一个机关的发文字号。上行文的发文字号居左空一字编排，与最后一个签发人姓名处在同一行（见附录1图3）。

（6）签发人：重要公文和上行文由机关主要负责人签发。由"签发人"三字加全角冒号和签发人姓名组成，居右空一字，编排在发文机关标志下空两行位置，"签发人"三字用3号仿宋体字，签发人姓名用3号楷体字。

如有多个签发人，签发人姓名按照发文机关的排列顺序从左到右、自上而下依次均匀编排，一般每行排两个姓名，回行时与上一行第一个签发人姓名对齐（见附录1图4）。

> **链接**
>
> **发文字号中的常见错误**
>
> 1. 年号不当省略，如将"2007"省略为"07"。
> 2. 括号误用。发文年度应用六角括号"〔〕"括入。错用成圆括号"（）"、方括号"[ ]"、方头括号"【】"。
> 3. 发文机关、发文年度、发文序号排列不当。将发文年度位置提前到了机关代字前面，如将"×发〔2012〕×号"错为"〔2012〕×发×号"。
> 4. 序号累赘。发文顺序号中多加了"0"变成"0×"。
> 5. 一文多字号。联合发文时并用了几个单位的发文字号。
> 6. 一字多文。用同一发文字号制作一份以上不同的文件。
> 7. 跳号。没有按自然数的顺序依次排列，中间出现空号现象。
> 8. "发"字滥用。只有重要文件才采用"××发"字号。
> 9. "第"字滥用，如将"×发〔2015〕×号"错为"×发〔2015〕第×号"。

2. 主体

（1）标题：一般用2号小标宋体字，编排于红色分隔线下空两行位置，分一行或多行居中排布；回行时，要做到词意完整，排列对称，长短适宜，间距恰当，标题排列应当使用梯形或菱形。

（2）主送机关：编排于标题下空一行位置，居左顶格，回行时仍顶格，最后一个机关名称后标全角冒号。

（3）正文：公文首页必须显示正文。一般用3号仿宋体字，编排于主送机关名称下一行，每个自然段左空两字，回行顶格。文中结构层次序数依次可以用"一、""（一）""1.""（1）"标注；一般第一层用黑体字、第二层用楷体字、第三层和第四层用仿宋体字标注。

（4）附件说明：如有附件，在正文下空一行左空两字编排"附件"二字，后标全角冒号和附件名称。如有多个附件，使用阿拉伯数字标注附件顺序号（如"附件：1. ×××××"）；附件名称后不加标点符号。附件名称较长需回行时，应当与上一行附件名称的首字对齐。

（5）发文机关署名、成文日期和印章：发文机关署名用发文机关全称或规范化简称。

成文日期一般右空四字编排，用阿拉伯数字将年、月、日标全，年份应标全称，月、日不编虚位（即1不编为01）。印章用红色，不得出现空白印章。公文末页盖印模式见图2-5～图2-8。

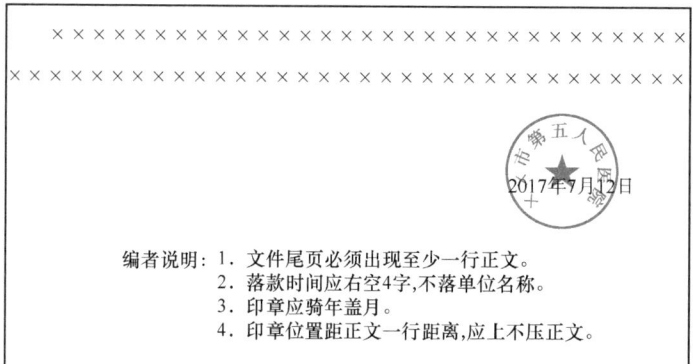

图2-5　一枚印章下套式盖印模式

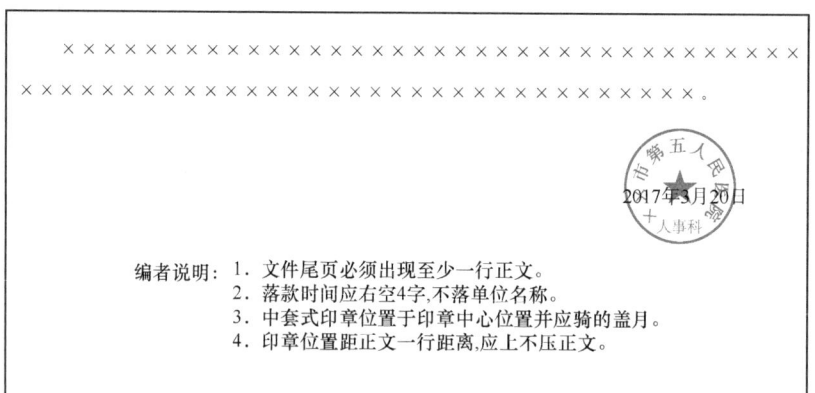

图2-6　一枚印章中套式盖印模式

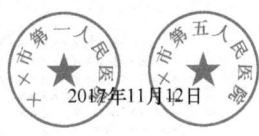

图 2-7　两枚印章下套式盖印模式

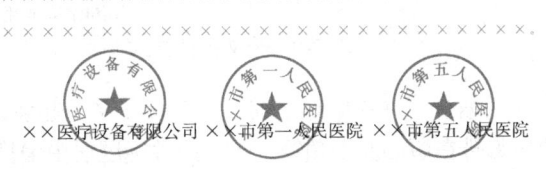

图 2-8　三枚印章下套式盖印模式

1）加盖印章的公文：单一机关行文时，一般在成文日期之上、以成文日期为准居中编排发文机关署名，印章端正、居中下压发文机关署名和成文日期，使发文机关署名和成文日期居印章中心偏下位置，印章顶端应当上距正文（或附件说明）一行之内。

2）不加盖印章的公文：有特定发文机关标志的普发性公文和电报可以不加盖印章。单一机关行文时，在正文（或附件说明）下空一行右空两字编排发文机关署名，在发文机关署名下一行编排成文日期，首字比发文机关署名首字右移两字，如成文日期长于发文机关署名，应当使成文日期右空两字编排，并相应增加发文机关署名右空字数。

（6）附注：如有附注，居左空两字加圆括号编排在成文日期下一行。附注多用在请示当中，一般是留下联系人的名字及联系方式等。还可以对公文的发放范围、使用时需注意的事项加以说明，如"此件发至市级""此件可见报"等，不是对公文的内容作出解释或注释（图 2-9）。

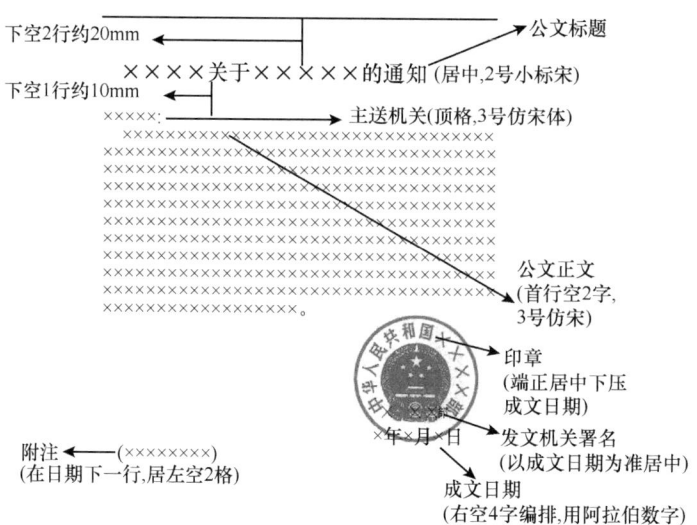

图 2-9　公文主体样式

（7）附件：应当另面编排，并在版记之前，与公文正文一起装订。"附件"二字及附件顺序号用 3 号黑体字顶格编排在版心左上角第一行。附件标题居中编排在版心第三行。附件顺序号和附件标题应当与附件说明的表述一致。附件格式要求同正文。

如附件与正文不能一起装订，应当在附件左上角第一行顶格编排公文的发文字号并在其后标注"附件"二字及附件顺序号。

3. 版记（图 2-10）

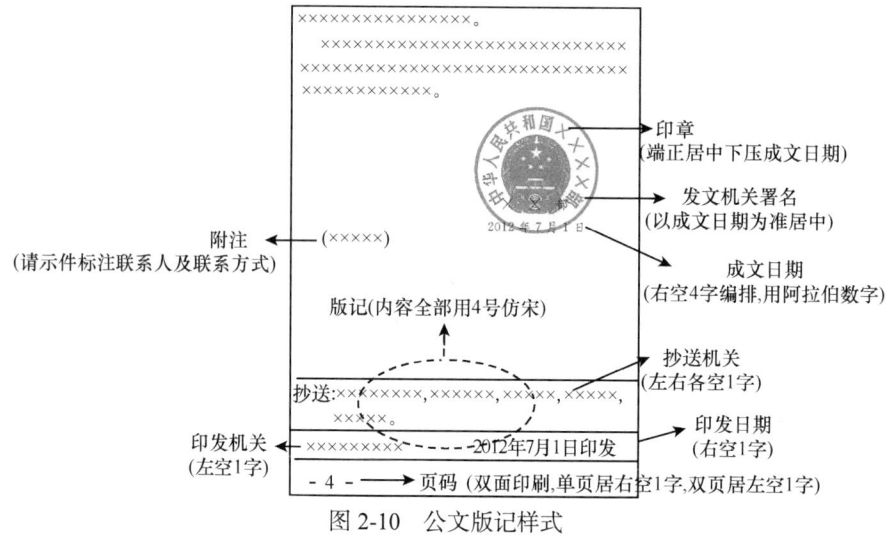

图 2-10　公文版记样式

（1）抄送机关：如有抄送机关，一般用 4 号仿宋体字，在印发机关和印发日期之上一行、左右各空一字编排。"抄送"二字后加全角冒号和抄送机关名称，回行时与冒号后的首字对齐，最后一个抄送机关名称后标句号。

如需把主送机关移至版记，应将"抄送"二字改为"主送"，编排方法同抄送机关。既有主送机关又有抄送机关时，应当将主送机关置于抄送机关之上一行，之间不加分隔线。

抄送机关应注意控制抄送范围，应当抄送的情况：除主送机关外，需要执行或知晓公文的其他机关应列为抄送机关；向下级机关或者本系统的重要行文，应当同时抄送直接上级机关；上级机关向受双重领导的下级机关行文，必要时应当抄送其另一个上级机关；下级机关因特殊情况必须越级请示时，应抄送被越过的上级机关；上级机关越级向下级机关行文时，可以抄送受文机关的直接上级机关。不应当抄送的情况：请示不得抄送其下级机关；接受抄送公文的机关不必再向其他机关转抄、转送；凡与公文办理无关的单位一律不予抄送。

（2）印发机关和印发日期：一般用 4 号仿宋体字，编排在末条分隔线之上，印发机关左空一字，印发日期右空一字，用阿拉伯数 加"印发"二字。版记中如有其他要素，应当将其与印发机关和印发日期用一条细分隔线隔开。

（3）页码：一般用 4 号半角宋体阿拉伯数字，编排在公文版心下边缘之下，数字左右各放一条一字线；一字线上距版心下边缘 7mm。单页码居右空一字，双页码居左空一字。公文的版记页前有空白页，空白页和版记页均不编排页码。公文的附件与正文一起装订时，页码应当连续编排。

第 2 节　公文处理程序与方法

  公文处理基本要求

● 案例 2-2

　　某日下午，××大型中外合资制药厂针剂制品进口生产线突发重大故障，刘总经理责成王秘书立即撰文与国外厂商联系抢修事宜。因刘总经理即将动身赴外地履行签约手续，王秘书急忙将草拟的文稿送给他签发。刘总经理匆匆阅毕，随即用铅笔在文稿结尾处批注："阅。刘，9.28"。

　　问题：请你指出上述发文处理程序中的错漏之处并提出改进意见。

（一）公文处理工作

　　公文处理工作是指公文的办理、管理、整理（立卷）归档等一系列相互关联、衔接有序的工作。从实质上讲，就是运用科学的原理与系统的方法，完成对文件的制发和收入管理工作，为党和国家的管理工作服务。

（二）公文处理的原则

　　根据 2012 年 4 月 6 日，中共中央办公厅、国务院办公厅联合印发的《党政机关公文处理工作条例》（以下简称《条例》）有关要求，公文处理必须做到准确、及时、安全、保密。这是一条最基本的原则。

  公文拟制、办理程序

（一）公文拟制

　　公文拟制包括公文的起草、审核、签发等程序（图 2-11）。属于机关、单位文书工作范畴的一个重要环节。

　　1. 公文起草应当做到以下几项要求

　　（1）符合国家法律法规和党的路线方针政策。

　　（2）一切从实际出发，分析问题实事求是，所提政策措施和办

图 2-11　公文拟制程序图

法切实可行。

（3）内容简洁，主题突出，观点鲜明，结构严谨，表述准确，文字精练。

（4）文种正确，格式规范。

（5）深入调查研究，充分进行论证，广泛听取意见。

2. 公文文稿签发前，应当由发文机关办公厅（室）进行审核。

3. 公文应当经本机关负责人审批签发。重要公文和上行文由机关主要负责人签发。

（二）公文办理

公文办理包括收文办理、发文办理（图 2-12）。

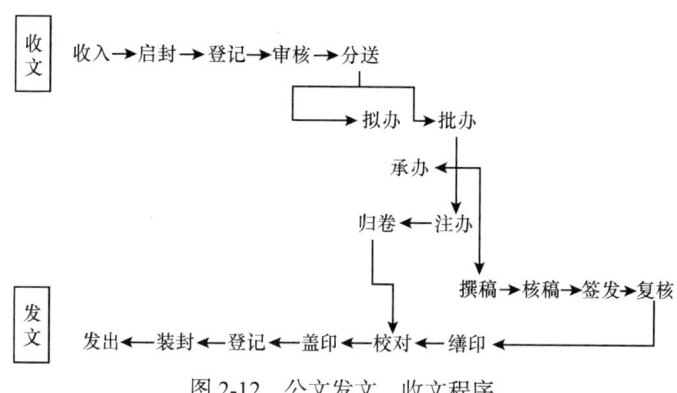

图 2-12　公文发文、收文程序

1. 收文办理主要程序（图 2-13）

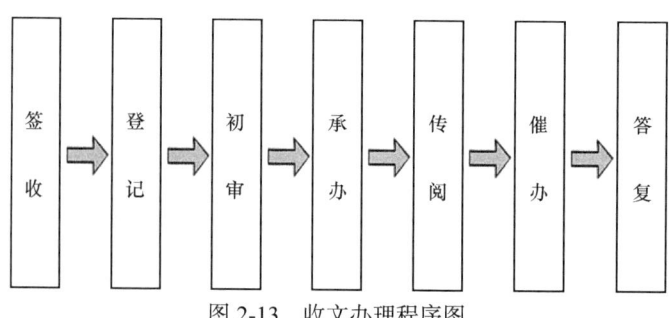

图 2-13　收文办理程序图

（1）签收。对收到的公文应当逐件清点，核对无误后签字或者盖章并注明签收时间。

（2）登记。对公文的主要信息和办理情况应当详细记载。

（3）初审。对收到的公文应当进行初审。初审的重点：是否应当由本机关办理，是否符合行文规则，文种、格式是否符合要求，涉及其他地区或者部门职权范围内的事项是否已经协商、会签，是否符合公文起草的其他要求。经初审不符合规定的公文，应当及时退回来文单位并说明理由。

（4）承办。阅知性公文应当根据公文内容、要求和工作需要确定范围后分送。批办性公文应当提出拟办意见报本机关负责人批示或者转有关部门办理；需要两个以上部门办理的，应当明确主办部门。紧急公文应当明确办理时限。承办部门对交办的公文应当及时办理，有明确办理时限要求的应当在规定时限内办理完毕。

（5）传阅。根据领导批示和工作需要将公文及时送传阅对象阅知或者批示。办理公文传阅应当随时掌握公文去向，不得漏传、误传、延误。

（6）催办。及时了解掌握公文的办理进展情况，督促承办部门按期办结。紧急公文或者重要公文应当由专人负责催办。

（7）答复。公文的办理结果应当及时答复来文单位并根据需要告知相关单位。

2. 发文办理主要程序（图2-14）

（1）复核。已经发文机关负责人签批的公文，印发前应当对公文的审批手续、内容、文种、格式等进行复核；需作实质性修改的，应当报原签批人复审。

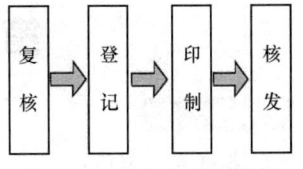

图2-14 发文办理程序图

（2）登记。对复核后的公文，应当确定发文字号、分送范围和印制份数并详细记载。

（3）印制。公文印制必须确保质量和时效。涉密公文应当在符合保密要求的场所印制。

（4）核发。公文印制完毕，应当对公文的文字、格式和印刷质量进行检查后分发。

（三）公文归档

公文办理完毕后，应当根据《中华人民共和国档案法》和其他有关规定，及时整理（立卷）、归档（图 2-15）。个人不得保存应当归档的公文。归档范围内的公文，应当根据其相互联系、特征和保存价值等整理（立卷），要保证归档公文的齐全、完整，能正确反映本机关的主要工作情况，便于保管和利用。联合办理的公文，原件由主办机关整理（立卷）、归档，其他机关保存复制件或其他形式的公文副本。本机关负责人兼任其他机关职务，在履行所兼职务职责过程中形成的公文，由其兼职机关整理（立卷）、归档。归档范围内的公文应当确定保管期限，按照有关规定定期向档案部门移交。拟制、修改和签批公文，书写及所用纸张和字迹材料必须符合存档要求。

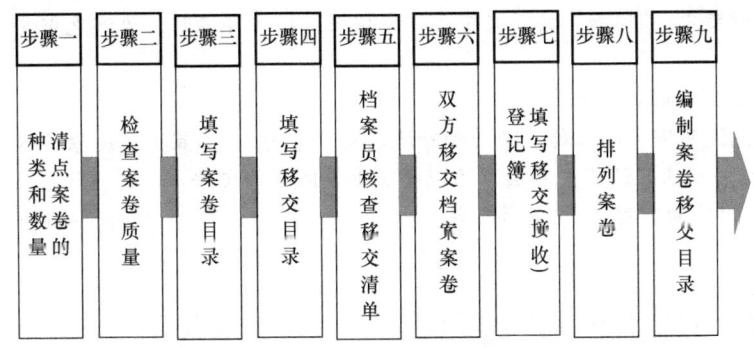

图2-15 归档的步骤

（四）公文管理

公文由文秘部门或专职人员统一收发、审核、用印、归档和销毁。文秘部门应当建立健全本机关公文处理的有关制度。上级机关的公文，除绝密级和注明不准翻印的以外，下一级机关经负责人或者办公厅（室）主任批准，可以翻印。翻印时，应当注明翻印的机关、日期、份数和印发范围。公开发布行政机关公文，必须经发文机关批准。经批准公开发布的公文，同发文机关正式印发的公文具有同等效力。公文复印件作为正式公文使用时，应当加盖复印机关证明章。

公文被撤销，视作自发布时起就不产生效力；公文被废止，视作自废止之日起不产生效力。不具备归档和存查价值的公文，经过鉴别并经办公厅（室）负责人批准，可以销毁。销毁秘密公文应当到指定场所由两人以上监销，保证不丢失、不漏销。其中，销毁绝密公文（含密码电报）应当进行登记。机关合并时，全部公文应当随之合并管理。机关撤销时，需要归档的公文整理（立卷）后按有关规定移交档案部门。工作人员调离工作岗位时，应当将本人暂存、借用的公文按照有关规定移交、清退。

第3节　公文结构及语言要求

● 案例 2-3

各科室、部门：

医院第七次院长办公会议讨论了院绿化委员会、宣传部、后勤处提出的《关于开展春季绿化植树活动的设想》，院长办公会对此做了认真的研究，基本同意所提的主要要求，望动员、组织全体员工逐条贯彻、严格落实。

绿化植树是一件于国于民都十分有益的事情，是精神文明建设的一项重要内容，既体现了自己的精神美德，又造福子孙后代，希望引起各级领导同志的重视，指定几位同志专抓此项工作，为了使全体员工都能充分重视这一活动，行动前要把此件原原本本向大家进行传达并组织讨论，让大家充分发表意见，以利统一思想、统一行动、统一意志。

附件：《关于开展春季绿化植树活动的设想》

×××× 医院

2017 年 3 月 2 日

问题：这份通知有哪些问题？

案例分析：

1. 文字不精练、语言啰唆。
2. 按照一般要求，"通知"的正文中已提到被批转的文件名时，为避免重复，文末不必再标注附件。
3. 有的提法、要求自相矛盾。
4. 通知不能没有完整的标题，除文种外还应有"事由"，不宜有"原原本本向大家进行传达"的提法，这种要求只适用党和国家用以解决重大问题的文件。
5. "设想"应改为"意见""安排"等。

一　公文的一般结构

公文结构的基本内容：公文的结构指公文内部组织构造及其所反映出的外部形态，安排结构即公文的谋篇布局，实质上是解决以怎样的思路处置材料，用怎样的外部形态来反映内容的问题。公文因其自身的实用性质，从一开始就强调结构的程式化、格式的规范化，这有利于保证公文的科学性、效用性、统一性和权威性，便于撰写、阅读、理解、传递和保管，提高办事效率。

（一）标题

公文标题是公文结构的有机组成部分，要求简明、醒目和得体。简明指标题要简洁明快，不能拖泥带水。醒目指标题要鲜明突出，引人注目，激发阅读欲望。得体是指要符合公文相应文种的有关写作规范。

公文标题通常有三种形式。

1. 公文式标题　程式性强，表达平直。由发文机关、事由和文种三项组成，人们称它为"三要素"。

2. 新闻式标题　即通常说的"文章题目式",它可以分为单标题和双标题。

单标题:通常有三种方式。①主旨式标题:提出公文主旨,如《医患沟通问题必须得到重视》。②事实式标题:陈述基本事实、情况,如《校园垃圾成堆导致鼠害猖獗》。③问题式标题:提出问题,规范内容走向,如《职工的归属感从何而来——××医院是怎样实行经济责任制的》。

双标题:即有正副标题的双行标题,其中正题符合单标题的要求,更多地突出公文的主旨,副题则对正文起补充说明的作用,通常说明公文的内容范围和文种,如《艰苦的拼搏,丰硕的成果——××省医院2016年工作总结》。简报、信息快报、总结、调查报告等常用这种标题。

3. 四项式标题　通常由单位、时限、事项和文种等四部分组成,如《××医院2016年工作要点》。这种标题程式性强,常用于公文中的计划、总结及法规、规章、经济文书等。

(二)开头

公文开头要求直截了当,开门见山,越简洁越好。开头应点题或揭示公文的内容走向并领起下文。常用的开头方式有以下几种。

1. 概述情况　这种开头简明扼要、切题地介绍有关情况或背景。报告、会议纪要、总结等常用此法开头。运用概述法开头,概述情况要根据文种的不同而有所侧重。如《×市职工医疗制度改革的回顾》的开头:"现行公费和劳保医疗制度是中华人民共和国成立初期制定的,与目前经济和社会发展不完全相适应。受多种因素影响,近十年来我市职工医疗费用支出呈持续、快速上升趋势,给国家财政和企业背上了沉重的包袱。为了加强管理,控制医疗费用的不合理支出,近年来在公费和劳保医疗方面相应制定了改革措施,具体如下。"

2. 说明根据　这种方式多用于公文制作,开头即引用上级指示精神或者法律法规,常以"根据""遵照""按照"等词语领起下文,表示行文有据,表明公文的权威性。通知、批复等常用这种方式开头。

3. 直陈目的　这种开头常用"为了""为"等介词领起下文,法规、规章、决定、通知等公文常用此方式,如"为了招聘到德才兼备的医疗卫生行业骨干,提高医院工作效能,根据我院相关制度,结合实际,特制定本办法"。

4. 交代原因　这种方式常用"由于""因为""鉴于"等词语领起下文,也可直接陈述发文原因,如"鉴于暑假来临,儿童溺水事件增多……"。

5. 阐明观点　开头先提出观点,或者点明主旨,接着加以解释说明,以引起读者的重视。

6. 表明态度　直截了当地对批转、转发或者发布的公文或者有关事项、会议表明态度,作出评价,提出看法,如"省政府同意安全生产委员会《关于进一步加强安全生产工作的报告》,现转发给你们,请结合实际认真贯彻执行"。

7. 引述来文　开头引述对方来文或来电的标题、文号,然后引出下文。复函、批复普遍使用此方式开头,如"你院《关于共同组建医药人才市场的函》收悉。经研究,我院同意和你院共同组建医药人才市场……"。

8. 提出问题　摆出问题,提示公文的主旨或者主要内容,引起阅读者的注意和思考。各类调查报告常用这种方式引入。

(三)结尾

常见的公文结尾方法有以下几种。

1. 作强调　在正文结束时对文中的主要问题作强调说明,以引起阅读者的重视。

2. 作请求　正文结束时，写上请求上级批复、批转、批准或请求对方帮助之类的话语。公文中的请示、函等普遍使用此法结尾。

3. 作总结　正文结束时，对文中的主要观点或问题作出归纳或总结，使读者对全文有一个较完整的印象，如"实践证明，制订岗位考核标准，严格按标准考核和根据考核结果实行奖惩三位一体，是落实岗位责任制，把医院各项管理基础工作进一步扎根科室的行之有效的办法"。

4. 作要求　正文结束时提出要求、希望或者发出号召，如"让我们高举邓小平理论伟大旗帜，紧密团结在党中央周围，同心同德，不屈不挠，艰苦奋斗，把建设有中国特色的社会主义伟大事业全面推向二十一世纪！"

5. 作补充　正文结束时，补充交代有关事宜。通知、法规、规章等常用这样的结尾，如"本办法即日起执行。原川府发〔2012〕18号文《关于×××的暂行规定》同时停止执行"。

6. 显文种　以模式化的方式把名词性文种作动词使用，以此结尾，如"特此通告""特此通报""特此通知"。

公文结构的几种形式

从整体上看，其外形通常表现为"开头—主体—结尾"，其内在逻辑形式是"总—分—总"，文字的详略为"凤头—猪肚—豹尾"。这是公文结构的一般形态。实际工作中，公文结构为了适应变化多样的种类和内容，其结构又呈现出以下几种形式。

（一）撮要分条式

所谓"撮要"，即较长的文章，首先要提出要点，在开端处，先用极简要的文句，说明全文的目的或者结论，唤起读者注意，使读者脑子里先得到一个总概念，激发阅读兴趣。所谓"分条"，即在篇前撮要后，对所要解决问题的若干主张、措施、办法，按照主次先后，形成若干条条，分列于下，并用数码序号予以标明。

这种结构形态，可以说是下行文的基本模式。各种命令、通知、通告、指示、公告，以及内容较为复杂的一些决定、决议和通知型的会议纪要，大都采用这种结构形式。例如，"为了保证水利工程的安全运行，充分发挥水利工程的效益，促进水资源的可持续利用，保障经济社会的可持续发展，现就水利工程管理体制提出以下实施意见。一、×××；二、×××"。前面的"为了……意见"就是"撮要"，后面的"一"、"二"就是"条"。

（二）篇段合一式

正文全文内容包容在一个完整的自然段内，一个段落就是一篇完整的文章。这种形式常用于内容简洁单一、篇幅极短的公文。通常把写作目的或缘由、行文事项、结语三个层次融进一段，这是公文中段落大于层次的一种特殊形态。有时也可以省掉写作目的、缘由或者结语，其余部分组合成段。有的没有开头、结尾部分，只有主体部分列为一段。

它是公布令、公告和内容较为简单的决定、决议、函及批复通常采用的结构形态。例如，2008年3月16日国家主席胡锦涛签署的第1号主席令："根据中华人民共和国第十一届全国人民代表大会第一次会议的决定，任命温家宝为中华人民共和国国务院总理。"

（三）文中有文式

文中有文式是批转性、转发性的通知，转述式的通报、公布令、转发式简报等文体的基本结构形态。它的形态特点：以文载文，文随文行，文后有文。具体地讲，通过公布令发布的各种法规，表现为"法随令出"。"令"就是"文随文行"中的第二个"文"，而法规是"文随文行"中的第一个"文"。

（四）条文式

条文式即条项贯通式。内容较为单一的行政法规及机关、事业单位内部制定的规章制度，其结构多为条项贯通的表现形态，即全文既无单独的"撮要开头"，亦无单独的"收束结尾"，而是由若干条文，按次序先后一字排列组合，每一条前有的标以序号，有的则采用比较自然的分段方法。优点是条理清楚，简洁醒目。

（五）章断条连式

章断条连式适用于内容多、篇幅长的法规、规章。这是以章为序划分为有关法规、规章的层次，各章下的"条"不依章断开另起开头，极少数还在章下分节，节下再分条。章、节、条均用小写汉字数目表示，如第一章、第一节、第一条。条下可以分款，款不带序数，一个自然段就是一款。条下也可列项。项冠以圆括号的汉字数码，如（一）、（二）等。项下可以分目，目冠以阿拉伯数字，如1、2等。

（六）表格式

这是公文不同于其他文体所特有的一种结构形态。很多职能部门如工商管理部门、税务部门、保险、银行等制发的各种专门文件，大都采用了表格式。医院使用的各类护理文书，包括病历、护理记录单等就属于这一类公文。这种形式的文书，大大方便了填写、处理和保管，是一种值得推荐的形式。随着电子信息技术办公自动化设备的应用，表格式公文的使用越来越广泛。

（七）分层并列式

它是综合性工作总结、调查报告、工作会议纪要、讲话稿及内容复杂一些的决定、决议常用的一种结构形态。它以基本观点、中心思想作"轴"，分作几个角度即几个层次相对并列展开，在每一个层次上，通常有一个小标题或者有一个"（一）""（二）"这样的序号相对应。

（八）层层递进式

层层递进式是按事理的展开顺序或对事物的认识深化过程为序来安排结构。公文中，这种方式可以程式化为"叙事—说理—结论"或"提出问题—分析问题—解决问题"。工作研究等说理性较强的文种常用这种方式安排结构，再如有关重大历史事件的决议、专门性的调查报告等。

三 公文语言特点及要求

（一）公文的表达方式

为了有效地达到目的，更好地体现所要表达的对象，公文作者必然要采用各种各样的表达方式，其中最主要的是叙述、说明、议论。这是由公文的性质与特点决定的。

1. 叙述

（1）公文叙述要求顺叙。公文写作中的叙述与文学作品的叙述不尽相同。成功的公文，读者一看标题或者一看开头，就知道文中所要表达的内容并猜出它的结尾，这一点却是文学作品的大忌。文学作品讲究顺序打乱，制造悬念，唯恐读者猜出事物发展的结局。

公文写作常用顺叙，即按照事件发生的时间先后顺序或按照事物发展的过程顺序进行叙述，行文的层次、段落和事件发展过程与时间的先后顺序基本一致。顺叙是公文写作中最基本、最主要的叙述方式。

（2）公文叙述要求实叙。公文写作叙述必须坚持求实，最忌虚妄，这是公文叙事的关键。对上如实陈述问题，对下如实说明情况，只有这样才有利于公务活动的顺利开展。

公文写作中的叙事颇有难度，其之所以难，恰恰在于不能失实，即丝毫不能走样。因为公务活动的大量事实存在于党政机关及企事业单位的日常工作之中，它不但为本单位周围环境中的一些人所熟悉，也为上下级单位所了解，因此，如果叙述不严格遵守事实真相，就会造成不良后果，那种只求写得顺畅而添油加醋甚至于"马大哈"式的叙述，不但写作本身是失败，而且还将给党和国家的事业带来极为不良的影响。

（3）公文叙述要求概述。记叙文中的叙述要求具体、详尽，而且往往和描写配合起来，精雕细刻，生动传神；公文中的叙述，不为欣赏而为实用，故公文中的叙述采用概述的方法，着重于事件整体的勾画，讲明事情的原委，通过叙述来表明事理。公文的叙述不求细腻而求概括。怎么做到"概括"呢？首先，必须对事物掌握得"了如指掌"，对问题知道得如"水清见底"，这样才能抓住要领，否则就谈不到概括。

> **链接**
>
> **概述与详述的区别**
>
> "刘××随手从茶几上抄起一个暖水瓶，朝罗泼去，想用热水烫对方，幸好瓶中无水。由于瓶中无水，加之刘××用力过猛，结果暖水瓶飞向罗的头部，罗一看不好，往左边一闪，暖水瓶正好砸在办公桌的玻璃板上，只听"啪"的一声，碎片溅满办公室。这时罗也顺手抄起桌上的算盘，朝刘××的头部砸去。说时迟，那时快，刘××一猫腰朝罗的肚子顶去，算盘正好打在刘××的屁股上。办公室里的同事赶紧拉住两人，劝他们住手。"——这是文学作品中的描述，很详细、很生动、很细腻，但是公文中这样写却不合适。
>
> 公文中的概述应写成："刘用空暖水瓶砸罗，罗亦用算盘打刘，后在众人的劝阻下方才停手。"

2. 说明　就是用言简意赅的文字，把事物的形态、性质、特征、成因、关系、功能等解说清楚。其中，事物的特征、本质及其规律性，则是说明的主要之点。在一篇公文中完全采用说明方式的只是法规性的文件（如章程、条例、规定、办法等），其他大量的公文中的说明大都是与叙述、议论结合起来用。公文说明的方式主要有以下几点。

（1）说明事物的性质、特点。即用简明的语言，把某事物区别于其他事物的性质、特点概括起来，给人一个明确的认识，如"四项基本原则已庄严载入我国宪法和我们党的章程，是我们立国立党之本，是全党团结统一的政治基础，是我们事业胜利的根本保证"。

（2）说明事物的范围。公文中在表达事物的外延时，通常采用说明的方式，如"一切国有企业事业单位、机关团体、部队和地方政府的各项预算外资金，以及这些单位所管的城镇、集体企业交纳所得税后利润，都应当按照本办法的规定，交纳国家能源交通重点建设基金"。

（3）说明事物的类别。也就是分类说明，如在对公务文书进行说明时就可以从行文关系的角度分为上行文、下行文、平行文。

（4）说明公务完成的手段。公文中要经常涉及解决某一问题的措施，完成某一任务的手段，在表述这些内容时，常常采用说明的表达方式，例如，"接到本指示后，各级党委和政府迅速组织所属各机关、学校、群众团体、部队及各企事业单位，确实了解本单位有没有人，有哪些人参加非法刊物、非法组织的活动……"。

（5）说明制文机关的主张。主张是公文主旨的扩充和延伸，即意见、要求、观点等。公文中对这些内容的表达基本都用说明的方式，如"艾滋病的防治关系到经济发展、社会稳定、国家安全和民族兴衰，是一项长期、艰巨的任务。地方各级人民政府要充分认识到加强艾滋病防治工作的重要性和紧迫性，将艾滋病防治工作纳入重要议事日程，加强领导，统一协调，把这一关系国家和人民利益的大事抓紧抓好，坚决遏止艾滋病在我国的蔓延势头"。

（6）说明事物的优劣、进退、好坏或失败，如"我厂今年生产各种收录机1.56万台，完成原生产计划的130%，比去年增产17%；产值达到267万元"。

3. 议论　是公文作者运用概念、判断、推理的思维形式阐明事物的内在联系，揭示事物本质和规律的一种表达方法，包括论点、论据和论证三个要素。但是公文写作中一般较少单独使用议论的形式，多数是在一篇公文中含有一些议论的成分，并且在表达上有一个最突出的特点，即只是原则地表述事理，一般不作多方面、多层次、多角度的完整性论证，在手法上往往直接加以议论，有时只是一两句结论性的话，是直接说明的简单逻辑论证方法，如"必须清醒地看到，如果我们听任经济领域中的严重犯罪活动自由泛滥，我们的现代化就无法顺利进行"。

（二）公文的用语要求

公文语言遵循一个基本原则，即准确、简洁、质朴、得体。

1. 准确　公文语言的准确建立在其策见的准确、事实的准确、逻辑的准确基础之上。"策见的准确"即公文中所要反映和体现的基本立场、观点、所提出的措施、意见和办法等，必须准确明晰，不容置疑。公文中的事实表述不准确，所提出的策见就会无所依托，缺乏说服力，而准确的逻辑才能保证公文内容的准确表达。公文语言的准确主要有以下几点要求：

（1）用词要切合文章的内容：语言是文章的物质外壳，语言要准确、充分表现文章的主题思想和内容。

（2）要辨析词语，讲究分寸感、精确感：在选用近义、同义词时，要注意"辨异"。如"时代""时期""现代""近代"都表示时间划分，但范围大小不同。又如"牛""黄牛""小黄牛"所指范围是逐渐减小的。

（3）要正确使用关联词语：正确使用关联词语能准确地表明事物和事理的关系，如果滥用和错用关联词语，就会造成意思的混乱和悖谬。

表假设的有："假如""如果""即使……也"等。
表条件的有："只要……就……""只有……才……""无论……都……"等。
表选择的有："不是……就是……""要么……要么……""宁可……也不……"等。
表转折的有："虽然""但是""然而"等。
表递进的有："甚至""并且""不但……而且……"等。
表并列的有："也""又""一面……"等。

（4）句子表意要恰如其分，不悖事理：公文内容要符合党和国家的方针、政策，要符合实际，这就要求用以表达其内容的语句要正确反映客观事物的本质，无论用判断句说明事理还是用陈述句说明情况，或者祈使句提出要求，都要表达得合情合理，恰如其分，周密得体。

2. 简洁

（1）词义明确，公文写作中采用词语的基本意义，不用比喻义和引申义等，表达力求直接精练。

（2）使用缩略语、数据、图表等。公文适当用规范化的缩略语，也是使公文语言简明的有效方法。但是要注意两点：一是要约定俗成，即这个名称是由广大群众通过长期实践而认定的或形成的，如"建设四化""八项规定"。二是要先全后简，有的事物名称未约定俗成，但又较长，且需要在公文中反复出现的，就应让该名称在公文中第一次出现时采用全称，然后在括号注明以下简称"××"，便可以将简称在本篇公文中重复使用了。

（3）多用专用词语和有生命力的文言词语：公文常用凝练典雅的文言词语，这些文言词语很难用同义的白话文代替，这些词言简意赅，使用位置比较固定。如表根据的有"根据、遵照、兹因"等，表称代的有"本部、贵厂、该单位"等，表请示的有"恳请、拟请、特请"等，表询问的有"当否、妥否、是否可行"，表结论的有"为荷、为要、此令"等。

（4）多用陈述句、祈使句：公文写作中由于具体内容的表达需要，业已形成了一系列较为稳定的特殊句式，它以遵守一般写作炼句的修辞规律为基础，是公文写作中一些具有特殊规律的句式组合，恰当地掌握这些句式，不仅可以提高公文写作时效，而且还有利于将公文写得言简意赅，鲜明生动。从实际运用情况来看，公文写作中所使用的特定句式有以下几种：

一是以"为""为了"作语言标志，以自我说明为特征的目的句式。在公文开篇交代行文目的，是公文的一种普遍写法。

二是以"……了"为特征的陈述句式。在公文写作中，特别是工作报告、工作总结、通报、简报、调查报告等文种的写作，要大量使用以"了"为特征的陈述句式，其目的在于使语言表达趋于简练明快，给人一目了然之感。它一般紧随"完成""解决""取得""克服""开展""推动"等动词之后，用以表达事物的已然状态。后接宾语，构成了一种完成某项工作或任务，解决了某一问题或困难，取得了某一成绩或进展的动宾句式。

三是以"必须""禁止"等强调语为特征的祈使句式。这种句式主要用于下行文之中，作用在于进一步加强语气，给人令行禁止、不容置疑的感觉，如"严禁巧立名目，利用公款铺张浪费""不准以任何方式将公款私存"，具有庄重、严肃的语体色彩。

四是以"凡……者（的）"为标志的判断句式。"凡……者（的）"是公文中使用频率较高的一种句式，具有"全称判断"的功用，同时，它还具有庄严色彩。此外，应当注意，"凡……者（的）"除具有表全称判断的作用外，往往还带有贬义。

五是以"将"字结构组成的宾语提前句式。此种句式主要见于批转或者转发性通知以及以复体行文形式发布的通知、报告等文种的写作，通常用"现将"作为起首语，旨在提起受文对象的注意，并使行文语气刚劲有力。如"现将《关于×××的通知》发给你们，请认真贯彻执行"，去掉"将"字，语气减弱了很多。

六是前虚后实，以虚带实的"重后"句式。例如，请示的结尾语就是这种形式。"妥否，请批示。"发文者希望批的是"妥"而不是"否"，这种重后句式，既使文字精练，又体现行文主体的肯定性要求与对工作的严肃态度。

七是把几个并列成分联在一起，由句中一个相同意思的成分综合成句的综说句式。例如，"必须大力加强干部队伍的革命化、知识化、年轻化和专业化建设"即为一个综说句式，其中

"大力加强干部队伍"为综合,"革命化、知识化、年轻化、专业化"为四个并列成分,如果不采用综说句式,势必分成四个分句进行表达,显然要繁冗累赘得多。

八是以数词缩语为特征的紧缩句式。公文语言要求言简意赅、精练扼要。如"两学一做"就是"学党章党规、学系列讲话、做合格党员"的浓缩语。再如把"讲学习、讲政治、讲正气"概括为"三讲",可以看出,以数词或数量词加名词或者名词性词组的方式是这种紧缩句式的重要特征。应当注意的是,在公文中运用数词缩语必须做到表意明确清晰,切记盲目追求紧缩而使句意难懂,令人费解误解。

3. 质朴　公文选用词语多用词语的本义、直言义,适当选用专用词语、专业词语,避免藻饰和渲染。表达方式以说明、叙述、议论为主,一般不用描写和抒情。修辞以消极修辞为主,少用积极修辞,一般不用夸张、拟人等艺术性强烈的修辞方式。

4. 得体　是指公文语言符合文种要求,符合行文目的,适应使用场合。公文文种丰富,各类文种均有自己的用语要求和语言风貌,如指令性公文命令、决定、指示等注重庄重、严肃;周知性公文通知、通告、通报等讲究平实、通俗、具体;总结等强调客观、准确、具体;等等。

公文语言的得体还表现在适当地运用模糊语言和委婉语言。模糊语言是指外延不确定、内涵无指定的弹性语言。它不是含糊不清、模棱两可的歧义语言。如"全国绝大多数地区解决了温饱问题,开始向小康过渡;少数地区已经实现小康;温饱问题尚未解决的少数地区人民生活也有不同程度的改善"。其中"绝大多数""少数地区""不同程度"等模糊语言,准确地反映出我国的实际情况,使表达更简洁、清晰。模糊语言与精确语言结合使用,使得表达疏密有致、张弛有度。

另外,委婉用语和表达在公文中使用也较为广泛,一些不便于也无法直说的内容,可以用模糊语言表述,恰当地使用委婉用语和委婉表达,可以增强语言的分寸感,使文章显得礼貌、典雅,加强亲和力。如记者招待会上,有关领导同志表示"在可能的范围内回答提出的问题""感谢中外记者朋友对中国国防感兴趣"等。

第4节　常用公文写作要求及范例

● 案例2-4

××大学护理学院,拟定在本学院召开一次全国性的护理学术交流会议,需要征得本大学主管医学副校长的同意,拟定邀请国内6所知名大学的护理学领域专家参会,会议结束后护理学院还要将会议情况记录下来存档,并将会议召开情况汇报给主管副校长。

问题:在此过程中,护理学院需要拟制、发出的公文有哪些,相应的受文对象需要回复的公文有哪些?

公文是规范化的书面材料。起草公文是一项政策性、思想性和业务性很强的工作。本节重点介绍在日常工作中使用较多的通知、通报、报告、请示、批复、函、纪要等七种公文(主体内容)的写作。

> **链接**
>
> **公文写作常用词语释义**
>
> 查备：供查考。
> 列席：参加会议，有发言权，无表决权。
> 鉴于：考虑到，察觉到。
> 纪要：记录要点的文字。
> 签发：由主管人审核后，签上名字，正式发出。
> 业经：即已经，同"业已"。
> 面洽：当面商量。
> 兹：这里；现在。

一 通知

● 案例 2-5

一位秘书专业毕业生去某政府机关应聘秘书岗位，应聘单位为测试其公文写作水平，给了他一份计划，要他根据这份计划，拟写两则公文：第一则是市政府为做好植树造林工作，向各区县人民政府发的文件；第二则是某县人民政府在接到政府文件后，为召集有关单位开的一个植树造林的会议而发的文件。

问题：如果你是他，该如何起草这两份公文呢？

附：×市全民植树造林2014年春季计划

根据全国人大的精神，为积极响应党和政府的号召，绿化美化我市，特制订该计划：

一、任务

计划造林面积×亩，植树×株。要求每人平均完成3~5棵，后期有人管理。保证成活。

二、具体要求……

三、措施……

××省××市人民政府（章）
2014年1月20日

（一）通知的概念、特点及种类

1. 通知的概念　通知是知照性公文，它是适用于批转下级机关的公文、转发上级机关和不相隶属机关的公文，传达要求下级机关办理和需要有关单位周知传达或者执行的事项，任免人员的公文。

2. 通知的特点

（1）知照性。通知的主要功能在于知照。

（2）广泛性。通知的使用范围具有广泛性。

（3）时效性。通知有一定的时效要求。

3. 通知的种类　根据内容的不同，通知大体可以分为五类。

（1）批转、转发、颁发性通知：即颁布（颁发）与批转公文时使用的通知。①批转、转发性通知在转发公文时使用，如《国务院批转水利部关于加强长江近期防洪建设若干意见的通知》。②颁发性通知在颁布（颁发）本机关制定的行政法规与规章、决定等公文时使用，如《国务院关于发布〈国家行政机关公文处理办法〉的通知》。

（2）指示性通知：用于布置下级机关工作事项，指示工作方法、步骤，如《国务院关于切实加强艾滋病防治工作的通知》。

（3）会议通知：是组织会议的单位制发的公文，如《××经贸学院关于召开继续教育教学工作会议的通知》。

（4）任免人员的通知：用于任免干部。

（5）事务性通知：用于处理日常工作中带事务性的事情，常把有关信息或要求用通知的形式传达给有关机构或群众。

（二）通知的格式与写法

通知的格式，包括标题、主送机关、正文、落款。

1. 标题　由制发机关、事由、文种三部分组成，如《××市财政局关于召开××会议的通知》。有的还要根据具体情况写明"联合通知""紧急通知""重要通知""补充通知"等。如果套用文件头也可省略发文机关名称。非正式文件处理的一般性通知，标题可直接标出文种。

2. 主送机关　写被通知者的姓名或被通知单位名称，在第二行顶格写。如果是普遍性行文的通知，因受文对象不确定，可不写主送机关。

3. 正文　另起一行，空两格写正文。正文因内容而异。正文包括通知的依据（或缘由）、通知事项、通知要求三部分。有时为了表示强调，可以"特此通知"作为结束语，另起一行，空两格写。

4. 落款　发文机关名称和日期分两行写在正文右下方，署名在上，日期在下。如需盖章，加盖公章。

写通知一般采用条款式行文，可以简明扼要，使被通知者能一目了然，便于遵照执行。

（三）通知的写作要求

1. 颁布或转发性通知　要求在正文中简短地说明所颁布或转发的公文的制发机关、制发（批准、生效）日期与公文标题以及颁发或转发的目的、意义与要求等。被颁布或转发的公文均为通知的附件，须注明附件的序号与标题、件数。

范例：转发性通知

国务院办公厅转发卫生计生委等部门

《关于进一步做好新型农村合作医疗试点工作指导意见》的通知

各省、自治区、直辖市人民政府，国务院各部委、各直属机构：

卫生计生委等部门《关于进一步做好新型农村合作医疗试点工作的指导意见》已经国务院同意，现转发给你们，请认真贯彻执行。

中华人民共和国国务院办公厅（盖章）
××××年×月××日

2. 指示性通知　须写明提出指示的根据与指示事项，内容要求明确具体。

范例：指示性通知

国务院关于切实加强艾滋病防治工作的通知

各省、自治区、直辖市人民政府，国务院各部委、各直属机构：

我国自 1985 年首次报告艾滋病病例以来，在党中央、国务院的正确领导下，各地区、各部门认真研究制定防治规划，明确相关政策，开展健康教育，落实防治措施，加强患者救治，艾滋病防治工作取得了积极成效。但从总体上看，我国艾滋病疫情仍呈快速上升趋势，其传播和蔓延的势头还没有得到有效遏制。与此同时，防治工作还存在宣传教育不够广泛、疫情监测不够落实、干预措施不够普及、法律法规不够健全、防治力量薄弱、技术手段欠缺、一些地区和部门对防治工作认识不够等问题。为有效遏制艾滋病疫情快速上升的趋势，切实加强艾滋病防治工作，现就有关工作通知如下：

  一、加强组织领导，明确职责任务……
  二、坚持预防为主，实施综合治理……
  三、……

各地区、各部门要从实践"三个代表"重要思想、贯彻落实党的十六大精神的高度，以对党、对国家、对人民高度负责的精神，扎扎实实地做好预防和控制艾滋病的工作，切实、有效地保障广大人民群众的身体健康和生命安全，维护国家发展和稳定的大局，为实现全面建设小康社会目标，实现中华民族的伟大复兴作出应有的贡献。

中华人民共和国国务院办公厅（盖章）
2004 年 3 月 16 日

  3. 会议通知 要求写明召开会议的名称、目的、议题、时间、会址、对参加会议人员的要求（如准备发言、文件、论文、生活用品等）、注意事项，以及筹办会议单位名称、联系人、联系地址、电话号码、电报挂号、会议食宿安排、去会址路线、接洽标志等。有的通知后面还要附上入场凭证或请柬等。总之，要写得清楚、具体，对必须写明的项目无一错漏，以保证会议按预定要求准时召开。

范例：会议通知

关于召开 2014 年《××医学杂志》理事会年会的通知

各位理事：

  经《××医学杂志》理事会研究决定，2014 年《××医学杂志》理事会年会定于 8 月 10 日至 15 日在×市召开。本届年会的内容是研究和探讨当前医学领域的热点问题和医学教育的有关学术问题。具体事项如下：

  一、参加人员：全国《××医学杂志》理事。
  二、参会要求：2014 年 7 月 15 日之前，与会者将一篇相关学术论文发送到邮箱"******@126.com"。
  三、会议时间：2014 年 8 月 10 日～8 月 15 日。
  四、报到及开会地点：×市临海大酒店。
  五、费用开支：所有与会者的交通食宿费自理。
  其他未尽事项，请联系年会秘书组。
  联系电话：*********，联系人：******，邮箱：******@126.com。

《××医学杂志》理事会（盖章）
2014 年 6 月 10 日

  4. 任免人员的通知 要求写明批准的机关、日期与被任免人员的职务、姓名。

范例：任免通知

××市人民政府关于×××等职务任免的通知

各区、各县人民政府，市政府各委、办、局，各市属机构：

经 2012 年 10 月 17 日××市第十一届人民代表大会常务委员会第三十七次会议决定：

任命王××为××市人民政府办公厅主任；

免去陈××市人民政府办公厅主任职务

××市人民政府（盖章）

2012 年 10 月 22 日

通报

● 案例 2-6

关于对××巨业工程造价咨询有限公司予以批评的通报

各造价咨询机构：

××巨业工程造价咨询有限公司在承担科技创新海岸 D1、G1、J1 道路以及三村工业区 2 号市政道路工程预算编制任务的过程中，由于编制人员疏忽大意，导致工程标底出现重大偏差，致使工程在完成招标之后无法正常实施，造成了极为不良的影响。

为维护建筑市场正常秩序，规范造价咨询机构市场行为，经研究决定：

一、对××巨业工程造价咨询有限公司予以通报批评。

二、由市建设工程造价管理站责令××巨业工程造价咨询有限公司对有关责任人予以严肃处理，并监督落实制订整改措施。

希望各造价咨询机构吸取教训，避免类似事件再次发生。

××市建设局

2012 年 11 月 29 日

问题：1. 从行文方向看，通报属于哪种公文？

2. 通报的结构由几部分组成？

（一）通报的概念、特点及种类

1. 通报的概念　通报是适用于表彰先进，批评错误，传达重要精神或者情况的行政公文。

2. 通报的特点

（1）典型性。通报的事实，不论是表彰性的、批评性的，还是通报情况的，都要求有典型意义。典型就是具有普遍性、代表性，事实越典型，其警示和借鉴意义越大，只有个性没有普遍意义的题材，缺乏广泛的指导价值。

（2）指导性。通报的内容，其价值往往并不单纯在于发布动态信息、宣布事件处理结果，而是要激励先进、督促后进，树立学习榜样，或者提供反面典型，使读者能够总结经验、吸取教训，得到有益的启示和警示。

（3）时效性。上级机关应该适时发布通报，通报的事实较为具体，对发生的时间、地点等要素都要进行交代，这就要求通报及时发布。通报的内容总是跟特定时期背景有着紧密联系的，通报得过于迟缓，就失去其沟通情况、宣传教育的目的。因此，通报的制发应该迅速及时，以免事过境迁，失去其积极的作用。

3. 通报的种类

（1）表彰通报：是用来表彰先进人物或先进集体，介绍先进事迹、推广典型经验的，是从高层机关到基层单位都广泛采用的常用公文类型。

（2）批评通报：是对工作中发生、出现的重大事故、重大失误、错误倾向、不良风气提出批评使用的公文文种，重在以儆效尤，有针砭、警示、纠正的作用。批评通报可以针对个人所犯的错误制发，也可以针对某一部门、单位的不良现象制发，还可以针对普遍存在的某种问题制发。

（3）情况通报：用来传达重要精神、沟通重要情况的通报是情况通报。为了让下级单位对一些重要事件或全局状况有所了解，上级机关应该适时发布这样的通报。常见的工作情况通报内容主要有工作进展情况、落实情况、评比检查结果等。

（二）通报的格式与写法

通报由标题、发文字号、主送机关、正文、落款构成。

1. 通报的标题　包含发文机关、主要内容、文种三部分。

2. 通报的正文

（1）表彰及批评通报

1）介绍事实与现象：介绍先进人物或集体的行动及其影响，要写清时间、地点、人物、基本事件过程。如果对个人的错误进行处理，要写明违纪人员的基本情况，然后对错误事实的叙述，要写得简明、清晰。如果是针对某一普遍存在的问题进行通报，要选出一些有代表性的事实进行综合叙述。表达时应概括叙述，只要将事实讲清即可，篇幅不宜过长。

2）揭示事实的性质、意义：对先进人物、典型事迹，应表明其代表的积极的倾向，指出其意义，以便激励先进、督促后进；对于单一错误事实，要对错误的性质、危害进行分析，一般都写得比较简短；对于综合性的不良现象或问题，分析要系统。主要采用议论的写法，要注意文字的精练。措辞要有分寸感，不能出现过誉或贬低的现象。

3）做出表彰或处理的具体决定内容：这部分写由什么会议或什么机构决定，给予表彰对象以什么样的表彰和奖励，或者给予批评对象什么样的处分和惩罚。表意应清晰、简洁，用词精当。

4）提出希望和要求：结尾部分用来提出希望、发出号召。这部分表述的是发文的目的，是整篇的思想落脚点，应该写得有针对性，具有教育意义，以使受文单位对通报高度重视、认清性质、采取措施。

范例：表彰通报

××市卫生局关于表彰2015年度××市优秀医务工作者的通报

各医疗卫生单位：

2015年，全市卫生系统广大医务工作者，以科学发展观为指导，遵循以人为本的服务理念，认真履行治病救人、救死扶伤的光荣使命，把保障和增进人民群众健康作为卫生工作的宗旨，着力推进医药卫生体制改革，规范医疗卫生服务行为，改善服务态度，全面提升服务质量，为增进人民健康作出了巨大贡献。涌现出了一批医德高尚、医术精湛、服务优质的好医生和好护士，在"5·12"国际护士节来临之际，为弘扬他们爱岗敬业、全心全意为人民健康服务的医者精神，激发全市广大医务工作者的积极性和创造性，经各单位推荐，市卫生局综合评定，决定授予王××等20名同志"优秀医生"称号、林××等20名同志"优秀护士"称号。

希望受表彰的医生和护士继续保持谦虚谨慎的工作作风，再接再厉，再创佳绩。全市卫生系统的广大医务人员要以受表彰的同志为榜样，用科学的理论武装头脑，积极进取，进一步强化"以病人为中心"的服务理念，全面提升医疗水平和护理质量，为推进我市卫生事业发展、保障人民健康做出更大的贡献。

  附件：1. 2015年度××市"优秀医生"名单
     2. 2015年度××市"优秀护士"名单

××市卫生局（公章）
2015年12月30日

（2）情况通报

1）缘由和目的：开头首先叙述基本事实，包括阐明发布通报的根据、原因、目的等。开头文字不宜过长，应该综合归纳、要言不烦。

2）情况和信息：主体部分主要叙述情况、传达信息，通常内容较多，篇幅稍长，要注意梳理归类，对结构进行合理安排。

3）希望和要求：在明确情况的基础上，对受文单位提出一些希望和要求。这部分是全文思想的归结之处，写法因文而异，总的原则是抓住要点，切实可行，简练明白。

范例：情况通报

国家卫生计生委办公厅关于计划生育
行政执法专项督查工作情况的通报

各省、自治区、直辖市卫生计生委，新疆生产建设兵团卫生局、人口计生委：

  2016年3～6月，我委在全系统范围内组织开展了计划生育行政执法专项督查工作。现将有关情况报告如下：

  一、专项督查总体情况及成效

  （一）周密部署，工作落实有力。《国家卫生计生委办公厅关于开展计划生育行政执法专项督查工作的通知》（国卫办监督函〔2016〕292号）下发后，各省（区、市）对专项督查工作高度重视，迅速进行部署，有步骤、有计划地推进各阶段工作。据不完全统计，全国共清理不合法执法主体45个，规范25 290名执法人员资格，其中有15 347名执法人员补发证件，调离执法岗位6 869人，收回执法证等其他情况3074人；抽查案卷135 713份，平均合格率为97%。

  （二）完善制度，规范行政执法。各地在开展专项督查过程中，深入推进卫生计生系统依法行政。全国大部分地区建立了行政执法公示制度、行政裁量权基准制度和行政执法案卷评查制度。行政执法全过程记录制度、重大执法决定法制审核制度、行政执法责任制和责任追究制度也在逐步完善过程中。各地以开展专项督查为契机，进一步规范了行政执法程序和行为，不断推进计划生育行政执法监督工作。

  （三）深化服务，维护群众权益。按照《中共中央国务院关于实施全面两孩政策改革完善计划生育服务管理的决定》精神，各地简化生育登记程序，部分地区推行网上办证，探索"多证合一"，为群众提供便捷服务；认真落实各项计划生育家庭奖励扶助和特别扶助政策，重点做好计划生育特殊困难家庭联系帮扶工作；实施"生育关怀"工程，提高妇幼保健和计划生育技术服务水平。部分地区卫生计生、公安、纪检、工商等部门建立联合查处案件的协调机制，严查侵犯群众健康权益的行为。

  二、存在的困难和问题

  （一）对专项督查工作重视不够……

  （二）计划生育行政执法行为需进一步规范……

  （三）行政执法监督长效机制有待建立……

  （四）计划生育监督工作进展不平衡……

三、下一步工作要求
（一）进一步提高认识，继续抓好专项督查工作……
（二）加强工作指导，规范行政执法监督行为……
（三）加快法律制度建设，切实维护群众权益……
（四）抓好关键措施，切实加强监督体系建设……

国家卫生计生委办公厅
2016 年 8 月 18 日

（三）通报的写作要求

1. 通报一般不提出具体工作要求。在实践中，一部分传达上级指示精神的公文既可用通知，也可以用通报。在内容上通报不同于通知的特点是一般不提出工作上的具体要求以及需要具体组织实施的事项。

2. 通报文风要朴实。文字表述要简洁明快，言之有据，切忌夸张渲染。无论是表扬还是批评，都要以实事求是的态度对事实认真核查，一定不要拔高或扭曲。

3. 通报观点要鲜明，提倡什么，反对什么，要是非分明，忌含糊其词。在行文篇幅上要详略得当，切忌把表彰通报写成报告文学，把批评通报写成情况纪实。一般地讲，即使长一点的通报，也要以不超过 2000 字为宜。

> **链接**
>
> **通知与通报的区别**
>
> 严格地讲，通知是知照性文种，它侧重于提出要求，明确界限；通报是陈述性公文，侧重于说明，介绍某一事物或问题的情况。通报可以提出下一步要求，也可以不提出要求，而通知必须有下一步工作的意见与要求，否则就失去了作为通知文种存在的价值。从内容上看，虽属同一个内容的事项，同样都要求下级贯彻执行，但如果是刚刚发生的某一典型事例，则要用"通报"而不用"通知"；如是某一方面情况的综合，则应当用"通知"而不用"通报"。

三 报告

● 案例 2-7

国家工商行政管理局
关于加强工商行政管理工作的报告

国务院：

为了更好地贯彻党的××届×中全会精神，在治理整顿期间，工商行政管理机关应充分发挥监督的职能，强化完善各项监督管理措施，为深化改革，促进社会主义经济持续、稳定、协调发展创造良好的条件。根据国务院赋予工商行政管理机关的职能，应进一步拓宽监督管理的广度，增加监督管理的深度，强化监督的力度，把工商行政管理工作提到一个新的水平，为此，今年全国工商行政管理局长会议进行了专门研究，对下一步工作提出以下意见：

一、进一步依法加强对生产资料市场的监督管理，不断提高集贸市场的管理水平。（略）

二、加强对国营和集体企业的监督管理，积极支持企业集团的建立和发展。（略）

三、切实加强对个体、私营经济的监督管理，引导它们健康发展。（略）

以上报告如无不妥，请批转各地区、各部门执行。

国家工商行政管理局（章）
201×年×月×日

问题：1. 报告在格式上有什么特点？
2. 报告在内容安排上有什么要求？

（一）报告的概念、特点和种类

1. 报告的概念　报告是适用于向上级机关汇报工作，反映情况，答复上级机关询问的公文。

报告属上行公文，应用相当广泛。它可以用于定期或不定期地向上级机关汇报工作，反映本部门、本单位贯彻执行各项方针、政策、批示的情况，反映实际工作中遇到的问题，为上级机关制定方针、政策或者作出决策、发指示提供依据；也可以用来向上级机关陈述意见，提出建议，如针对本地区、本单位、本部门带有普遍意义或倾向性的问题，提示解决的途径，为上级机关当好参谋；还可以用于答复上级机关的询问。

2. 报告的特点

（1）行文的单向性。报告是下级机关向上级机关行文，旨在为上级机关提供情况，不需要受单位批复，属单向行文。

（2）表达的陈述性。报告用于汇报工作、反映情况。具体地陈述本部门、本单位贯彻执行各项方针、政策的情况，某一阶段做了哪些工作，怎样开展的，取得了哪些成绩，存在什么问题，表达手法是叙述和说明。

3. 报告的分类　根据性质的不同，报告可分为综合报告和专题报告两种；根据时间期限的不同，可分为定期报告和不定期报告两种；根据内容不同，可分为工作报告、情况报告、建议报告、答复报告和递送报告等。需要说明的是，有些专业部门使用的报告文书，如"调查报告""审计报告""咨询报告""立案报告""评估报告"等，虽然标题也有"报告"二字，但其概念、性质和写作要求与行政公文中的报告不同，不属于行政公文范畴，不应与之混淆。

按内容划分的几种报告：

（1）工作报告：是向上级机关或重要会议汇报工作情况的报告。它主要用以总结工作，反映某一阶段、某个方面贯彻落实政策、法令、批示的情况，如×××在××省××会议上所作的《计划生育工作报告》。

（2）情况报告：是指用于向上级反映工作中的重大情况、特殊情况和新动态等的报告。这种报告便于上级机关根据下级情况，及时采取措施，指导工作。

（3）答复报告：是针对上级机关向下级机关提出询问或要求，经过调查研究后所作的陈述情况或者回答问题的报告。

（4）递送报告：是以报告的形式，向上级呈报其他文件、物件的说明性公文。

（二）报告的结构和写法

报告一般由标题、主送机关、正文和落款组成。

1. 标题　报告的标题常见的形式有两种，一种是由发文机关、事由和文种构成，如《××部关于××抗灾救灾工作情况的报告》；另一种是由事由和文种构成，如《政府工作报告》等。

2. 主送机关　报告的主送机关可以是一个，也可以是几个，顶格写于文首，其后用冒号。

3. 正文　报告正文的结构一般由开头、主体和结语等部分组成。

（1）开头：主要交代报告的缘由，概括说明报告的目的、意义或根据，然后用"现将××情况报告如下"一语转入下文。

（2）主体：这是报告的核心部分，用来说明报告事项。它一般包括两方面内容：一是工作情况及问题；二是进一步开展工作的意见。

在不同类型的报告中，正文中报告事项的内容可以有所侧重。工作报告在总结情况的基础上，重点提出下一步工作安排意见，大多都采用序号、小标题区分层次。建议报告的重点应放在建议的内容上，也可以采用标序列述的方法。答复报告则根据真实、全面的情况，按照上级机关的询问和要求回答问题，陈述理由。递送报告，只需要写清楚报送材料（文件、物件）的名称、数量即可。

（3）结语：根据报告种类的不同一般都有不同的程式化用语，应另起段来写。工作报告和情况报告的结束语常用"特此报告"；建议报告常用"以上报告，如无不妥，请批转各地执行"；答复报告多用"专此报告"；递送报告则用"请审阅""请收阅"等。

4. 落款　由署名和成文时间组成。

（三）报告的写作要求

1. 工作报告

（1）要写明工作进程，成绩与经验，问题与不足，改进的措施，未来的打算。

（2）主次要分明，重点要突出，点面结合。

（3）要客观全面报告工作情况，实事求是，从客观反映的成绩或问题中揭示出一定的规律。

（4）报告可以写设想、提建议，但不得夹带请示事项。

2. 情况报告　重在反映"动态"情况，如突发情况，意外事故，工作中出现的新事物、新问题、新动向。报告要及时，详略要得当。

3. 答复报告　针对上级的询问，实事求是地回答。

4. 递送报告　将报送材料（文件、物件）的名称、数量写清楚就可以了。结尾用"请收阅""请查收"等惯用语。

范例：工作报告

关于××××年度计划免疫工作的报告

××省卫计委：

我市××××年度计划免疫工作成效显著，几种主要传染病的发病率都比去年同期有大幅度下降。按今年上半年发病累积报告数，比去年同期下降率是：伤寒下降48.7%，百日咳下降39.5%，乙型脑炎下降82.3%，乙肝下降45%。

之所以能取得以上显著效果，主要是我市在市、区、街道建立健全了三级预防保健网，有计划地进行了白喉、百日咳、麻疹、伤寒、副伤寒、破伤风等预防接种和投放小儿麻痹症的预防糖丸。为健全市计划免疫冷链系统，财政局拨专款×××万元，为市、区、街道配备了冷库、制冷器、冰箱、冷藏包等，保证了疫苗的质量和预防接种效果，几种疫苗的接种率均达到或超过国家卫生和计划生育委员会规定的标准。

虽然取得以上成绩，但也存在一些不足之处，例如，宣传发动工作做得不够细致，特别是近郊的一些农户，有的家长对预防接种不够重视，抱有侥幸心理。这是今后要注意的问题。

××市卫生和计划生育委员会（盖章）
××××年×月×日

四 请示

案例 2-8

××市医院为迎接上级规章制度专项检查，需将医院成立后的文件按照市档案局的标准化要求建立档案室，以进行立卷归档。为此，医院决定将现有的文印室改建为医院档案室，文印室人员合并到医院办公室，改建为现代开放式办公环境。院领导决定由院办公室陈主任负责改建工作，但由于目前公司周转资金紧张，应尽量节俭，不要搞太大的专修工程。陈主任会后安排章××和李××去建材市场，了解改建开放式办公室所用隔板的不同价位，写一份用于研究改建费用的分析报告。李××写一份档案规范化建设及改建办公环境的请示，并将改建总体费用列表附后。

问题：1. 什么情况下写请示？
2. 请示内容由几部分构成？
3. 请示格式有什么要求？

（一）请示的概念、特点和种类

1. 请示的概念　请示是适用于向上级机关请求指示、批准的公文。

2. 请示的特点

（1）针对性：只有本机关无权决定或无力解决而又必须解决的事项，才可以用"请示"行文。请求上级机关给予指示、决断或答复、批准，因而请示有很强的针对性。

（2）超前性：请示必须在办理事项之前行文。

（3）单一性：请示要一事一请示，且主送机关只能有一个。

（4）呈批性：请示的目的是针对某一事项取得上级的指示或批准，上级机关对呈报的请示事项无论是否同意，都必须给予明确的"批复"，属于双向行文。

（5）隶属性：发文单位只能按照隶属关系向直接的主管机关发文请示。

3. 请示的种类　按照内容和性质的不同，可将请示分为请求指示性请示和请求批准性请示。

（1）请求指示性请示：用于上级主管部门明确规定必须请示批准才能处理的事宜，有关方针、政策的界限难以界定的问题，遇到的新情况和难以解决的问题，把握不准或无章可循的事项，情况特殊、有意见分歧、无法办理，需请示上级机关指示意见时所写的请示。

（2）请求批准性请示：用于本单位职权范围内不能解决的问题，或要做某项工作而需要或缺少一定的财力、物力、人力，要向上级予以帮助时所写的请示。

范例：请求指示性请示

××省高级人民法院关于交通肇事是否给予被害者家属抚恤问题的请示

最高人民法院：

　　据我省××县人民法院报告，他们对交通肇事致被害人死亡，是否给予被害者家属抚恤的问题，有不同意见。一种意见认为，被害者是有劳动能力的人，并遗有家属要抚养的，就给予抚恤；被害者若是没有劳动能力的老人或儿童，就不给予抚恤。另一种意见认为，只要不是由被害者自己的过失所引起的死亡事故，不管被害者有无劳动能力，都应酌情给予抚恤，我们同意后一种意见。几年来实践经验证明，这样做有利于安抚死者家属。

　　是否妥当，请批复。

××省高级人民法院（盖章）
××××年×月×日

（二）请示的结构与写法

请示由标题、主送机关、正文、落款组成。

1. 标题　一般由请示单位、事由、文种或事由和文种组成。

2. 主送机关　为直属上级机关，即一般只报一个主管的领导机关。

3. 正文　一般由三个部分组成。

（1）请示缘由：提出请示的原因和理由。

（2）请示事项：提出有关问题要求上级指示或批准。提出的请示，要符合有关方针、政策，切实可行，不可盲目上交。

（3）请示要求：应明确提出要求解决问题的方法或途径，常用"妥否，请批示""特此请示，请批复"等结尾。

4. 落款　发文机关和成文日期。

（三）请示的写作要求

1. 一事一请示。

2. 单头请示　一般只主送一个上级领导机关或主管部门，不多处主送，如果需要，可以抄送有关机关。这就可以避免出现推诿、扯皮的现象。不送领导个人；按隶属关系逐级请示，在一般情况下不越级请示；请示上报的同时不抄送下级机关与同级机关。请示与报告不能混用，不能将请示写成报告，即不写"请示报告"。

3. 不越级请示　这一点，请示与其他行政公文是一样的。如果因特殊情况或紧急事项必须越级请示时，要同时抄送越过的直接上级机关。除个别领导直接交办的事项外，请示一般不直接抄送领导个人。

4. 不抄送下级机关　请示是上行公文，行文时不得同时抄送下级以免造成工作混乱，更不能要求下级机关执行上级机关未批准和批复的事项。

范例：请求批准性请示

××乡卫生院关于申请增设产科床位资金的请示

××县卫生局：

　　××××年是生育高峰年，有统计资料表明，我院所在地××乡，今年临产的妇女达×××人，而我院的产科床位严重不足，只有××个床位。为解决这个实际困难，我院决定在原来的基础上再增设××个床位,以解燃眉之急。现我院有资金×万元,尚缺×万元,今特请求县卫生局帮助解决所缺款项问题。

请审核,批复。

××乡卫生院(盖章)
××××年×月×日

> **链接**
>
> **报告和请示的区别**
>
> "报告"对上级没有批复要求,而"请示"则相反;在行文时间上,"报告"是事中或事后行文,而"请示"则是事前行文;上级对下级报送的"报告",可做也可不做批示,一切全由上级酌情处理,如确需批示时,只能使用"批示"文种;而"请示"则不然,不论所请示的事项上级同意与否,按理都应及时做出批示,但批示时使用的文种都是"批复"而不是"批示"。

五 批复

● 案例 2-9

国家税务总局关于交通部门
有偿转让高速公路收费经营权征收营业税的批复

湖南省地方税务局:

你局《关于湖南省交通厅高速公路收费权有偿转让行为征收营业税问题的请示》(湘地税发〔2005〕104号)收悉,批复如下:

根据《中华人民共和国营业税暂行条例》(简称条例)第一条的规定,在我国境内提供应税劳务的单位和个人,为营业税的纳税义务人,应当依照本条例的规定缴纳营业税。交通部门有偿转让高速公路收费权行为,属于营业税征收范围,应按"服务业"税目中的"租赁"项目征收营业税。

国家税务总局(章)
二〇〇五年十二月六日

问题:根据上面的公文,说说批复的正文由哪几方面构成?

(一)批复的概念、特点和种类

1. 批复的概念　批复是答复下级机关的请示事项时使用的文种,是下行文。

2. 批复的特点

(1)行文具有被动性:批复的写作以下级的请示为前提,它是专门用于答复下级机关请示事项的公文,先有上报的请示,后有下发的批复,一来一往,被动行文,这一点与其他公文有所不同。

(2)内容具有针对性:批复要针对请示事项表明是否同意或是否可行的态度,批复事项必须针对请示内容来答复,而不能另找与请示内容不相关的话题。因此批复的内容必须明确、简洁,以利下级机关贯彻执行。

(3)效用的权威性:批复表示的是上级机关的结论性意见,下级机关对上级机关的答复必须认真贯彻执行，不得违背，批复的效用在这方面类似命令、决定，带有很强的权威性。

（4）态度的明确性：批复的内容要具体明确，不能有模棱两可的语言，使得请示单位不知道如何处理。

3. 批复的种类　根据批复的内容和性质不同，可以分为指示性批复、批准性批复两种。根据答复的情况，可以分为肯定性批复、否定性批复。

> **链接**
>
> **批示与批复的差别**
>
> 1. 被批注意见的来文文种不同。批复是针对下级上报的请示，批示所针对的来文则是下级没有肯定性要求予以答复的文种，如报告、总结、计划、调查报告、检讨报告等。
>
> 2. 行文方式不同　批复的主送对象是报请单位，如对其他单位也有参考价值，则可列为抄送；批示如具有普遍意义，可把原行文上报的单位与其他单位一并列入主送。

（二）批复的格式与写法

批复一般由标题、发文字号、主送机关、正文、落款构成。

1. 标题　标题的写法最常见的是完全式的标题，即由发文机关、事由和文种构成，如《国务院关于长沙市城市总体规划的批复》。

还有一种完全式的标题是"发文机关+表态词+请示事项+文种"，这种较为简明、全面和常用，如《××市政府关于同意××修建办公楼的批复》。也有的批复只写事由和文种。

2. 发文字号　为完全式。

3. 主送机关　为报送请示的直属下级机关。

4. 正文　包括批复引语、批复意见和批复要求三部分。

批复引语要点出批复对象，一般称收到某文或某文收悉。要写明是对于何时、何号、关于何事的请示的答复，如"你院关于修建办公楼的请示（×发〔2013〕3号）已收悉，经研究批复如下"。

批复意见是针对请示中提出的问题所作的答复和指示，意思要明确，语气要适当，什么同意，什么不同意，为什么某些条款不同意，注意事项等都要写清楚。

批复要求（其实可以单独算作结尾），是从上级机关的角度提出的一些补充性意见，或是表明希望、提出号召。如果同意，可写要求；不同意，亦可提供其他解决办法。结尾写上"特此批复"或"此复"。

5. 落款　批复发文机关和成文日期。

（三）批复的写作要求

批复既是上级机关指示性、政策性较强的公文，又是对下级单位请求指示、批准的答复性公文，因此，撰写批复要慎重及时，根据现行政策法令及办事准则，及时给予答复。撰写时，不管同意与否，批复意见必须十分清楚明白，态度明朗。不能含糊其辞，模棱两可，以免下级无所适从。

同时批复必须有针对性地一文一批复，请示要求解决什么问题，批复就答复什么问题。

范例：批复

国务院关于同意设立"中国医师节"的批复

国家卫生计生委：

你委《关于申请设立"中国医师节"的请示》（国卫办报〔2017〕138号）收悉。同意自 2018 年起，将每年 8 月 19 日设立为"中国医师节"。具体工作由你委商有关部门组织实施。

国务院（盖章）
2017 年 11 月 3 日

六 函

● 案例 2-10

根据下面的情境，说说机关或单位之间的关系以及双方来往时应使用的公文文种。
1. ××职业技术学院与××钢铁集团公司就校企合作事宜进行书面协商。
2. ××市教育局就教育经费某方面的问题请教××市财政局。
3. 山东省交通厅与河北省交通厅就春运合作事宜进行书面商洽。

案例分析：平级机关或者单位之间公文来往多使用"函"。

（一）函的概念、特点和种类

1. 函的概念　函是适用于不相隶属机关之间商洽工作、询问和答复问题、请求批准和答复审批事项的公文。函为平行文。

2. 函的特点
（1）使用范围的广泛性。函没有机关单位使用权限的限制，而且涉及的内容比较广泛。
（2）写作的灵活简便性。函的写法灵活简便，篇幅短小，制作程序、手续一般也较为简易。

3. 函的种类
（1）商洽函：不相隶属机关之间商洽工作的函。
（2）询问函：向有关机关询问情况的函。
（3）答复函：针对询问函而制发的函。

（二）函的格式与写法

1. 函的格式要求　发文机关标志使用发文机关全称或者规范化简称，居中排布，上边缘至上页边 30mm，推荐使用红色小标宋体字。联合行文时，使用主办机关标志。

发文机关标志下 4mm 处印一条红色双线（上粗下细），距下页边 20mm 处印一条红色双线（上细下粗），线长均为 170mm，居中排布。

如需标注份号、密级和保密期限、紧急程度，应当顶格居版心左边缘编排在第一条红色双线下，按照份号、密级和保密期限、紧急程度的顺序自上而下分行排列，第一个要素与该线的距离为 3 号汉字高度的 7/8。

发文字号顶格居版心右边缘编排在第一条红色双线下，与该线的距离为 3 号汉字高度的 7/8。

标题居中编排，与其上最后一个要素相距两行。

第二条红色双线上一行如有文字，与该线的距离为 3 号汉字高度的 7/8。

首页不显示页码（图 2-16）。

版记不加印发机关和印发日期、分隔线，位于公文最后一面版心内最下方（图 2-17）。

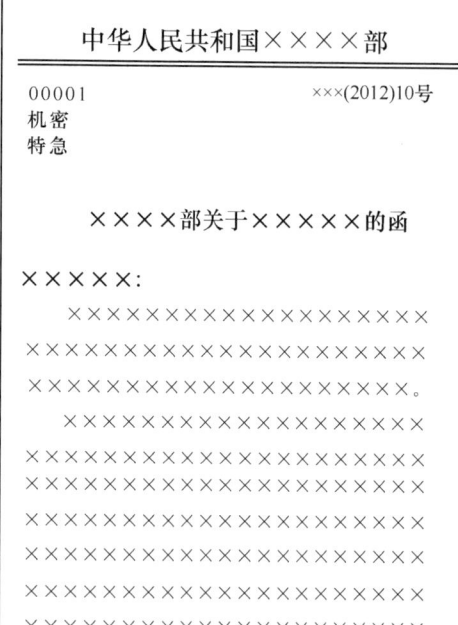 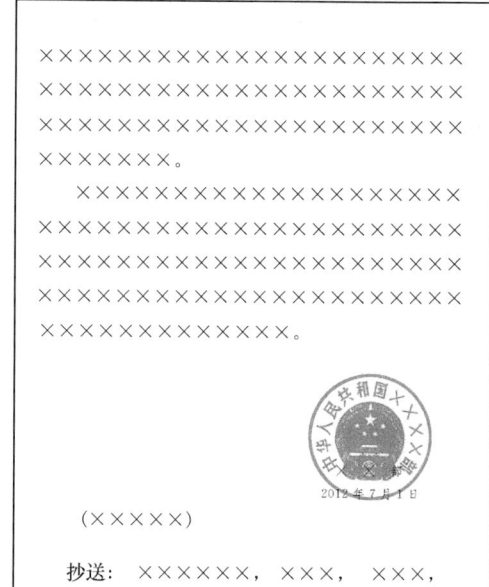

图 2-16　函首页样式　　　　　　图 2-17　函末页样式

2．函的主体部分内容结构

（1）标题：一般由发文机关名称、事由和文种组成。如果套用文件头也可省略发文机关名称，如《××市人事局关于调离××同志的函》《××民政局关于××同学生活补助问题的复函》《××学校关于催促履行130号合同的函》。

（2）主送机关：即收函单位名称。

（3）正文：包括发函的缘由、具体事项或问题、要求等。要一函一事，中心突出。

1）开头：主要说明发函的缘由。一般要求概括交代发函的目的、根据、原因等内容，然后用"现将有关问题说明如下"或"现将有关事项函复如下"等过渡语转入下文。复函的缘由部分，一般首先引叙来文的标题、发文字号，然后再交代根据，以说明发文的缘由。

2）主体：这是函的核心内容部分，主要说明致函事项。函的事项部分内容单一，一函一事，行文要直陈其事。无论是商洽工作，询问和答复问题，还是向有关主管部门请求批准事项等，都要用简洁得体的语言把需要告诉对方的问题、意见叙写清楚。如果属于复函，还要注意答复事项的针对性和明确性。

3）结尾：一般用礼貌性语言向对方提出希望，或请对方协助解决某一问题，或请对方及时复函，或请对方提出意见或请主管部门批准等。

4）结语：不同函的结束语也不尽相同，如商洽函可用"请即复函"结束，询问函、委托函结束语一般用"恳请函复"，答复函结束语一般用"特此函复"。

（4）落款：发文机关名称和日期分两行写在正文右下方，署名在上，日期在下。如需盖章，加盖公章。

（三）函的写作要求

函的写作，首先要注意行文简洁明确，用语把握分寸。无论是平行机关或者是不相隶属的行文，都要注意语气平和有礼，不要倚势压人或强人所难，也不必逢迎恭维、曲意客套。至于复函，则要注意行文的针对性、答复的明确性。

范例：商洽函

××市卫生计生委关于向××经贸学院商借教室的函

××经贸学院：

　　我委为传达贯彻党的十八大精神，拟对本委在职职工进行不脱产培训。因场地不够，拟向贵校借用教室。时间是今年12月、明年1月两个月的所有双休日，每天8：00至17：00；数目5间，有关经费及细节，我委将派人前来商定。望能得到贵校支持。

　　妥否，请函复。

××市卫生计生委（盖章）
2012年11月20日

范例：答复函

××经贸学院关于同意借用教室的复函

××市卫生计生委：

　　贵委《关于商借教室的函》（×卫委〔2012〕12号）收悉。借用教室之事与传达贯彻党的十八大精神有关，作为本市的一所高等院校，理应全力支持。经研究同意贵委的要求，具体事宜请派工作人员来我院商洽。

　　特此函复。

××经贸学院（盖章）
2012年11月22日

链接

函 与 便 函

"函"是党政机关法定公文之一，是正式的、主要的文种，而便函不是文种，它是文件的一种形式，这是两者之间的最主要区别。因此，函在行文时必须具备法定公文的标印格式，而便函没有。便函就是简便的书信，有抬头、正文、落款、日期即可。只有内容比较重要的便函，才有标题与发文字号。

七、纪要

（一）纪要的概念、特点

1. 概念　纪要是一种概括反映会议基本情况、主要精神及议定事项等内容的规定性公文。

2. 特点

（1）纪要具有较强的提要性。纪要的依据是会议材料和会议记录，但它又不同于会议记录，必须对会议进行归纳整理，择取出要点，提炼出精华，概括出主要精神，归纳出主要事项，方称"纪要"。

（2）具有决议的性质。它是对会议议定事项的概括和归纳，所以一经下发，便对有关单位和人员产生一种指示作用和约束力，实际起着决议的某些作用。

（3）具有存查备案的作用。某些会议纪要不一定要贯彻执行，只是为了通报情况，让有关人员周知，在必要时查阅。

（二）纪要的格式与写法

1. 纪要的格式要求　纪要标志由"××××× 纪要"组成，居中排布，上边缘至版心上边缘35mm，推荐使用红色小标宋体字。标注出席人员名单，一般用3号黑体字，在正文或附件说明下空一行左空两字编排"出席"二字，后标全角冒号，冒号后用3号仿宋体字标注出席人单位、姓名，回行时与冒号后的首字对齐。标注请假和列席人员名单，除依次另起一行并将"出席"二字改为"请假"或"列席"外，编排方法同出席人员名单（图2-18、图2-19）。

纪要格式可以根据实际制定。

2. 纪要的主体部分内容结构

（1）标题：有两种情况，一是会议名称加纪要；二是召开会议的机关、会议名称加纪要，如《××办公会议纪要》《中华医学会××年年会纪要》。

（2）正文：一般由两部分组成。

一是会议概况。主要包括会议时间、地点、名称、主持人、与会人员、基本议程。

二是会议的精神和议定事项。常务会、办公会、日常工作例会的纪要，一般包括会议内容、议定事项，有的还可概述议定事项的意义。工作会议、专业会议和座谈会的纪要，往往还要写出经验、做法、今后工作的意见、措施和要求。

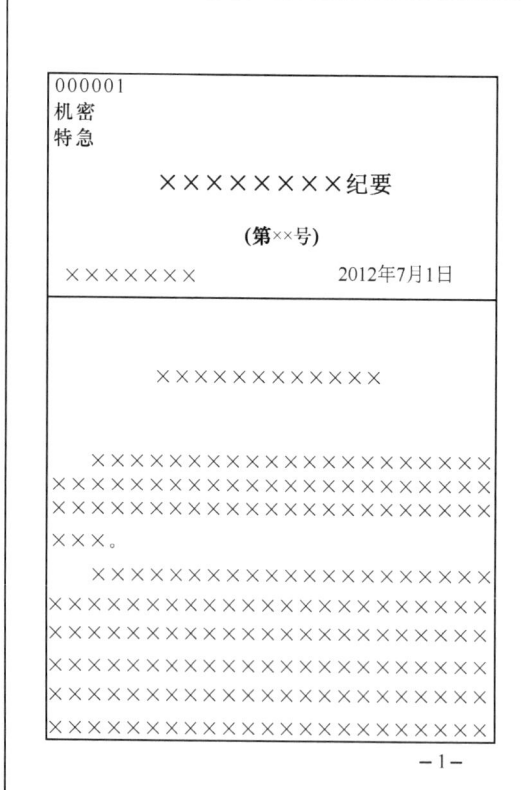

图2-18　纪要首页样式
版心实线框仅为示意，在印刷公文时并不印出

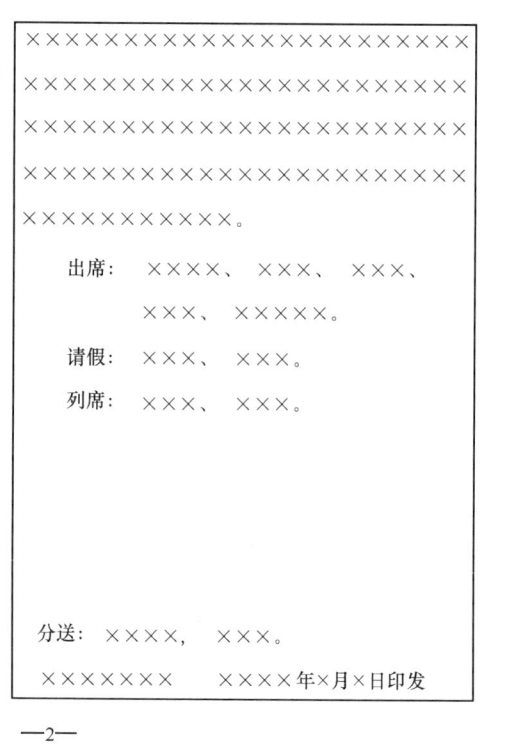

图2-19　纪要末页样式
版心实线框仅为示意，在印刷公文时并不印出

范例：会议纪要

中华医学会皮肤性病学分会毛发学组
××××年工作会议纪要

××××年×月×日，中华医学会皮肤性病学分会毛发学组工作会议在广东省珠海市召开。分会主任委员、毛发学组组长张××教授，分会副主任委员郑××教授，毛发学组副组长范××教授、章××教授、方×教授、杨××教授、赖×教授、学组秘书以及全体学组委员共20余人参加了会议，会议由组长张××教授主持。

近年来，随着人们生活水平的提高，各种毛发疾病的就诊率逐渐升高，毛发疾病对患者的美观及身心健康造成严重影响，因此，毛发疾病也越来越受到大众及皮肤科医生的重视。中华医学会皮肤性病学分会毛发学组于2012年7月正式成立，是国内最早成立的毛发疾病专业学术团队。

张××主任委员对学组成立以来，在组织建设、学术研究和继续教育等方面的工作进行了总结，对2014年学组的工作重点做出了规划，强调了中国雄激素性秃发诊疗指南的推广和应用的重要性，号召全体学组成员要进一步加强学术研究和学术交流，开展全国范围内的科研协作。

范××教授对中国雄激素性秃发诊疗指南（20××版）的细节和变更之处进行了解读。中国雄激素性秃发诊疗指南（20××版）是在中国雄激素性秃发治疗共识（2009版）的基础上修订而来，是建立在循证医学基础之上的，希望能成为我国皮肤科医生和美容科医生临床诊疗的参考。指南推荐了最新的亚太分级方法——基本型和特定型分级（BASP），对于临床雄激素性秃发的快速和准确的分级诊断有重要意义。

会议还讨论并启动了雄激素性秃发遗传学协作研究项目，并讨论了雄激素性秃发的诊疗流程。

链接

会议记录与会议纪要

会议记录是如实记录会议情况的事务性文书；会议纪要是以会议记录为基础和依据，经加工、提炼、概括、整理而成的行政公文。

会议记录只作为内部存查使用，不对外公布；会议纪要则在一定范围内公布传阅，要求贯彻执行。

会议记录的格式包括两部分：①会议的组织情况，要求写明会议名称、时间、地点、出席人数、缺席人数、列席人数、主持人、记录人等。②会议的内容，要求写明问题、发言、决议等，是会议记录的核心部分。

对发言的内容：详细具体地记录，尽量记录原话，主要用于比较重要的会议。

链接

公文的信函格式

信函格式在《党政机关公文处理工作条例》中没有定义。它是一种特定的公文格式，并不是一种文种，与函的文种有本质区别。公文的信函格式被各级行政机关广泛使用。较公文的通用格式而言，信函格式相对简单，容易操作，多用于通知、批复、函等文种的公文中。

小结

公文作为党政机关、社会团体、企事业单位从事管理的书面工具，能起到指导和推动工作，记载和传达机关真实活动情报的作用。从事和参与行政管理的人员都应该学习公文的基础知识。

公文的种类繁多，使用主体、范围、行文方向各有不同，但不同的公文在语言、结构、格式等方面却有共通之处，在学习中要注意领会。

通用公文的格式有严格的国家规范，必须严格执行。公文的质量体现了一个单位的工作作风，关系到工作的效率和质量，影响机关本身工作职能的实现。

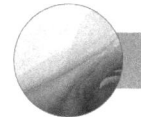

目标检测

一、单项选择题

1. 公文的语言以_____为主。
   A. 文言文　　　B. 书面语体
   C. 文学语言　　D. 口头语

2. 应当在版头标注签发人姓名的公文是(　　)
   A. 上行文　　　B. 下行文
   C. 平行文　　　D. 上行文及重要公文

3. 联合行文标识机关时，标在前面的机关是(　　)
   A. 组织序列表中靠前的
   B. 上级的
   C. 主办的
   D. 其他系统的

4. ×市×县人民政府在本县范围内下发《×市市容和环境卫生管理规定》，标题为(　　)
   A. ×县人民政府关于转发《×市市容和环境卫生管理规定》的通知
   B. ×县人民政府关于印发《×市市容和环境卫生管理规定》的通知
   C. ×县人民政府转发《×市市容和环境卫生管理规定》的通知
   D. ×县人民政府转发《×市市容和环境卫生管理规定》的通知

5. 下列选项中关于报告与请示叙述不当的是(　　)
   A. "报告"对上级没有批复要求，而"请示"则相反
   B. 在行文时间上，"报告"是事中或事后行文，而"请示"则是事前行文
   C. 报告和请示都属于上行文
   D. 报告中可夹带请示的事项

6. 公文区别于其他信息记录的特点是(　　)
   A. 传播知识
   B. 书面文字材料
   C. 具有查考价值
   D. 具有法定权威与现行效用

7. 向级别与本机关相同的有关主管部门请求批准某事项应使用(　　)
   A. 通报　　　B. 报告
   C. 请示　　　D. 函

8. 下列行政公文除_____外，都应加盖发文机关的印章。
   A. 函　　　　B. 通知
   C. 公告　　　D. 会议纪要

9. ×市水利局向市财政局请求增拨水利建设经费应用的文种是(　　)
   A. 申请书　　B. 函
   C. 报告　　　D. 请示

10. 某校拟调动某厂某人来校工作，发函应属(　　)
    A. 委托函　　B. 商洽函
    C. 询问函　　D. 告知函

11. ××区政府向市政府请求增拨救灾资金，应用_____行文。
    A. 申请　　　B. 请示
    C. 函　　　　D. 报告

12. 下列发文字号中，_____是正确的。
    A. 国函〔2015〕19号
    B. 国函〔2015〕019号
    C. 国函〔2015〕第19号
    D. 国函〔2015〕19号

13. 在向上级行文时，可选择_____文种。
    A. 指示   B. 通告
    C. 请示   D. 函
14. 下列文种中，属于被动行文的是（   ）
    A. 函   B. 通知
    C. 批复   D. 报告
15. 下列公文格式项目中，_____属必不可少的格式项目。
    A. 秘密等级   B. 标题
    C. 签发人   D. 附件
16. 可以平行也可以下行的公文是（   ）
    A. 通知   B. 批复
    C. 报告   D. 请示
17. 公文的作者是指（   ）
    A. 撰写人   B. 审核人
    C. 发文机关   D. 签发人
18. 某单位准备将前一阶段开展先进性教育活动情况发一个通报，应选用（   ）
    A. 批评通报   B. 表扬通报
    C. 情况通报   D. 奖惩通报
19. 某研究所因建房所需，应用_____行文向所在区国土局请求允许使用所内空地。
    A. 报告   B. 商洽函
    C. 请求批准函   D. 请示
20. 党的机关公文的秘密等级和保密期限、紧急程度标注在公文首页版心的（   ）
    A. 正中   B. 左上角
    C. 右上角   D. 正上方

二、拟写公文

不加版头和版记，拟出公文主体部分即可，标题用完全式，日期写具体。

1. ××县人民政府研究决定召开一次计划工作会，2016年12月10日9：00开始。要求各个乡（镇）政府的乡（镇）长参加，并带本单位的2016年工作总结。12月9日下午在县政府招待所报到。会上要总结2016年的工作并制定2017年的工作计划。会议在县政府招待所报告厅召开，一共3天。请根据材料代××县人民政府办公室写作会议通知。

2. ××医学院，决定邀请有关院校在本院召开高等职业教育经验交流会，为期5天（2016年6月1～5日），特告知有关高等职业学校。与会代表要求具有副教授以上职称，或是从事高等职业教育工作3年以上的处级领导干部。请你以××医学院的名义，给××高职学校写一封邀请函。

3. 2015年2月15日，××广告传播公司向××市文化局递交了一份请示。
   主要内容：与美籍华人歌手张××协商达成协议，拟邀请其本人于2015年4月26日来××市中心体育场举办个人演唱会。有关演出费用等开支，均由××广告传播公司承担。请示的附件：演出确认函、演员护照和有关演出资料。请按照请示的格式，代××广告传播公司拟写这份请示。

（郑　敏　黄治秀）

第3章 医护工作常用事务文书写作

引言：医护人员在日常工作中，完成许多日常事务时，需要使用到相关的应用文。不管是管理下属、安排工作、年终考核、开会，还是临床值班护理患者，都经常会用到规章制度、计划、总结、述职报告、简报、会议记录等应用文。它们是医护工作中常用的事务文书，是医护人员处理事务必用的工具。相比党政机关的公文，它涉及的内容更丰富，适用范围更广泛，格式和写法也更灵活。面对工作中越来越复杂的各项事务，医护人员应该掌握相应的各种事务文书。

第1节 计划类文书、总结写作技巧及范例评析

一、计划类文书的写作技巧及范例评析

● 案例3-1

小英从××卫校护理专业毕业进入××中医医院外科工作已经5年，在2015年底调入护理部工作，刚刚来到新岗位，上级让护理部汇报明年的工作安排情况，护理部李主任就把这个任务交给了她。又因为春节即将来临，李主任让她尽快安排好春节放假期间护士长们的值班工作。小英写好相应的事务文书后及时交李主任检查，从而保证医院工作的正常进行。

问题：如果你是小英，该如何起草这两份事务文书呢？

（一）计划类文书的含义、分类、特点及作用

1. 含义　计划是单位或个人对今后一定时期内工作、学习等任务所做安排的事务文书。医院的各级机构对一定时期的工作预先安排时要制订计划，就需要用到该文种。

2. 分类　计划种类繁多，且可以按照不同的分类标准进行分类。按照范围分，有综合计划和专题计划；按形式分，有条文式计划、表格式计划、条文表格式计划；按效力分，有指令性计划、指导性计划；按内容分，有工作计划、生产计划、学习计划、科研计划等；按照区域分，有国家计划、地区计划、部门计划、单位计划等；按时限分，有长远规划、年度计划、季度计划、月度计划等；按照性质分，则有规划、设想、计划、要点、方案、安排等类型。以下从性质的角度阐述计划的分类情况，它们之间因成熟程度和时间的长短不同而名称不同。

> **链接　表格式计划**
>
> 　　为了便于计划制定者书写，检查者检查，执行者理解执行，现在许多时间较短、内容步骤具体固定的计划类文书往往采用表格式的形式。制订者只需按固定项目填写即可；写的内容是否齐全，是否符合要求，检查者也一目了然；而对于执行者来说，也只需注意涉及自身的项目即可，不用全面了解。对医护人员来说，越来越多的计划、要点、安排类的计划类文书采用了表格式，制订了第一份文书后，同类文书即可沿用相同格式，相比条文式而言，更简单，更容易掌握，当然就更实用。

　　（1）规划：计划类文书中的一种。它一般是带有全局性、长远性和方向性的（一般指3年以上）宏观方面的中长期计划。规划是计划中最宏大的：从时间跨度上来说，都要在三五年甚至更久；从范围上说，是全局性工作或涉及面较广的工作项目；从内容和写法上说，往往是粗线条的概括，如《××医院十年发展规划》《××省农村合作医疗发展规划》等。规划是对全局或长远工作统筹部署，以便确定方向，激发干劲，鼓舞斗志；相对于其他计划类公文而言，规划带有明确的方向性、战略部署性，其内容往往要更具严肃性、科学性和可行性。这就要求写作者在制定规划之前必须进行周密细致的调查和测算，在掌握翔实可靠资料的基础上，遵循党和国家的发展方针，广泛吸收意见，以科学、严谨的态度去制定。

> **链接　规划与一般计划的不同**
>
> 　　一是时间不同，规划是较长一个时期的科学展望，计划一般是全年或者半年的。二是内容不同，规划的内容属全局性的部署，计划是实施规划的具体方案。三是要求不同，规划定方案，定规模，富于理想，展望远景。计划定指标，定时限，定任务，定措施，富于现实性，具有强力的约束力与紧迫感。四是计划既服从规划，又对规划起修改、补充和完善作用。

　　（2）设想：计划类文书的一种。属初步构想的粗线条的非正式计划，具有参考性、理想性与一定的可变性，在时间上大都在10年以上。设想是计划中最粗略的，在内容上多是不太成熟的想法；在写法上是概括的、粗线条的勾勒。设想在严肃性、科学性和可行性方面的要求不高，如《××医院××科关于创建节约型科室的设想》。

　　（3）计划：狭义的计划是计划类文书中最常用的一种。制订计划，即根据组织内外部的实际情况，权衡客观的需要和主观的可能，通过科学的预计，提出在未来一定时期内组织所需达到的具体目标以及实现目标的具体措施和步骤。特点是在一年、半年左右或更短的时间范围的工作或某一重大项目工作，如《××医院2016年工作计划》《××县2007年艾滋病防治工作计划》。

　　（4）要点：计划类文书的一种。它以简要的文字，反映一个单位在一定时间内工作计划的主要方面和要点，内容十分扼要。所谓要点，就是计划的摘要，即把计划的主要内容摘录。它常用于领导机关向所属单位布置工作。以文件下发的计划大多都采用"要点"的方式下发，如《××医院2015年工作要点》。

　　（5）方案：是计划类文书中内容更具体、成熟，最为复杂的一种，是对未来要做的某一重要的专门事项所作的具体安排。由于一些重要的专门事项比较复杂，不作全面部署不足以说明问题，因而方案内容构成势必要繁琐一些，方案一般包括指导思想、主要目标、工作重点、实

表 3-1　2016 年春节护士长值班安排

日期	值班人员	联系电话
2月7号	李　×	139××××××××
2月8号	唐　×	189××××××××
2月9号	唐××	136××××××××
2月10号	吴××	135××××××××
2月11号	兰××	135××××××××
2月12号	黄　×	135××××××××
2月13号	胡　×	189××××××××

施步骤、政策措施、具体要求等项目，如《药品监督管理体制改革方案》。撰写方案的要领：一是要体现创意；二是要体现科学性和可行性；三是要注意协调性，既要与上级的指示精神相协调，防止出现抵触现象，同时还要注意方案本身的综合平衡，防止出现计划与执行的矛盾。

（6）安排：是计划类文书中最为具体的一种格式，是对短时期内的某一具体工作所提出的计划，它是年度、季度工作计划的具体分解。由于其工作比较确切、单一，不作具体安排就不能达到目的，所以其内容要写得详细一些，这样容易使人把握，如《2016年春节护士长值班安排》(表3-1)。

● 案例 3-1 分析

根据要求，这两则事务文书都写成计划类文书，并采用不同的计划类别。第一则是护理部明年的工作计划，第二则是护士长们的春节值班安排。前者采用条文式形式，后者采用表格式形式。

3. 特点　计划是全部管理职能中最基本的一个职能。因为计划工作既包括选定组织和部门的目标，又包括确定实现这些目标的途径。医护主管人员应围绕着计划规定的目标，去从事组织工作、人员管理、领导以及控制工作等活动，以达到预定的目标。为使组织中各种活动能够有节奏地进行，必须有严密、统一的计划。从提高组织的工作效率及效益来说，计划工作是十分重要的。计划具有两个鲜明的特点。

（1）预想性：计划是在工作和学习活动开展之前所作出的部署与安排，其内容具有预想性，对形势发展前景的描述带有预测性，对计划目标的实现带有期望性。这种预想性安排是根据国家的方针政策、上级部门的指示精神和本单位或个人的实际情况，经过调查研究和科学论证后作出的，因而这种预想不是主观臆测，而是科学预见。

（2）权威性：计划不是法定公文，但在本单位内，在计划制订部门管辖的范围内，具有一定的权威性，它是所属单位或者个人必须执行的具体行动纲领。

4. 作用　计划性是人类活动的特点，当然医护工作也需要有一定的计划性。制订计划是医院或者医护人员个人有效开展工作的保障和必不可少的条件，因而计划在科学管理和有效指挥医护工作方面具有极其重要的作用。

（1）工作的先导：制订了医护工作的计划，使得相关的医护工作者心中有数，便可对今后的医护工作的开展作出科学的安排，加强针对性与主动性，减少盲目性与被动性，能有条不紊地开展各项医护工作，圆满地完成任务。所以说，医护计划是建立正常医护工作秩序、提高医护工作效率的重要前提。

（2）行动的纲领：医护计划是制订部门决策的具体化和实际化，是所属部门、科室与医护人员开展各项工作可以操作的具体行动纲领。所属部门、科室或个人可以而且应当根据计划，合理地安排和使用人力、物力、财力，有效地、有步骤地开展各项医护工作，实现计划目标。所以说，医护计划是医护工作过程中科学管理的手段和工具。

（3）检查的依据：计划既是制订部门组织、指挥所属部门与医护人员开展工作的工具，同时又是检查、督促其开展好各项工作的依据和尺度。有了计划，上级部门可以随时检查所属单位与医护人员的工作进程，牢牢掌握医护工作的主动权，发现新的经验可以及时地推广，发现问题可以及时提出整改意见，将问题解决在萌芽状态。

（二）计划的格式

计划类文书通常由标题、正文和落款三部分组成。本节我们以计划为例，学习计划类文书的一般格式。

1. 标题 计划的标题写在第一行居中，通常包括制订计划的单位名称、时限、内容和文种，如《××医院××科室2011年度护理工作计划》。如还需要讨论定稿或经上级批准的计划，应在标题的后面或下方用括号加注"草案""初稿""讨论稿"等字样。计划只发至本单位的人员，可以省去制订计划单位的名称，如《××科室2011年度护理工作计划》。有的也可以省去时限，如《××科室创建节约型科室的计划》。个人计划的标题一般用省略形式，如《〈外科护理学〉学习计划》。

2. 正文 计划的正文一般有前言、主体、结尾三个部分。计划内容应包括"依据"（为什么做，即根据什么制订计划）、"目标"（做什么，即要完成的任务及其质量要求）、"措施"（如何做，即完成任务应采取的具体方法）、"步骤"（分几步做完，即完成任务的时间与过程安排）四大项。

（1）前言：通常以极简洁的文字说明制订本计划的指导思想和目的要求，作为统领全篇的总纲，有的还说明制订本计划的依据和背景，以增强本计划的权威性，如《××市2011年新型农村合作医疗工作计划》的前言："为了认真贯彻落实××省、××市有关新型农村合作医疗工作文件精神。经市政府常务会议研究决定，2011年我市新型农村合作医疗制度工作计划如下。"

（2）主体：是计划的核心所在，应该写清楚目标、步骤、措施这三项基本内容。

1）目标：即计划时间内所要完成的任务和应当实现的指标。工作目标应当具体说明做什么，做到什么程度，能量化的指标应当尽量量化，如科室护理人员每次考试的合格率、差错率等。

2）步骤：是实施计划的时间安排，应当科学合理地安排好时限、计划目标的进程和每一阶段的工作任务。

3）措施：是实现计划目标的条件，完成任务应采取的方法。措施一般包括对人力、物力、财力和组织领导的安排，对实施计划的方式、手段的说明，以及检查、评估办法的交代。

目标、步骤、措施，是计划必须具备的三个基本要素，是计划主体的内容构成，但在具体行文上，则可根据计划的性质与内容特点灵活安排结构和表现形式。可以将步骤与措施合并起来写；也可以按照目标、步骤、措施这一顺序安排层次，并用小标题标示层次。综合性工作计划，因工作项目多，也可以按照任务和工作项目分层表述，每一个工作项目的计划里分别阐述其目标、步骤与措施。主体的内容较多，通常采用条款式的写法。为了便于人员理解执行，常常采用表格式的写法。

（3）结尾：通常是展望计划实现的情景，对相关工作人员提出实施计划的要求和完成计划的希望或号召。也可以不写这部分。

3. 落款 计划的落款包括制订计划的单位或个人署名、日期两项内容。分两行写在正文末尾的右下方，署名在上，日期在下。

范例：工作计划

××市××中医医院护理部 2016 年度工作计划

2016 年，护理部将对照《中医医院中医护理工作指南》、《二级中医医院等级评审标准》、国卫办医发〔2015〕15 号《关于进一步深化优质护理、改善护理服务的通知》、优质护理服务评价细则（2014 版）、川卫办发〔2015〕52 号《进一步改善医疗服务行动实施方案的通知》、2014 版《四川省护理质量评价标准试行》等要求加强各级护理人员业务素质教育及"三基三严"培训，紧紧围绕开展"三好一满意""改善群众就医体验"活动，强化内涵建设，提高技术水平和服务质量，为患者提供优质、高效的护理服务。扎实开展好以下几项工作：

一、护理质量管理方面

（一）结合国家中医药管理局《中医医院护理工作指南》、《二级中医医院等级评审标准》、2014 年《四川省医院护理质量评价标准》，根据我院 2015 年护理质量中存在的问题，从护理活动的重要性、危险性、成本及是否易造成伤害等方面，决定我院 2016 年各项标准的检查频次。最终目的：达到持续质量改进，保障护理质量和护理安全。

（二）目标任务指标要求

1. 各护理单元不出现《二级中医医院评审标准实施细则》（2013 年版）中核心指标不合格情况。

2. 护理指标

（1）患者身份识别与沟通管理≥90%。

（2）安全用药管理≥90%。

……

（29）规范化培训护理人员理论考试合格率 100%（合格标准 80 分），护理技术操作合格率 100%（合格标准 90 分）。

二、继续深入开展优质护理服务活动，提高护理服务质量

（一）在去年开展优质护理服务的基础上，继续深入开展优质护理服务。加强护理人力配备，满足临床护理服务需求。今年预计招收护理本科生 5 名，增加护士编制 5 名，减少护士流失。

（二）落实病房责任制整体护理，规范护理行为……

（三）积极探索建立"工效挂钩"的绩效考核制度，激发护士工作的积极性和创造性，逐步建立护理质量管理的长效机制。

（四）加强护理科学管理，充分调动护士工作积极性……

（五）积极开展延伸护理服务，将医院内护理服务延伸至社区、家庭，为患者提供用药指导、健康教育、慢病管理等服务。

三、加强护理人员业务培训，逐步提升综合素质

（一）加强护理人员职业道德建设，规范护理人员着装，要求护理人员着装整齐，仪表规范。

（二）对各级护士做好培训和考核，特别是对初级护士实行规范化培训，加强理论知识及技能操作的培训和相应考核。做好护理人员"三基三严"培训及考核工作。

（三）制订全年护理业务学习、护理查房计划并组织实施，护理业务查房和业务学习每年不少于 10 次，鼓励参加各种学历教育和非学历教育。

（四）根据科室特点，有计划选送优秀护理人员外出专科培训或进修学习，不断提高护理人员业务素质……

四、加强护理质量控制，提高护理质量
……
五、采取有效措施，进一步改善医院护理服务
（一）明确门（急）诊护理服务职责，创新服务形式……
（二）进一步规范病房患者入、出院护理流程，改善服务面貌……
（三）进一步强化人文关怀意识，加强护患沟通……
（四）优化服务流程，设立导诊台，配备导诊人员，加强服务窗口、电梯口等候引导。
（五）安全措施：防跌倒、防坠床、危重患者运输、危险品管理措施到位。
（六）护理人员服务态度和蔼可亲，有问必答、温馨服务……
六、中医特色护理
……
七、加强护理教学科研管理工作
……
八、做好其他工作
……

××市××中医医院护理部
2015 年 12 月 20 日

（三）计划的写作要求

1. **政策方针与具体实际相结合**　任何机关、团体、企事业单位的工作计划，必须与党和国家的方针政策保持一致，但又不能照搬照抄，必须从本单位的实际出发。这就要求计划制订者既要了解上级政策要求，又要熟悉本部门的实际情况。只有这样，拟定的计划才能既符合上面的政策，又切合下面的实际。

2. **开拓精神与务实作风相结合**　任何一个单位或部门的工作计划都需要不断提出新的目标，富有开拓创新精神。与此同时，还要时时考虑它的可行性，从实际出发，分析条件，创造条件并要留有余地。这样才能做到积极与稳妥相一致。缺乏开拓创新精神，就会打不开局面，也就失去了对基层人员的鼓舞力与吸引力，并会极大地限制优势，遏制积极性的充分发挥；没有务实作风，计划就缺乏可行性，制订出脱离实际的高指标，最后无法实现，形成空论，会给工作带来损失，也严重挫伤工作人员的积极性。

3. **领导意图与群众意见相结合**　计划是一个单位的工作部署，写作者既要努力领会并贯彻领导意图，又要虚心听取和采纳基层工作人员的意见。领导对政策和上级机关的指示比较熟悉，对全面情况较为了解，而基层工作人员对基层的实际工作情况比较熟悉，写作者只有听取两方面的意见，集思广益，才能使计划完善。当上下级之间意见不一致时，要协助领导认真分析基层的意见，做到上下结合，充分发挥两方面意见的积极作用。

● **案例 3-1 分析**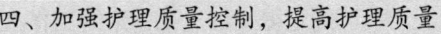

根据要求，写护理部明年的工作计划之前，应当首先找出指导护理工作的有关政策文件，并请示领导对明年工作的具体要求，然后找到反映护理部今年工作情况的总结等材料，对不明确的还要进行深入调查，对上下两头的情况都熟悉吃透，才能写出有针对性的工作计划。

4. **明确性与灵活性相结合**　计划中的目的、任务、措施、办法、步骤及奖惩规定等，应当具体明确，富于操作性，切忌任务抽象，要求笼统，步骤模糊，责权不明，分工不清，检查无

标准，奖惩无依据。但是，在一些具体事情或问题上又不可规定得过细过死，束缚工作人员的创造性和工作积极性，而应该在具体实施中给基层单位或实施的工作人员留有活动的余地，让实施者能创造性地执行计划，取得更加突出的成果。

二 总结的写作技巧及范例评析

● 案例 3-2

小丽作为××卫生学校护理专业的毕业生，进入××医院后分到了护理部，她也逐渐熟悉了这里的工作。这时候，一批××卫生学校护理专业的实习生到医院实习，护理部主任觉得小丽作为她们的师姐，参加管理实习护士的工作有其优势，就让她负责护理部的有关工作。时间进入年底，又到了年终考核的时候。小丽第一次拿到考核表，看到其中"工作总结"一栏时，她想起自己实习时的经历，再联系到现在负责的实习工作，就写了一篇实习工作总结。可交给护理部主任一看，就说她写得有问题，让她重写。

问题：如果你是小丽，该怎样改正呢？

（一）总结的含义、分类、特点及作用

1. 含义　总结是对已往的实践活动进行回顾、分析、归纳经验教训，揭示工作规律的文章。没有总结就没有提高，医护工作人员应经常对自己的工作进行总结，总结出经验教训，更好地指导自己将来的工作。

2. 分类　按范围分，有综合总结和专题总结；按内容分，有工作总结、生产总结、学习总结、思想总结等；按区域分，有地区总结、单位总结、部门总结等；按时限分，有年度总结、季度总结、月份总结等；按对象分，有单位总结与个人总结。

（1）综合总结：又称全面总结。它是对本地区、本部门、本单位或个人已往一段时间工作开展情况的全面回顾和系统分析，要求回顾工作情况，总结经验教训，提出今后的工作设想等，它涉及面广，容量大。常用于单位年度总结和个人工作总结。

（2）专题总结：又称单项总结。它是对已往一段时间内开展的某项工作、某项活动进行专项总结，而且侧重于经验总结，也用于总结一些带倾向性、普遍性的问题。它内容集中，针对性强，往往富有特色。

医护工作过程中，还会经常用到小结、体会、回顾等，都属于总结，只是其内容、范围、着眼点及文字表达形式有所不同。小结的内容较简单，期限较短，范围较窄，也有的是自谦之词；体会侧重于对工作实践的认识；回顾则重在反映过程与做法。

● 案例 3-2 分析

年终考核的工作总结应该是个人年度工作情况的综合性总结，而实习工作总结则是针对实习工作的专题性总结，相对于前者内容不够全面，未能涵盖自己工作的其他方面。

3. 特点

（1）概括性：即对一段时期的工作进行全面的回顾和综合概括，作出系统的分析与正确的评价。它不只是对已往实践活动进行简单的事实罗列，不能事无巨细，有闻必录，记流水账。

（2）理论性：即对已往实践活动进行回顾、检查、分析、研究，得出规律性的认识，而不能停留在对表面现象的陈说，枯燥条文的拼凑，或者公式化地在概念的后面生硬地套上几个例

子的论述上。总结是对实践的认识，这种认识必然通过对各种事实和现象的分析上升到理论。只有富于理论性，它才有指导作用。

4. 作用　总结在医护工作实践中具有重要的作用，具体地说来有以下几点。

（1）指导作用：总结是对已往实践活动的回顾，是为了认识规律，总结经验教训，然后更有效地指导开展将来的实践活动。总结的目的绝不是单纯地记录历史和取得的成绩，而是着眼于未来。人们通过对实践活动的回顾、分析，把感性认识上升到理性认识，便能使正确的获得推广，错误的避免重犯。

（2）通报作用：将总结上报下发，有利于上级机关和本科室、本部门的工作人员了解情况。向上级呈送总结，使上级机关及时掌握基层科室工作情况，可以及时得到上级部门的工作指导。让本部门或科室工作人员及时掌握工作情况，有利于沟通信息，统一认识，更好地开展工作。

（3）资料作用：总结把一个单位或者个人每个阶段所开展的工作情况记录、整理出来，联系起来后，就是对单位工作开展情况和工作人员个人成长经历的全面反映，这是主要的档案资料，它可以为将来制订计划、回顾历史提供参考资料。

（二）总结的格式

范例：工作总结

以人为本，德艺双馨守护生命的神圣
——××市××医院刘××2012年度工作总结

近年来，在市卫计委的正确领导下，在医院各位领导的精心指导下，本人坚持以科学发展观重要思想为指导，深入贯彻落实党的"十八大"会议精神，以加强医德医风和能力建设为契机，充分发挥党员的表率作用，认真学习，不断提升为群众服务的水平，取得一定的成绩，得到了医院同仁及患者的一致认可。现将本人有关情况总结如下：

一、强化服务理念，体现以人为本

一直以来，我始终坚持把群众对自己工作的满意度作为自己工作的第一标准，把病人的呼声当作第一信号，把病人的需要当作第一选择，把病人的利益当作第一考虑，扎实开展医疗服务工作。切实将以人为本、以病人为中心、以质量为核心的服务宗旨渗透到医疗服务的各个环节之中并落到实处。

……

二、提高技术水平，打造医护品牌

高质量、高水平的医疗服务是病人、家属、社会评价医务工作者满意度的重要指标。在工作上，我始终把强化医疗质量、提高专业技术水平、打造过硬技术品牌作为提高群众满意度的一个重要抓手。严格落实了医院各项规章制度，定期自查自纠，找出问题症结，采取有力措施，加以改进提高。尤其注重结合自身的特色专科，打造技术品牌，产生特色效应。为进一步提高医疗技术水平，本人与医院的各位同事建立了密切的技术协作关系，同时虚心向前来我院会诊、手术、讲学的专家和学者求教，吸收和借鉴他们先进的医学科研成果和重点课题精髓。在交流中学习，在学习中提高，在提高中完善。

三、以德为先，树新形象

我根据树立"正规诊疗、优质服务、求实创新、永攀高峰"的新形象的要求，不断规范自身的言行，振奋自身的蓬勃朝气、昂扬锐气、浩然正气，真正体现白衣天使的崇高风貌。一颗红心中始终嵌入两个"人"字，"以人为本""以病人为中心"，时刻把病人放在心中，奉献一片爱心。注意用语文明、温馨、富有亲情。

……

四、规范医德医风，关爱弱势群体

强化自我教育，是构筑拒腐防变的第一道思想道德防线，也是增强自警自律意识的重要环节。……通过一系列举措，教育自己及家庭成员要保持清廉、要弘扬正气，教育身边的同事要自重、自省、自警、自律，做廉洁行医的模范。

群众利益无小事，医疗费用偏高是群众反映的一个热点问题，要让群众满意，医生就必须切实解决这一问题。本人在工作职责范围内，采取了一系列的措施，尽量帮助病人减少不必要的医疗费用支出。特别注意关爱弱势群体，坚持使用价廉有效的药品，科学合理诊治，减轻病人负担。

尽管本人在各项工作取得了一定的成绩，但与党和人民的要求仍有不少差距，比如思想上要求还不够严格，学习上还不够刻苦勤奋，工作中还存在这样或那样的不足。面对新的形势和新的任务，前面将面临更多、更严峻的挑战与考验。今后，我将认真贯彻执行党的方针政策，加强学习，注重个人修养的提升，努力使自己成为人民满意的德技双馨的医疗技术人员，尽职尽责为保障人民的身心健康提供优质服务。

刘××
2012年12月20日

总结通常由标题、正文、落款三部分组成。

1. 标题　总结标题写在第一行中间，常见类型有：

（1）直述式：借鉴公文的标题形式，直接标示总结的单位、时限、内容与文种，如《××医院××科室2013年度护理工作总结》。这类标题写法平实，常用于单位内部传阅，或呈报给上级部门的总结。

（2）概括式：概括总结的内容，揭示总结的中心，其具体表达方式又有议论式、说明式、设问式等，如《缓解医护关系的关键在于关爱病人》《关爱病人的几种体现》《我们该如何关爱病人》。这类标题表达方式多样化，富于特色，多用于公开发表或者会议交流的总结。

（3）正副式：综合运用直述式和概括式的写法，正标题或解释总结的主旨，或概括总结的内容，副标题交代总结的单位、时限、内容和文种，如《给病人舒适温馨的环境——××医院××科室2014年度护理工作总结》。

2. 正文　总结的正文通常写前言、主体与结尾三大层。

（1）前言：通常是用一段简短的文字，概括介绍总结的对象、范围、目的和对工作的基本评价与结论，给人一个整体印象。其具体写法多种多样，常见的有：

1）概括式：即概括叙述工作的基本情况、实践过程和结果，如前文《以人为本，德艺双馨守护生命的神圣》中的前言。

2）比较式：即采用比较方法，将本科室或部门开展这项工作或活动前后的情况进行比较，或将本部门开展的这项工作所取得的效果，与其他条件相当的或类似的单位进行比较，以显示其成绩和总结这项工作的意义。如在写作《××医院××科室2014年9月护理工作总结》时，前言可写成："通过不断提升全科室人员的服务意识，与上月相比，患者对本科室工作的满意度由上月的95%上升至本月的99%，满意程度得以显著提高。"

3）提问式：即开篇提出问题，点明题旨，引起人们的注意。如在写作《××医院××科室2014年9月护理工作总结》时，前言可写成："如何才能有效地提高患者对我们护理工作的满意度呢？我们该如何实现我们医患之间和谐的关系呢？这是我们科室本月工作的努力方向。"

4）引述式：即引述上级单位、知名人士或群众的话语，说明要总结的那项工作或活动取得的成就。同样，在写作《××医院××科室2013年9月护理工作总结》时，前言可写成："孙思邈曾经在《大医精诚》里说：'凡大医治病，必当安神定志，无欲无求，先发大慈恻隐之心，誓愿普救含灵之苦。'从事医护工作的人，应该想病人之所想，急病人之所急。"

5）议论式：即开篇先对总结的那项工作或活动作简要论述，然后交代总结对象及其他情况。同样，在写作《××医院××科室2013年9月护理工作总结》时，前言又可写成："医者父母心，作为医护工作人员，应该处处为患者着想，想病人的痛苦，想病人的为难，努力做到将心比心，这样医患关系才能有所改善。"

（2）主体：是总结内容的展开，它是总结的核心部分，通常应当展示以下内容：回顾工作过程，陈述工作完成情况，总结工作成绩，归纳工作经验，指出存在的问题，提出改进的设想等。具体写法却是多种多样的，应当根据总结对象的特点和写作总结的意图，选择恰当的结构方式。从写作时间看，主体部分最常见的结构方式有以下三种。

1）四段式：就是依次写工作情况（做法）、工作成绩与经验、存在问题与教训、今后的打算四层内容。这是长期以来人们在总结写作实践中常用的一种结构方式，因此称之为传统程序式结构。实际上，人们在总结写作实践中也不是完全照搬这样的一个四段式模式，总是有所侧重，或将做法与经验写在一层里；或者将存在的问题与今后的打算写在一层里，形成三段式结构。四段式结构形式呆板，难以出新，但它能全面反映一个单位或人员一段时间的工作情况，且线索明晰，眉目清楚，便于写作和阅读，因而至今仍然是单位及个人写作总结常用的结构方式。

2）分块式：就是将总结的内容加以综合归纳，或从做法着眼，或从经验着眼，或从问题着眼，划分成若干个既相对独立又彼此联系的部分，形成并列式结构。各个部分或标明序码词，或冠以小标题，各部分里分析介绍做法、经验与问题等。利用这种结构方式，容易做到意旨明确、重点突出、笔墨集中、分析深入，最适合于专题性经验总结。

3）阶梯式：就是根据工作或活动开展过程中呈现出来的阶段性特征，将工作或活动按阶段进行总结回顾的结构方式，其层次展开的次序即工作或活动开展的先后次序，形成以时间推移为序的纵式结构。这种结构可以清晰地反映出工作或活动开展的过程，以及各阶段的做法与收效，线索清楚，层次分明，也是专题总结单项工作或活动常用的一种结构形式。

（3）结尾：通常为全文内容的总括，三言两语，收束全文。倘若主体部分已经表述完整，则无须再归纳，也可以不写结尾部分。

3. 落款　在正文右下方分两行写总结的单位名称或个人姓名与日期。公开发表或者作为会议交流材料的总结，署名写在标题下面，落款处就不再写名字了。

（三）总结的写作步骤

完成一篇总结，必须依次经过确立目标、准备材料、研究分析和构思成文四个阶段。

1. 确立目标　目标明确与否是应用写作成败的关键，确立目标就是确定写作的对象、范围和目的，要解决"写什么""告诉读者什么"这两个问题。总结的目标一般比较明确。

2. 准备材料　一篇总结，没有大量真实、典型、具体、全面的材料是不行的。材料包括背景材料（有关的历史材料、知识材料等）、基础材料（上一阶段的总结、本阶段的计划等）、过程材料（包括各种文件、记录材料、音像资料、实物资料、各种表格等能够反映工作全过程的图文、数字材料）、典型材料（有代表性的人或事）。

总结的材料主要靠平时积累，所以要形成时刻保留、收集、记录、整理工作过程中有价值材料的制度和习惯。

3. 研究分析　准备了充分的材料以后，必须用正确的立场、观点和方法去进行研究分析，通过去伪存真、去粗取精、由此及彼、由表及里的工作对材料加以提炼，把感性认识上升到理论高度，找出大量具体事实中的规律性认识，揭示问题的内在联系和事物的本质特征，提出反映客观规律的观点和结论。对材料的研究分析是保证总结质量的关键，要通过对大量材料进行整理、加工，找出新经验，发现新问题，提出新观点，这是总结的目的，也是写作的重点和难点。

4. 构思成文

（1）提炼观点：将材料归类整理，提炼出相应观点。

（2）裁剪材料：根据观点，选择典型材料，并对材料进行剪裁，使观点鲜明，材料详略得当，重点突出。

（3）草拟提纲：反复构思后拟出提纲，用文字固定思路。提纲包括主要观点和主要材料，是总结的基本构架。

（4）扩充成文：用具体的文字给提纲的骨架补上血肉，斟酌字句，推敲语言，把提纲扩充成格式完整、内容充实的总结文章。

（四）总结的写作要求

1. 实事求是，尊重事实　总结是一个单位或者个人对自己进行的工作的回顾，应该以客观事实为基础，坚持实事求是的原则，如实反映自己的工作情况、工作成绩或存在的问题。只有如此，总结才能起到提高认识，改进工作的作用。要做到总结内容的真实可信，从主观的角度上讲，写作者要敢于面对现实，既不夸大成绩，也不回避缺陷，避免合则留，不合则去的好恶感，家丑不外扬的虚荣心。从认识的角度上说，切忌以偏概全，应当做到全面地看问题，准确地把握事物的本质特征，形成正确的认识，更不能主观臆断。

2. 追求个性，突出特色　作为反映单位或个人工作情况的总结，应该反映出一个单位或者个人工作与活动的固有的个性特征。总结年年写，却不能年年都是老一套，流于形式。只有富于个性化的经验，才具有普遍意义。只有富于特色的工作做法，才能给人以新的启发。因此，总结的写作者在回顾本单位或者本人的工作时，要善于对工作情况与事实材料进行深入的分析，从看似平常的工作中发现富于特色的办法与措施，从纷繁芜杂而又丰富多彩的材料中挖掘出新经验。如果一次总结能够提出一两点发人深省的问题，或者归纳出一两条给人启示的新鲜经验，即不失为一篇好的总结。

> **链接**
>
> **总结写作要领**
>
> ①找出规律，突出重点。②"功夫下在平时"：写总结最根本的一条是平时注重丰富地占有材料。③"磨刀不误砍柴工"：要在占有材料后分析研究，将零散感性的材料归纳、分析，上升到系统、理性的高度，明确结论、确立观点后再下笔写作，要"七分想，三分写"。

3. 注重分析，揭示规律　人们之所以要回顾和总结以往的工作，是为了通过总结认识工作规律，懂得某项工作应当怎样，不应当怎样，从而遵循规律，更自觉、更有效地开展今后的工作，因此，我们把揭示规律性的东西看作写作总结的关键。总结既然是对已往工作的回顾，就要陈述所做的工作，不能一味地罗列现象，堆砌材料，不能停留在一般性的摆情况、记流水账上,而应当深入分析已做过的各项工作,阐述如何才对,如何做行不通的道理,这样,才能把总结从感性认识上升到理性认识。以医护工作总结为例。一篇医护工作总结要揭示出医护工作的规律,首先必须回答和解决医疗行业或者本医院工作中的关键问题。抓住医护工作中的关键环节和关键问题,就抓住了医护工作的规律。其次是透过现象看本质。医护工作者在工作实践中采取某一做法取得了成效便形成了经验,但是经验不等同于规律。由事实概括出来的经验,还要有事实进行不断地验证,只有当经验逐渐积累,可以进行高层次的概括时,才算揭示了规律,才能形成理论。总结的写作,不能就事论事,不要停留在一般做法与经验的介绍下,要通过深入的分析,总结出能揭示客观事物的本质特征与内在规律,以更好地指导将来的工作。

> **链接**　**总结写作常见问题**
>
> ①写成"流水账"。只摆工作过程,总结不出具有规律性的经验教训。②只讲好,不讲坏,歌功颂德有余,揭露问题不足。③把支流当成主流,把现象当成本质。④结构不连贯,不清楚,甚至前后矛盾。

> **链接**　**总结与计划的联系和区别**
>
> 联系:总结与计划密不可分,计划是任务执行前制订的实施方案,总结是任务完成后对计划的重新审视;总结是计划执行的结果,计划是上一阶段总结的发展。两者既相互制约、相互依赖,又相互促进、不断提高。实际工作的过程就是计划→实践→总结→再计划→再实践→再总结的周而复始的过程。
>
> 区别:①时间阶段不同。计划是事前行为,总结是事后行为。②侧重方向不同。计划侧重于对工作的安排打算,总结侧重于对工作的回顾、分析与对事物发展规律的探索。③内容目的不同。计划主要回答在一定时期"做什么""怎么做""做到什么程度"的问题,总结主要回答在一定时期"做了什么""怎样做的""做到了什么程度""发现了什么规律"的问题。

考点:计划、总结构成部分,计划、总结写作要求

第2节　述职报告、简报写作技巧及范例评析

一、述职报告的写作技巧及范例评析

● 案例3-3

因为原来的护士长工作紧急调动,离开了内科,在内科临床工作了8年的小兰被任命为新护士长。在繁忙的工作中,很快到了本年度医院职工代表大会召开的日子,职工代表大会要求各科的护士长们汇报工作,第一次遇到这种情况,该写成哪种事务文书呢?小兰想起刚刚结束的年度考核,把里面的工作总结拿来正好。可拿给护理部王主任一看,却让她马上重写。

问题:1. 小兰向职工代表大会汇报工作应该用什么事务文书呢?
　　　2. 为什么不能用总结呢?

(一)述职报告的含义、分类、作用及特点

1. 含义　述职报告就是述职人向上级机关和本单位群众汇报单位、部门领导集体或个人一

个阶段履行职责的情况并回答称职与否的报告。

2. 分类　述职报告根据分类标准的不同有多种类别。从时间角度上分，有任期述职报告、年度述职报告、临时述职报告；从使用范围角度上分，有个人述职报告、集体述职报告；从内容上分则有专题述职报告、综合述职报告。

3. 作用　述职报告是各级机关、企事业领导和人事管理部门考察干部或员工的重要方式之一。它的主要作用如下。

（1）有利于述职人员总结经验教训，明确职责，改进工作。

（2）有利于上级考核述职人，可为上级领导和人事管理部门考核述职人提供科学依据。

（3）有利于本单位群众了解领导集体或述职人履行职责的情况，增强管理透明度，便于群众监督。

4. 特点

（1）限定性

1）选材限定：述职人职责范围内。述职报告的题材必须在述职人职责范围内选择。述职报告无论是汇报政绩、说明不足，还是简述阶段工作目标，概述今后工作打算，所用的材料都被限定在述职人的职责范围内。

2）作者限定：述职报告的作者，一般仅限定于代表单位、部门领导集体或述职者个人。

3）报告时间限定：述职报告一般要在一定范围的会议上述说汇报，时间要求比较强，包括述职的时刻点和述职时间的长短。

（2）严肃性：述职报告场合的庄重性，上级领导的重视性，单位干部职工的监督性，决定了述职报告具有极强的严肃性。述职人必须严肃对待。

1）述职态度要严肃，坚持实事求是：好则说好，坏则说坏；讲准成绩，指明缺点；内容不夸大，不缩小，实事求是。

2）分析问题要辩证，注意把握分寸：对成绩，准确把握述职人应占的分量，正确估计述职人所起的作用，不能把不属于自己的成绩都说成自己的成绩；对于不足，也要分清哪些是个人的责任，哪些是集体的职责，哪些是主观努力不够造成的，哪些是客观条件影响造成的，不能统统划在自己身上。总之，对成绩和问题分析要辩证。要讲清自己在其中"扮演"的角色和所起的作用。既不能争功透过、掠人之美；又不能让功揽过，让美于人，一切都要恰如其分，准确无误。

3）述职报告中所涉及的时间、地点、数字、事例等，也都必须真实可靠。

（3）鉴定性：述职报告要当着考核人的面向本单位员工一字不增不减地宣读，经本单位员工分组讨论，辨别是否正确、客观后，进行民主评议，再上交主管部门，让上级了解述职人的情况，并作为对述职人考核的重要依据之一，所以，带有鉴定性。

（4）简朴性：简就是简约、精当、扼要。述职报告用最简约的语言、最精当的材料、最扼要的概括，充分地说明阶段工作情况。朴是朴实自然。述职报告要使领导、群众和述职人本人三方面满意，必须用明确的观点、恰如其分的语言，不加粉饰地表述事实，形成朴实自然的特点。

（二）述职报告的格式

1. 标题　述职报告的标题在开头空一行或两行居中写。

标题由述职期限和文种组成，如《2015年度述职报告》《2015年下半年述职报告》；有的省略期限，只写《述职报告》或《我的述职报告》。

2. 署名　述职报告的署名在标题下空一行居中写。代表单位述职写单位全称；个人述职应写全单位名称、职位和姓名，如"××医院护理部主任　李××"。

3. 正文　一般包括五部分。

（1）岗位职责和年度工作目标：这部分是述职的基础。否则，述职就失去了根基，就会下笔千言离题万里，使人感到突兀。这部分在述职报告中处于重要地位，写作这一部分要提纲挈领，高度概括。

（2）述职人的成绩：要根据职责范围和年度工作目标，阐述如何履行职责和完成年度工作目标的情况，选取在述职时限内的主要工作，较细致地将其工作过程和所取得的成果表述出来。要求准确清楚，具体实在，有理有序，轻重分明，详略得当；特别是对一些棘手事情的处理思路，对一些大家关注问题的认识和处理结果，更要表述清楚。第二部分常见的写法有以下几类。

1）分类式：即把阶段工作成绩按性质不同分类叙述。例如，把阶段工作成绩分为决策类、指导类、参谋类、组织类、协调类或获奖类，然后逐类叙述成绩。这一方法常用于领导干部的述职中。

2）条款式：即对职责范围内容和年度工作目标，逐条对照汇报工作实绩。

3）重点式：即根据述职人的职责范围和年度工作目标，选取最主要、最突出的几件事为重点，详细汇报，其他的可以简笔带过。

4）顺时式：即按阶段工作的时间顺序来表述工作情况。它适合中心工作随季节变化而变化的单位。

（3）不足之处和今后打算：简明扼要地指出不足之处、汇报今后工作打算。不足之处要对照职责范围和年度工作目标找准，行文要扼要，做到有观点，有实例，详略得当，说明问题。今后打算要紧扣不足之处提出改进意见，做到有预见性，切合实际，并运用已有经验和规律，发扬成绩，纠正缺陷。

（4）体会：是述职报告的结尾部分，即剖析在履行职责过程中成功的经验和失败的教训。这是正文内容又一个重点。这一部分内容是在履行职责情况、完成年度工作目标的成绩或失误进行深层次思考和分析的基础上得出的理性认识。这部分内容最能体现述职者的认识水平和综合、思辨能力，写作时要注意体会上头的政策，体察下面的实际，认真运用马列主义、毛泽东思想的观点、立场、方法，精心构思，深刻独到，不落俗套。

（5）回答称职与否问题：这既是述职的出发点，又是述职的归宿点，也是前几部分的总结。它是前几部分顺理成章的结论，而不能成为游离于前几部分之外的自我表白。这部分内容，应从思想道德素养、政治理论素质、开拓进取精神、政策法律水平、处事决断能力、综合分析能力、上下左右协调能力、思想方法和工作方法等方面，对述职人自己或单位进行整体性评价，最终回答称职与否的问题。有许多述职报告，特别是代表单位、部门领导集体的述职报告，省略这部分。但按述职报告的规范写作要求，这一部分不应省略，特别是述职人个人的述职报告更应注明称职与否。

正文部分在署名后空两行或三行开始写。

4. 日期　在述职报告最后一页右下角。

写全年、月、日。因为它是考察述职人的重要依据之一，是要归档保存的。

范例：述职报告

述 职 报 告
×× 市医院护理部主任　王××

各位领导、同志们：

大家好！

2003年是极不平凡的一年，在上级有关领导的悉心关怀下、在全院护理工作者的积极支持下，作为护理部主任，我立足岗位，大胆工作，无私奉献，团结带领全院护理工作者奋力推进医院的建设与发展，为医院取得经济效益和社会效益双丰收贡献了自己应有的力量。现将我个人一年来的工作述职如下：

一、认真学习和深入领会"三个代表"重要思想的精神实质，在工作中努力践行"三个代表"重要思想，做护士的领头雁。

我能认真学习"三个代表"重要思想，学习胡锦涛总书记"七一"重要讲话精神。认真领会这些重要讲话的精神实质，工作中对自己高标准、严要求，工作以大局为重，从班子集体利益出发，积极配合院长、书记的党政、业务工作，维护医院的整体形象。一年来在政治、业务上努力学习，使自己的思想素质、政策水平、管理思路和业务能力都有新突破、新提高。

二、在抗击"非典"战役中，我义无反顾，带领护理人员始终战斗在最前线，展示了我院白衣天使的良好形象，为我院争得了荣誉。

今年4月，"非典"在我国部分城市流行。我区几个市县因此都有"非典"流行，我市形势非常严峻，我带领护理人员一次次出色完成上级交给的各项任务，由于本人出色的工作，被评为省"防非"先进个人，我市"防非"三八红旗手。

三、加强护理的规范化管理，强化"以人为本"的服务理念，使护士素质、护理工作质量和服务质量又上了一个新台阶。

1. 在2002年顺利完成了护士长竞聘上岗的基础上，今年年初又进行了缺位护士长岗位竞聘和护士职称竞聘上岗。临床各科室进行了因需设岗，以岗定人，科室推荐，本人自荐，双向选择，公开、公正的考试、考核方式，以高职称向临床一线、重点岗位倾斜的原则，对全院105名在编护士进行了公开竞聘。结果：低职高聘6人，高职低聘8人，有职不聘9人，缓聘7人。职称竞聘上岗，激发了护士的工作积极性和责任心，打破了过去职称终身制和论资排辈的旧传统，解决了过去几十年来护士托人拉关系找清闲科室、不值夜班科室的这一难题。

2. 今年年初在护理系统提出了"护理服务零缺陷"口号，召开全院护士动员大会，要求全院护士，尽职尽责，努力工作，齐心协力，实现护理工作无差错，护理服务无投诉的目标，并制订了相应的标准和落实措施。上半年运行良好，实现了目标，但在下半年10月份因一治疗小差错引起患者投诉一例。全年"护理服务零缺陷"的目标未能实现。尽管如此，今年我们的护理服务仍有明显提高，第一，全年收到表扬信30余封，是去年的2倍，而且专门表扬护士3封，这是以前从未有过的。第二，患者对护理服务满意度由2002年的91.8%上升到2003年的96%，增长了4.2%。

3. 为进一步加强护理质量管理，提高护理工作质量，今年对护士长和护士实行两级考评，各制订了量化考核标准。现已在临床实施，使护理管理量化、细化到个人，运行半年来效果良好。

4. 围绕争创三级医院，我们在护理的基础设施建设、人员素质与专科水平等方面做了充分的准备工作。完善了护理基础设施建设，医院上了中心供氧、中心负压吸引、呼叫系统，完成了手术室、妇产科、供应室的扩建。今年外派5名专科护士进修，9名护士长参加省外短期培训，加强护士的"三基训练"。人人考核过关。

四、在个人素质和管理者职业品质上，高标准、严要求，在护理队伍中竖起一面积极向上的旗帜。

我在工作中能够坚持原则，秉公办事，任人唯贤，廉洁自律，关心群众，热心助人，以医院的兴衰为己任，做护士的贴心人。工作主动，忘我敬业，时时从我做起，身体力行，调动护士的积极性，激发责任心、凝聚力、工作热情和进取精神。团结一心，把护理工作搞上去。一年来，周六、周日几乎未休息，深入科室、检查指导工作。严格管理科室和抓护理工作，护理部是一个作风正、进取心强、干劲足的科室，连续两年被评为院先进科室。在住院患者多、护理人员少的情况下，各科室护士主动克服困难加班加点，她们不计报酬，从无怨言，护理队伍这种舍小家顾大家，不辞辛苦，默默无闻工作的敬业和奉献精神，在我院护理队伍中已经形成了一种良好的风尚。

严把人才入口质量关，对新招聘人员进行严格的资格审查、考核、面试、秉公办事、不徇私情，保证了护理队伍的素质，为人才的合理选拔和培养奠定了基础。

一年来，自己在本职岗位上，尽职尽责，以身作则，率先垂范，起到了一个共产党员的先锋模范作用，践行了"三个代表"重要思想。作为一个管理者，保证了本学科、本系统各项计划的制订、措施的落实、护理队伍的正规化训练，着力打造护理服务品牌，树立医院天使形象。

五、存在的问题

1. 克服思维的惰性，提高学习外语和计算机的主动性。
2. 护理系统在技术上要增加内引外联，增强学术气氛。
3. 对护理工作应实行科学的单性排班制，保证住院患者 24 小时都能接受良好的服务。

以上是我一年工作述职，请各位领导和同志们批评指正。

谢谢！

2003 年 12 月 18 日

（三）述职报告的写作要求

1. **突出能力** 让述职人述职的目的，不是给述职人评功摆好，主要是促使述职人对职责清不清，责任明不明，方法灵不灵，能力强不强，进行一番反思与剖析，得出称不称职的结论，从而激发开拓进取、积极向上的精神。所以，述职的重点在于证明履行职责能力的强弱。阐明个人思想，展示履行职责过程，表述任职实绩，解释处理棘手问题和总结经验、剖析工作失误等，都应服从证明能力的强弱。如何把履行职责的实绩和能力准确地表述出来，给予领导和群众以鲜明的印象和强烈的逻辑感染力，这是述职者应该重点把握的问题。

2. **实事求是** 述职要讲真话、讲实话、讲心里话，切忌假大空。无论称职与否都要与事实相符。要正确处理个人与集体、主观与客观的关系，无论功过是非，都应分清哪些是个人的责任，哪些是集体的责任，哪些是主观努力的结果，哪些是客观条件影响的结果，对集体领导相互协作取得的成绩和出现的失误，要讲清自己在其中"扮演"的角色和起的作用。

3. **情理相融** 述职要有诚意，要将自己的真实情感融于叙事说理的全过程。说理是为了叙事，叙事是为了说理，但无论叙事说理都不能离开履行职责的实际情况。只有推心置腹，毫无隐讳地将自己的真实思想公之于众，才能沟通述职者与大家之间的感情，加深彼此间的理解和信任。为此，述职者在述职之前，必须认真地听取大家的意见，弄清自己有哪些缺陷和不足，这既能帮助述职者全面反思，又能有的放矢地解答问题。对大家意见比较大的事情尤其不能遮遮掩掩，含糊其词，搪塞应付，要如实向大家汇报。

4. **把握分寸** 首先，要防止干事不够、话语拼凑；其次，要正确估计自己在工作中的作用。

最后，措辞要有分寸。避免既让人反感，又让人不满。

> **链接**
>
> **述职报告与工作总结的区别**
>
> 述职报告与工作总结同是针对过去阶段的工作情况而做的书面报告，但两者又存在以下区别：①写作主体不同。所有工作人员都要写工作总结，而一般只有领导才写述职报告。②内容侧重不同。工作总结侧重写总结人做了什么工作，有何经验与教训，今后如何改进。述职报告侧重写述职人工作中履行领导岗位职责的情况，是否称职。与职责无关的工作情况就不写。③写作格式不同。两者的基本格式都有标题、正文、署名、日期等部分，但工作总结除公开发表的之外，署名一般放在文末落款处，日期之前，述职报告的署名则放在标题正下方，且姓名前要标明职务名称。在正文格式方面，公开宣读的述职报告在开头有称谓和问候语，结尾有"谢谢！"等结束语。工作总结则没有。

二 简报的写作技巧及范例评析

● 案例 3-4

小美所在的××市××中医医院圆满承办了全市中医系统及××区卫计系统"5·12"国际护士节庆祝活动，为了展示医院在卫生和计划生育系统中的形象，振奋全院职工的精神，宣传这一为医院增光添彩的事迹，医院院长办公室把记述该事迹这一任务交给了小美。

问题：小美应该使用何种事务文书来记述医院的有关事迹？

（一）简报的含义、分类、特点及作用

1. 含义　简报是机关、团体、企事业单位内部用以沟通信息，简短而带有新闻性的事务文书。简报是统称，有时也称"动态""信息""快报"等。

2. 分类　按印发时间分，有定期简报和临时简报；按内容分，有工作简报、学习简报、科技简报、会议简报等；按性质分，有综合简报、专题简报、动态简报；通常将内容与性质结合起来分类，分为日常工作简报、中心工作简报和会议简报三类。

（1）日常工作简报：本机关或本单位编印的长期性刊物，用以反映本单位、本行业的工作情况、工作成绩、新鲜经验及其他情况。这是简报的基本形式，如各医院编印的情况简报与工作通信等。

（2）中心工作简报：为配合中心工作的开展而编印的临时性刊物，用以报道该项工作的开展情况，及时推广工作经验，或者分析工作中遇到的困难并提出建议与措施，以促进工作的顺利进行，如《新型农村合作医疗工作简报》等。

（3）会议简报：在一些规模较大、内容较多、会期较长的会议召开期间，由大会秘书处编印的用以反映会议动态、交流讨论情况、沟通有关信息的临时性刊物。它重在反映会议情况，完全服从会议需要，如《省医疗卫生改革大会简报》。

3. 特点

（1）专：指内容有专业性。简报是内部报道，其内容限于本部门、本行业、本单位的情况或问题及业务范围内的工作或情况，往往有专业性。例如，一所医院的简报，它反映的内容总是本医院的具有新闻性的活动，取得的成绩，科研情况等。一般不会去报道其他行业内的情况。

（2）简：指篇幅行文简短。简报是信息的简要报道，应求简求精，具体表现在内容求简要、

文字求简洁、篇幅求简短。一般每篇几百字、近千字，最长不超过2000字。

（3）快：指讲求时效，迅速及时。简报是带有新闻性的事务文书，要求编写人员及时掌握信息，迅速撰拟成文，迅速编印发出，采编求快，讲究时效。倘若拖延时日，信息的价值就将骤减，简报就无法发挥其应有的作用。

（4）新：指选材、观点新颖。简报要反映新情况、新问题、新经验、新动向，提供新信息，只有这样才有参考、启发的价值，才具有指导和交流作用。

4. 作用

（1）沟通作用：医疗卫生系统的简报可以使医院的上级管理机构掌握基层的基本情况，可以使医院的一线工作人员了解国家的方针政策和医护行业及本医院的工作情况；还可以使兄弟单位之间互通情报，相互启发，相互促进工作。

（2）指导作用：简报向下级单位和一线工作者传达上级的指示，传达上级或本机关重要会议精神，传达本系统兄弟单位的新成就、新经验，对下级单位或人员的工作具有启发指导作用。

（3）宣传作用：简报及时报道本单位工作中取得的新成就、新经验，将简报呈报上级机关、有关的主管部门、兄弟单位和广大基层单位，可以起到宣传本单位，树立组织良好形象的作用。

（二）简报的格式

简报格式的含义：一种指刊物；另一种指这种刊物上刊登的文章。

作为刊物的简报的格式一般包括三部分：

1. 报头　安排在简报首页上方，占1/3或2/5篇幅，与主体之间用一条红色横线隔开。通常包括简报名称、简报期号、编印单位、编印日期几个要素。

（1）简报名称：一般采用套红大字居中排印在报头中间位置。通常由单位简称或业务工作内容的简称加上文种组成，如"人医简报""农合动态"等。

（2）简报期号：标注在简报名称正下方。日常工作简报编号从年初编到年终，不跨年度。中心工作简报与会议简报的编号则从工作开始、会议开幕到工作或会议结束，如"第3期"。

（3）编印单位：在期号下一行居左顶格写，如"××医院办公室编"。

（4）编印日期：在期号下一行居右顶格写，如"2015年5月12日"。

（5）有的简报有保密等级：在报头左上部分第一行顶格标注"机密"或"内部资料，注意保存"等字样。

2. 主体　是简报的主要部分，可以登一篇文章，也可以登多篇文章。文章包括标题和正文两部分。有的简报在文章标题之前有编者写的"按语"，即"编者按"。

（1）按语：是编者观点的体现，或转达有关领导的指示或批示精神，或交代材料来源、转发目的与范围，或阐述编者的态度倾向等。按语位置在报头的红色间隔线下方，标题上方，顶格标明"按语"或"编者按"字样。

（2）文章：简报文章的格式与新闻文体中的简讯类似。通常包括以下几部分。

1）标题：简报的标题是全文主要信息的反映，或者概括文章的基本事实，或者揭示文章的中心思想。概括全文基本事实的标题，习惯称之为"实题"。揭示文章中心思想的称为"虚题"。简报的标题最好用实题，或者虚实结合，应慎用虚题。常用的写作方式有概括式、提问式、主辅式等。

①概括式：就是用精练的语言概括出简报的基本事实，显得精当具体。例如：

××医院"四严格"解决"看病贵"

②提问式：就是采用问号以引起读者的注意，标题常常虚实结合，既显示了基本事实，又

包含了作者的态度与倾向。例如：

医院靠啥解决"看病贵"？

③主辅式：这种题目是借用新闻标题的方式，或引题加主题，或主题加副题。引主式一般是引题主虚，表明观点，或阐述原因，主题主实，概括基本事实。主副式一般为主题主虚，写得生动、吸引人，副题主实，解释、印证或补充说明主题。例如：

为了人民的健康　为了人民的幸福

（引题）

——××医院"四严格"解决"看病贵"

（主题）

白衣天使春风化雨

（主题）

——××医院解决"看病难""看病贵"措施渐见成效

（副题）

2）正文：简报正文通常包括前言、主体、结尾三部分。

①前言：写全文的核心事实或最重要的事实，通常由时间、地点、人物、事件、基本情况、结果、意义等的概述组成，类似消息的导语。要求写得简洁而新颖，定下全文的基调，抓住读者。常见的写法有叙述式、描写式、问答式、结论式。

叙述式：是指以精练的文字，概括出简报中最重要的事实。

描写式：是指用白描手法写出简报的核心事实或者重要事实，以具体可感的场景吸引读者。

问答式：把简报反映的主要问题用设问的形式提出来，以引起读者的思考。

结论式：先将结论用几句话在开头点出来，然后在主体部分再作必要的解释和说明。

②主体：这部分是对前言中所提及的事实的具体陈说。它紧接前言，或对前言概括的事实进行具体叙说，或回答前言提出的问题，或补充有关内容。常用的写法有：

主次式：就是按照事实重要性递减的顺序安排材料，把重要的事实写在前面，把次要的事实写在后面。

并列式：就是从多角度多侧面分述具体事实，使前言部分概括的事实具体形象化，给读者以清晰的印象。

点面式：就是将典型事例与概括的事实结合起来叙述，使简报事实的报道既有广度，又有深度。

时序式：就是按照事件发生发展的时间先后顺序来陈说事实。这种结构方式的特点是便于介绍事情的来龙去脉，能清晰地显示事物发展的过程，但要注意处理内容铺陈的详略和行文的缓急，避免平铺直叙和记流水账而导致毫无重点可言。

③结尾：是主体的补充或深化。应当收束全文，简洁有力。写法：或点题以呼应前文，或总括以收束全文，或提问以发人深省，或议论以给人启迪，或补充以充实内容，或预测以展示未来。倘若主体部分业已将简报的事实叙述清楚，也可以不写结尾。

3. 报尾　注明本期简报的发放单位与印刷份数。在文章之后，置于简报末页底部。在两条间距适度的平行横线之间。包括以下几点。

（1）发放单位：对上级单位用"报"，对平行或不相隶属单位用"送"，对下级单位用"发"。从上至下按"报""送""发"的顺序，居左空两格书写。

（2）印刷份数：在平行横线内的右端空两格书写"共印××份"。

范例：简报

内部刊物，注意保存

××医院创先争优活动简报
第 17 期

××医院办公室编　　　　　　　　　　　　　　　2000 年 3 月 10 日

××医院"四严格"解决"看病贵"

　　××医院紧紧围绕"群众得实惠，医院得发展，政府得民心"的创争目标，采取四种措施，解决"看病贵"问题。

　　一是严格基本药物制度……

　　二是严格药品招标程序……

　　三是严格工作程序规范……

　　四是严格单病种限价制……凡因医疗质量问题造成实际费用超过收费标准的，所超费用一律由医院承担。

报：市卫计委创先争优活动办公室

送：××副主任

发：××医院各科室

共印 40 份

（三）简报的写作要求

1. 抓准问题　简报是一个机关或者单位用以传递信息、指导工作的工具，为了发挥简报的这一功能，简报文章应该紧跟形势，贴近工作，及时而又准确地抓住现实生活和实际工作中出现的带倾向性、具有普遍意义的新情况、新问题、新经验予以报道。尤其要抓住那些足以影响本部门、本行业、本单位工作的重大问题、关键问题和群众最为关注的问题予以报道和阐述。简报文章的内容富于针对性，应能切实回答和解决实际工作的重要问题。

2. 突出事实　简报不是法定公文，不具备法定公文的约束力，因此作者不能在简报里大发议论，指示工作。简报的基本功能是传递信息、报道事实，写作者提供给读者的主要是事实，而不是说理。因此，撰写简报文章要注意题材的事实性，要让事实本身的力量去吸引人、征服人。当然，我们强调简报摹写事实，并不排斥简报显示作者的观点与倾向，并不否认简报的宣传引导功能。恰恰相反，我们要求写作者在简报里表现出自己正确的观点与积极的思想倾向，使简报更好地发挥出启发思维、推动工作的作用。要用事实说话，又要显示作者的观点，解决这一矛盾的有效办法是寓观点于事实之中，让事实本身来显示观点，隐含立场，流露倾向，通过对材料的取舍，详略处理和事实比较等技巧来表示写作者的立场观点与思想倾向。另外，简报突出事实并不排除必要的议论。对那些倾向鲜明、意义显明的事实，没有必要再做议论；而对意义不显明或有多向性的事实，则有必要进行适当的议论以点明意义。

3. 精简文字　简报的基本特征之一就是简，就是要用尽量少的文字把事实叙写清楚，把信息传递出去。这就要求在撰写简报时，尽量用简洁精练的语言把意思表达清楚。行文开门见山，不绕圈子，不说套话，尽可能删掉可有可无、与文章关系不大的话语。

　　要做到文字精简，写作者必须要善于抓住事实的核心，下笔直奔主题。要善于选材，要精选典型材料，还要善于选择角度，等等。

> **链接**
>
> **写好简报要把握四个字**
>
> 一是"真"。真实是简报的生命。不仅事实存在，而且细节也要准确无误。二是"短"。短小是简报力量的表现。三是"快"。快是简报质量的体现。四是"活"。生动活泼，阅者爱看，能够获得深刻印象。

> **链接**
>
> **简报与简讯的区别**
>
> 简报文章的写法与新闻文体中的简讯类似，报刊上发表的一些消息或通讯常来源于简报。两者的区别主要在于以下三个方面：①类别不同。简报属于事务文书，简讯属于新闻文体。②范围不同。简报一般不公开发表，属内部传阅的文字资料，因有些简报涉及内部机密，如需公开发表须经有关领导批准同意；简讯则是公开发表的。③篇幅不同。简报在篇幅方面的要求相对较宽松，而简讯有比较严格的篇幅限制。

考点：述职报告、简报的构成部分，述职报告、简报的写作要求

第3节　求职信、简历写作技巧及范例评析

● 案例3-5

大学生李××是一名刚刚走出校门的护理专业学生，看到××医院关于招聘护士的招聘启事后，经过多方面收集就业信息进行比较，确定了自己的求职目标和对象，对今后工作岗位的具体情况也有了一定理性的认识。

问题：现在她需要制订一套完整的应聘资料，应该怎么做？

案例分析：

1. 李××需要分析应聘要求，找出自己能够胜任工作岗位的优势。
2. 根据求职要求，准备应聘所需的各种资料，重点是写作求职信和个人简历。
3. 用电子文本制作求职应聘资料。

> **链接**
>
> **应聘资料的基本模式**
>
> 1. 封面　标题为"应聘书"或"自荐书"，置于显著位置，下面逐行写以下栏目：姓名、毕业学校、专业、求职意向、联系方式等。
> 2. 应聘人照片　全身照片（最好是彩照）一张，配上个人的座右铭或人生警语位于第二页。如果用1寸或2寸标准照，则粘贴于表格式简历的相片栏。
> 3. 目录。
> 4. 求职信　是应聘资料内容的第一项，占一页，最多两页。
> 5. 简历　位于求职信之后，采用表格或条文的方式介绍自己的基本情况。表格式简历往往包括照片栏。
> 6. 成绩单　位于求职信之后，适用于刚毕业的求职人。原件最好加盖毕业学校的公章。应聘资料中用复印件。

7. 附件　位于最后。表明求职人能力、资格相关文件的复印件，如毕业证、执业资格证、计算机、普通话、外语等级证、各种获奖证书、社会活动证明材料等。

以上资料用A4型纸打印装订成册，递送到用人单位。

一　求职信的写作技巧及范例评析

（一）求职信的含义、作用

1. 含义　求职信是一种介绍自我、推荐自我的信件，它通过表述求职意向和自身能力的概述，引起对方对求职人的重视和兴趣。

2. 作用　求职信可以向阅读者说明求职者的才干和整体面貌。一般说来，打开自荐材料，首先看到的是求职信。正是有了求职信，阅读者才会对求职者的简历上所写的经历和业绩感兴趣。所以求职信无论在形式上还是内容上都必须给阅读者留下好印象。

（二）求职信的格式

1. 标题　通常用较大的字体标注在页面第一行居中位置。写成"求职信""应聘书""自荐书"均可。

2. 称呼　在标题下面顶格写，以冒号结束。写给用人单位的写单位的全称或规范化简称，如"××市××医院"。写给用人单位的有关部门领导，则用"尊敬的"开头，后面加上该领导的姓名职务，如"尊敬的×××科长"；也可以不写姓名，如"尊敬的××医院医务科科长""尊敬的领导"等。

3. 正文　是求职信的主体。通常包括以下内容：

（1）说明本人基本情况和求职信息的来源。

（2）说明应聘岗位和能胜任本岗位工作的各种能力。

（3）介绍自己的潜力。

（4）表示自己希望得到答复面试的机会。

内容较多时可分段写，重点放在与招聘职位有关的内容方面，如自己的专业技能、实践经验、成绩荣誉等，自己与招聘岗位相关的特长和个性也可简要介绍。

4. 结尾　一般应写希望对方给予答复，或表示敬意、祝愿之类的祝词，如"盼望您的答复""顺祝安康""深表谢意"等，也可以用"此致、敬礼"之类的通用词。

5. 落款　位置在结尾的右下方，包括署名、日期两项内容。署名应注意与信开头的称呼相一致，一般都在姓名前加上一些"您诚恳的××"之类的词语，还可以什么都不写，直接署姓名。求职信是打印件或复印件，署名处最好由求职者亲自签名，以示尊敬和慎重。日期一般写在署名下方居右，最好用阿拉伯数字，并写上年、月、日。

6. 附件　求职信一般都要求同时寄出一些有效证件，如外语等级证书、计算机等级证书、获奖证书的复印件及简历、近期照片等。最好有附件说明，这样既方便招聘单位审核，同时也给对方留下一个"有条不紊、负责任、办事周到"的好印象。附件说明在落款的下方居左空两格处，附件则在求职信后另起一页按顺序装订。

范例：求职信

求 职 信

尊敬的领导：

　　您好！

　　我是××医专今年即将毕业的护理系学生李××。从××人才招聘信息网上获悉贵院正在招聘护理人才。作为一名本地籍的学子能回到家乡，为家乡人民的健康贡献自己的力量，我感到由衷的高兴。

　　我的性格活泼开朗，爱笑。我善于交际，能很好地与人相处。我想这一点对于从事护理这一职业来说是很重要的。经过两年的在校学习和一年的临床实习，我已经很好地掌握了临床基本技能和相关知识，我的学科考试成绩平均 93 分，对于自己成为一位合格的护理工作者已十分有信心。在校期间我除了学习专业知识以外，还报名学习了推拿按摩，并获得了相关证书。

　　希望贵医院能够给我一个实现梦想、展示才华的机会，一个为家乡人民奉献微薄之力的机会。

　　此致

敬礼！

求职人：李××
××××年××月××日

附：个人简历、证书复印件（略）

范例分析：

　　本求职信第一段，既告诉对方自己如何得知招聘信息，同时又表达了自己的热诚，很容易取得招聘者的好感。第二段，把自己最大的优点呈现出来，既然是校园招聘，最有利的证据就是自己的学习成绩，而且是比别的同学都高的成绩。

（三）求职信的写作要求

　　1. 态度诚恳，摆正位置　写求职信，首先要写医院等单位要我来干什么，换而言之，不应该写自己需要什么，获得该职位会给自己带来什么好处，而应该写自己能为医院等单位做些什么。有了这样的态度，才能摆正位置。另外在写求职信时，要诚恳礼貌，切忌自吹自擂，炫耀浮夸。虚弱怯懦，缺乏自信也不可取。

　　2. 言简意赅，整体美观　求职信的文字整洁美观，容易引起用人单位对求职者的好感；相反，如果字迹潦草，龙飞凤舞，则会给用人单位留下不好的印象。尽管现在倾向于计算机办公，用电脑打印求职信，但如果能写一手很好的毛笔字或钢笔字，工工整整地书写求职信，可以给人以亲切之感，同时也能向用人单位展示自己的特长。求职信无论是手写还是打印，都应注意言简意赅。

　　写求职信一般以 A4 型纸为适宜。页面不超过一页，如果确实有内容可写，也不宜超过两页。太长不但浪费了阅读者的时间，而且会因为词句冗长，让人抓不住重点，引起阅读者的反感。当然，求职信也不能太短，太短则显得缺乏诚意，无法说清问题，当然也难以引起注意。所以，在写求职信时要反复推敲：意思是否清楚，用词是否准确得当，内容是否精练完美等。

　　3. 富于个性，有的放矢　求职信的重要目的是力求吸引对方，引起兴趣。求职者在开头应尽量避免客套话、空话，通常以一句简朴的"您好！"直接切入主题，如"从××人才招聘信息网得到贵单位招聘人才的信息"，这样能使单位主管感到广告费没白花，无形中增加了好感。要不就用一两句富于新意的话吸引阅读者。例如，一位在外地求学的毕业生给家乡所在单位写求职信时用"请接受一位家乡籍在外求学的学子对您的问候!"一下子就拉近了与用人单位的距离。求职信的核心部分是自己胜任工作的条件,但也并非多多益善,而是要有针对性,要有的放矢。所以在动笔之前要着眼于现实,对应聘单位作比较充分的了解,用事实和成绩恰如其分、有针对性地介绍和突出自己的特长。求职信要与应聘单位的要求尽量相对应,要根据相应的工作突出自己相应的能力。如应聘的是管理类工作,求职者可以突出自己的实践活动能力,突出组织、协调能力和自信心等。这样才能投其所好,察其所需,展现个性,赢得机遇。

4. 以诚感人,以情动人　语言要有丰富的情感,有助于交流思想,传递信息,感动用人单位。写求职信更要注意这一点。如何才能做到以"情"动人呢?关键在于摸透用人单位心理,然后根据求职者与用人单位的关系采取相应对策。如果求职单位在家乡,求职者可以充分表达为家乡建设而积极贡献聪明才智的志向;如果在边远贫困地区,则充分表达求职者为改变边远贫困地区面貌而奋斗的决心等。

总之,求职者要设法引起对方的共鸣,或者得到对方的赞许,这样,求职者才有可能收到好的效果。在注重以情动人的同时,还要以诚感人,以诚取信,态度诚恳,言自肺腑;内容实事求是,言而有信,优点突出,缺点不隐瞒;恭敬而不奉迎,自信而不自大。只有这样才能换得用人单位的重视。

> **链接**
>
> **写求职信的忌讳**
>
> 错字连篇,主次不分;长篇累牍,无的放矢;条理不清,逻辑混乱;好高骛远,炫耀浮夸;过分自谦,缺乏自信;用词不当,礼节欠缺。

二 个人简历的写作技巧及范例评析

● 案例 3-6

李××写好求职信后,接着就开始写个人简历。她想到自己在毕业鉴定表上填写过的个人履历表,就按照表上的项目逐一誊写下来。可当她把简历交给在学校人事科工作过的班主任看时,班主任却说她这份简历不符合求职的要求。

问题:简历的各项内容都有了,还存在什么问题呢?

案例分析:

个人简历要突出求职的目的。内容并非越多越全越好,应根据求职的具体要求,有所侧重,有所增删。

(一)个人简历的含义、分类、作用

1. 含义　个人简历是求职者概括介绍与求职相关个人信息的事务文书。

2. 分类

(1)时序式:是按照时间年月顺序,列出自己的学习、工作经历,充分表现自己的技能、品德。

(2)列举式:是把全文分为几个板块,从不同的侧面逐一列举,全方位地介绍自己。多由求职者自己设计。

(3)表格式:是用表格的形式列出自己的基本情况和学习、工作的经历,使人一目了然。

多为用人单位制订的格式化表格。

3. 作用　个人简历重在证明自己能否适合担当所求职位的工作。其写作目的是为了让用人单位全面了解自己，从而为自己创造面试的机会，最终达到就业的目的。它在求职的全过程中发挥作用：是求职自荐或应聘中常作为求职信、推荐信（他人为自己所写）的附件一并呈送给用人单位的重要材料；是学校推荐或自荐中与招聘人员见面时必不可少的文字材料；是面试时主试者案头的"参考文献"；是用人单位决定录用人选会议上，与会人员传阅研究、比较挑选的重要依据；是求职者被录用后个人档案的重要内容。

（二）个人简历的格式

个人简历的基本格式一般包括以下五部分：

1. 标题　第一行居中直接写"简历"或"个人简历"，也可写成"×××（姓名）个人简历"。

2. 个人基本情况　包括姓名、性别、出生年月、籍贯、民族、身体状况、政治面貌、职务、联系方式等。

3. 学习培训经历　一般按时间顺序表述自己的学习培训经历，重点介绍最高学历、与所求职务相关的学习经历和技能培训经历，突出自己的专业知识和实用能力。

4. 实习实践与工作经历　重点突出与所求职务相关的实习、工作实践经验积累的经历，介绍时应突出收获、成绩和贡献，其他经历从简。

5. 其他资料　特长与爱好、思想与个性、发表作品情况、参加社团活动情况、所获荣誉与奖励、技能证书与执业资格证书等。重在展示个人成果与综合素质。

范例：个人简历

个 人 简 历

基本情况：

李××　女　1993年7月3日出生　汉族　中共预备党员　××省××县人

身高167cm　体重52kg　双眼视力1.5

学习简历：

1999年9月～2005年7月　　××县××镇××小学

2005年9月～2008年7月　　××县××中学

2008年9月～2011年7月　　××市××中学

2011年9月～2014年7月　　××省××医专护理专业

知识结构：

基础类　人体结构学、医学生物学、语文、数学、英语、物理、化学、体育、计算机、马克思主义哲学、毛泽东思想、邓小平理论、德育、生物化学

专业类　人体解剖学、生理学、病理学、生物化学、护理心理学、人体免疫与病原微生物、护理药理学、护理礼仪、人际沟通、护理学导论、健康评估、社区护理、中医护理学、老年护理学、护理管理学、基础护理技术、营养与膳食、内科护理学、外科护理学、妇产科护理学、儿科护理学、康复护理学、精神科护理学、眼耳鼻咽喉和口腔科护理学、急重症护理学

拓展类　护理伦理学、社会学基础、美学基础、卫生法律法规

专业实践：

实习时间　2013年9月～2014年6月，共40周

实习地点　××市第二人民医院

轮转科室：内科 8 周、外科 8 周、妇产科 4 周、儿科 4 周、手术室 4 周、急诊科 4 周、精神科 4 周、ICU 病房 4 周

任职情况：
校学生会文艺部部长、班学习委员、实习小组长

个人特点：
活泼开朗，善于交际，能很好地与人相处，有责任感，有爱心

特长爱好：
钢琴——在××××年××省艺术人才大赛获中学组二等奖
乒乓球——在××××年获××县运动会少年女子组第 1 名
音乐、旅游、刺绣

所获证书：
护士执业资格证书
中医推拿师资格证书
本校优秀学生干部证书
校级 3 次奖学金证书
国家普通话水平测试二级甲等证书
钢琴业余十级证书

范例分析：

以上这份李××修改后的求职简历，是一份列举式个人简历。作者以八个单元结构全文，从各个不同的侧面全方位介绍了自己。本文有三个特点：①中心突出，详略得当。全文以护士的任职条件为中心选择材料。进入文章的材料都紧扣了这一中心，即便爱好刺绣，也给人"做事细心"的印象。而对求职材料首页中有的联系方式等内容，在简历中就不做重复交代。②内容全面，具体真实。作者在文中全面展示了自身的素质，凸显了专业知识与技能方面的综合优势。③结构清楚，语言简练。作者在每个板块开头用四字小标题概括其内容，且内容文字简练，分行列项，给人以简洁美感，留下较深的印象。

（三）个人简历的写作要求

1. 内容真实　简历所写的全部内容都要真实可靠，各种信息都要如实填写，不允许掺假，更不能半真半假。如所具技能、所获奖励，都应该在后面的附件中配上相应的技能证书、获奖证书的复印件作为证明。

2. 主题明确　求职个人简历的根本目的是从事某种职业，得到某个职位，简历所写材料必须围绕这个主题，突出主题。特别是有关专业水平、业务能力的材料，一定要根据这一主题来进行筛选。与此无关的内容则不要过多陈述，以免冲淡主题。

3. 优势突出　简历中要敢于彰显自己的优势，如特殊才干、专业技能、实践经历、科研成果等，特别是所获重要奖励，但也要从综合职业素质的角度全面审视自身，不忽视在敬业精神、工作态度、团队意识等方面的优势。在真实的前提下，优势要讲够，强项要突出，成果要具体。

4. 条理清楚　好的简历要条理清楚，层次分明。时序式简历要根据学习、工作的阶段划分段落，根据时间先后顺序，每一段按照起止年月、学习或工作单位、担任职务或承担工作等项目依次陈述；列举式简历要勤分段，每段只表达一个意思；表格式简历的栏目划分要意思单一、明确，有条理。使阅读者一目了然，能用很短的时间迅速了解求职人的长处，对其产生兴趣。

5. 语言简练　简历要"简"，才能提高成功率。据有关调查统计，大型招聘单位在每份简

历上所花时间，平均来看，对初选者只有 7 秒钟，对面试者或笔试者也只有 1.4 分钟。所以简历应尽量把内容浓缩到一页以内，精选内容，锤炼文字，少用长句，表达上只用叙述和说明，力求简洁明了。

6. 编排美观　简历一定要看上去让人舒服，从而乐于阅读，所以编排书写一定要美观。如列举式简历要设计各个部分的小标题，与内容采用不同的字体字号，四周留足空白，用标准 A4 型纸单面打印。如果是手写，字迹一定要工整、清楚、美观。表格式简历的栏目排列要整齐、美观，字体字号要统一，不能用怪异的文字。

> **链接**
>
> **电子求职简历**
>
> 求职简历因其载体不同，随信息技术的发展，在原来书面求职简历的基础上，又出现了电子求职简历。电子求职简历可细分为：电子扫描的纸质简历、电子邮件简历和多媒体主页简历。前两种和书面求职简历的写法差别不大，多媒体主页简历则有较大差别。从内容来说，虽名为简历，但其内容则包括了求职的所有材料，如链接了基本情况、求职信、毕业材料、实践技能、其他信息、电子相册、给我留言等对话框，并且增加了纸质无法传达的"视频"类材料。
>
> （资料来源：金振邦主编《应用文写作教程》，人民教育出版社 2006 年第 1 版）

考点：求职信、简历的构成部分，求职信、简历的写作要求

第4节　会议记录、护理规章制度写作技巧及范例评析

一　会议记录的写作技巧及范例评析

● 案例 3-7

小美所在的××市××中医医院接到了承办全市中医系统及××区卫生和计划生育系统"5·12"国际护士节庆祝活动的任务，为了展示医院在卫生和计划生育系统中的形象，振奋全院职工的精神，使活动圆满进行，医院专门召开了一次活动筹备会议，医院院长、书记、各位副院长和护理部主任、各行政科室科长等中层干部全体出席，讨论有关事宜。院长办公室主任负责会务安排，因为小美学过速记，主任就把会议记录的任务交给了小美。

问题：1. 小美该如何记录这次会议情况呢？应该使用什么事务文书？

　　　2. 小美以前在学校公文写作时学过"纪要"的写作，都是与会议有关的文书，它和会议记录写法上有什么不同？

（一）会议记录的含义、分类、特点、作用

1. 含义　会议记录是在会议过程中，由记录人当场如实记写会议议题、议定事项和主要精神的一种事务文书。它是会议情况的原始文字材料和真实反映。在一些法定性会议中，会议记录经发言者和会议领导人确认签字后，具有法律效力。

2. 分类　根据对会议发言内容记录得详略不同，可分为两种：

（1）详细记录：要求尽量记录每个人发言的原话，最好还能记下发言时的语气、动作、表情及与会者的反应。主要用于重要的会议和重要的发言。

（2）摘要记录：只要求记录会议要点和主要内容，不必记录详细过程。多用于一般会议。

3. 特点

（1）真实性：会议记录必须如实记录会议的情况，不能有丝毫差错与曲笔。有的会议，记录人在记录完毕后，需交主持人和发言人过目，以确保记录的真实性。

（2）完整性：会议记录要按照格式填写清楚，会议内容应尽可能完整记录，特别是会议内容的要点不能少记或漏记。

（3）即时性：会议记录是现场记录，要求即时把会议的组织情况、发言情况等记录下来，保证记录的同步性，而不是事后补记。

4. 作用

（1）资料作用：会议记录如实记载着会议的情况，是会后了解会议情况、研究有关问题、传达会议精神的重要依据，也是今后工作总结的重要参考资料。

（2）素材作用：会议记录是写会议纪要、会议简报的重要素材，也是形成文件和其他材料的主要素材。

（3）查核作用：会议记录是日后查核会议情况的重要依据，也是重要的历史档案。

（二）会议记录的格式

1. 会议组织情况　可以在会前写好，避免在会议正式开始后影响对会议内容的记录。主要记录以下项目：

（1）会议名称：通常在标题中写明，标题一般由会议单位、会议名称和文种组成，如《东江市财经职业学校第三次办公会会议记录》。

（2）会议时间：要写清楚年、月、日、时。

（3）会议地点：要注明详细地址。

（4）出席人：这一项的详略情况根据会议性质、规模、重要程度的不同而不同。小规模会议要记录所有出席人的姓名和职务，大规模会议可以只记录主要出席人的姓名、职务与出席人数。

（5）缺席人：要逐一注明姓名及缺席原因。如果是大规模会议缺席人较多时可只记录缺席人数。

（6）列席人：可参照出席人的记录方法。

（7）主持人：注明其姓名和职务。如果是联席会议、多边会议还应注明其所在的单位名称。

（8）记录人：注明其姓名和部门。

2. 会议内容　是会议记录的核心，要求记录会议的所有内容，包括以下部分：

（1）会议议题：指会议讨论的具体问题。

（2）会议发言：它包括主持人的开场白、会议报告传达的事项和与会者的发言。按发言的先后顺序记录。先写发言人姓名，后面记其发言的原话或意思。详细记录中还应有用括号注明的简单文字，表明会议气氛等情况，如是否有鼓掌、大笑、点头、插话、补充等。

（3）会议（图3-1）决议：它一般由主持人归纳，

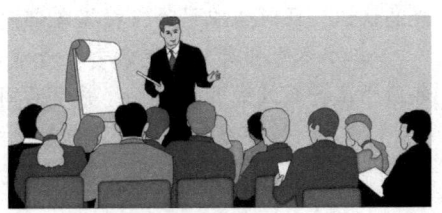

图3-1　会议

对于其内容应逐句逐字记录完整。如果大家无异议，就写"一致通过"或"一致同意"；如有异议，就详细记录下同意的人数，反对的人数，弃权的人数。

3. 会议结束　　会议结束，记录完毕，要在会议内容后另起一行空两格写"散会"二字。中途休会的，要写"休会"字样。最后要由会议主持人和记录人对会议记录认真核对，之后在会议记录右下方签名，以示负责。一经签名，会议记录的任何地方都不能改动。

范例：会议记录

东江市财经职业学校第三次办公会会议记录

时间：2010年4月28日 14：00～16：00

地点：学校第一会议室

出席人：周××（校长、书记）、李××（副校长）、张××（副校长）、郭××（总务处主任）、孟××（教务处主任）、张×（教育处主任）、杨××（校办公室主任）、郑××（校办公室干事）

缺席人：王××（校团委书记，外出学习）

主持人：周××（校长）

记录人：郑××（校办公室干事）

一、报告

（一）张××副校长报告学校实训楼建设进展情况。（略）

（二）周××校长传达市教育局《关于党政机关、事业单位厉行节约压缩行政经费的通知》（以下简称《通知》）。（略）

二、讨论

我校如何贯彻落实市教育局《通知》的精神，抓好行政经费的合理开支，切实做到既勤俭节约，又不影响正常的教学、科研等活动的开展。

李××：党中央、国务院早就提出要在全国范围内深入持久地开展资源节约活动，加快推进节约型社会建设。我们学校应该以学习《通知》的精神为契机，从思想上高度重视，在行动上积极落实。

郭××：大家都知道建设节约型社会，应从节约每一度电，节约每一滴水做起。我们学校确实应该充分挖掘节电、节水潜力，加大宣传、整改力度，让节约水、节约电成为全校每一位师生的自觉行动。

杨××：我们处室将召集全体司机开会，建立和完善节能目标责任制，严格控制公务用车支出，合理核定节油指标，明确奖惩措施，实施激励和约束机制。

张×：我们将在全校各班级中召开以"节约光荣、浪费可耻"为主题的教育活动，不断强化学生的节约意识，教育学生牢固树立勤俭节约的思想。

三、决议

（一）本周内各专业部、科室自行安排时间，集中学习传达《通知》的精神，统一思想，提高认识，同时组织讨论，根据各部门的特点，提出整改建议和措施。

（二）各专业部、科室负责人责成有关人员根据《通知》的压缩指标，重新审查和修改本部门年度行政经费开支预算，并于两周内报分管校长。

（三）利用学习和贯彻《通知》精神的契机，对全校师生员工进行一次勤俭节约、艰苦朴素的传统教育，让节能减排、厉行节约成为大家的共识。

散会。

主持人：周××（签名）
记录人：郑××（签名）

（资料来源：课程教材研究所编写《应用文写作》，人民教育出版社2010年12月第1版）

（三）会议记录的写作要求

从会议记录的特点出发，对其写作技巧有独特要求，可概括为快、要、省、代四个字：

1. 快　记录时书写速度要快。字要写得小一些、轻一些，可写连笔字，甚至记录人要专门学习速记。

2. 要　就是要择要而记。这主要针对摘要记录而言。就整个会议来说，要围绕会议议题、主持人和主要领导发言的中心思想、与会者的不同意见或争议问题、结论性意见或决议等作记录。就一个人的发言来说，要记录其发言要点、主要论据和结论，论证过程可不记。就一句话来说，要记录其中心词，修饰语则可以不记。

3. 省　就是要正确使用省略法来记录。使用简称、统称和简化词；省略词语和句子中的附加成分；省略较长的成语、俗语及熟悉的词组的后半部分；省略引文，只记下起止句或起止词，会后查补。

4. 代　就是用较简便的写法代替复杂的写法。用姓代替姓名；用数字和符号代替文字；用汉语拼音代替生难字词；用外语符号代替某些汉语较长的词汇；等等。但在整理、印发记录时，应按规范要求处理。

> **链接**
>
> **会议记录和会议纪要的区别**
>
> 会议记录和会议纪要，既有联系又有区别。会议记录是会议纪要的基础，做好详尽、准确的会议记录，对写好会议纪要很有帮助。但会议纪要不等于会议记录，它要对会议记录进行提炼、概括、加工，在写作上有更高的要求。

二 护理规章制度的写作及范例评析

●案例3-8

小英所在的医院面临升格的重要关头，除各项硬件条件外，对规范化管理等软件也提出了更高的要求，病历书写就是其中一个重要方面。为此，护理部打算对2010年制定的医院《护理文件书写规范（试行）》进行修改，制定新的护理文件书写实施细则。护理部主任把制定初稿的任务交给了护理部的护士小英。

问题：完成这项任务，小英应该使用什么事务文书？具体怎样完成？

（一）护理规章制度的含义、分类、特点

1. 含义　规章制度是机关、单位、团体为了建立正常的工作、学习、生产、生活秩序，依据政策、法律法规而制定的，将办事程序或行为准则等固定下来，要求大家共同遵守执行的事务文书。它是各种制度、规定、章程、守则、条例、办法、公约、标准、须知等的总称。

护理规章制度就是医院护理部门为了建立正常的护理工作秩序，依据相关政策、法律法规而制定的，要求护理工作者共同遵守执行的，处理各项护理工作的办事规程或行为准则。

2. 分类　规章制度根据格式的不同，主要分为两种类型：

（1）分章式：全文分成若干章，每章包括若干条。适用于内容比较复杂的规章制度，如条例、章程、办法等。

（2）分条式：全文只分条不分章。适用于内容相对简单的规章制度，如规则、守则、公约等。

按照内容的不同，护理规章制度可分为以下几类：

（1）岗位职责：明确各级护理人员的岗位职责和工作任务。它有三种类型。

1）按行政管理职务划分的岗位职责：护理副院长职责、护理部正副主任职责、科护士长职责、护士长职责及夜班总护士长职责等。

2）按业务技术职称划分的岗位职责：主任护师职责、副主任护师职责、主管护师职责、护师和护士等职责。

3）按工作任务分工设置的岗位职责：主班、治疗班、临床护理班、小夜班、大夜班、责任护士、教学护士职责等。

（2）护理工作制度：包括一般护理管理制度和业务部门的管理制度。

1）一般护理管理制度：是护理行政管理部门和各科室护理人员需共同执行的工作制度。包括：患者入院出院制度、分级护理制度、值班及交接班制度、查对制度（药品、医嘱等）、消毒隔离制度、差错事故管理制度等。

2）业务部门的管理制度：属各具体业务部门专用的管理制度，是保证医疗、护理质量的关键性制度。包括：病房、门诊、急诊室、手术室、供应室、分娩室、新生儿室、治疗室、换药室、监护室等部门的工作制度。

（3）护理技术操作规程：属于护理技术管理的基本制度，是对护理技术工作的程序、方法和质量等方面所做的规定。它包括基础护理和专科护理技术操作规程。

1）基础（基本）护理操作规程：是各科通用的基本技术统一规范。包括：铺床、无菌技术、各种卧位、协助患者翻身、口腔护理、吸痰、吸氧等操作技术规程。

2）专科护理技术操作规程：是根据不同专科特点，对专用的护理技术操作制订的规范。包括内、外、妇、儿等专科或亚科（如外科中包括颅脑外科、心胸外科、普通外科、泌尿外科等）特有的护理技术操作规程。

（4）护理业务管理常规制度：是护理业务管理的基本制度，包括一般护理常规和专科护理常规。

1）一般护理常规：为各科共有的一般护理业务活动常规制度或症状护理常规制度。包括：高热患者护理常规、压疮护理常规、手术前后护理常规等。

2）专科护理常规：是根据不同专科医疗护理需要而制定的护理常规制度，是在基础护理的基础上，结合专科疾病特点而形成的特定的护理工作制度。包括：溃疡病患者护理常规、消化道出血患者护理常规、血液病患者护理常规及各专科疾病患者护理常规等。

以上常见护理规章制度中重点护理制度：值班、交班制度；查对制度；医嘱制度；危重患者抢救制度；分级护理制度；病区管理制度；患者住院管理制度；探视、陪护制度等。

3. 特点

（1）权威性：规章制度的制作、发布都有其权威性。任何规章制度的制定权力，要么直接来自人民（国家各级权力机构制定的规章制度），要么必须符合法律、法规、方针、政策（政府机关、企事业单位、社会团体制定的规章制度）。具体的制作者个人也是受相关机关、单位、团体所托，并以这些合法机关和团体的名义颁布和执行。

（2）强制性：规章制度是党政方针、政策和国家法律、法规的具体化，在特定范围内具有法规效力，一经颁发，对适用范围内的所有人员都有效，必须遵照执行。护理规章制度对全体护理人员都具有强制性。

（3）广泛性：规章制度是各行各业、各部门都普遍应用的一种事务文书，上至领导机关、下至科室班组，都可以用它来规定有关人员应遵守的职责、事项或应达到的标准等。

（4）长期性：规章制度一旦形成，不能朝令夕改，要保持较长时间的稳定性。如需修改必须经过严格的修订程序。

> **链接**　**规章制度与法律法规的区别**
>
> 　　从具有强制性约束力这一角度来说，规章制度和法律法规是相同的，只不过制定机关不同，在约束力的性质、程度、有效期限等方面有所不同。有的规章制度是国家权力机关与行政机关拟定和批准的，它们就具有法律法规的性质。如国务院发布的《信访条例》、中共中央国务院批准的中共中央办公厅、国务院办公厅印发《关于领导干部报告个人重大事项的规定》、浙江省人大常委会通过的《浙江省实施〈中华人民共和国红十字法〉办法》等。而一般社会团体、企事业单位制定的规章制度则不具备法律法规的性质。

（二）护理规章制度的格式

1. 标题　通常包括发文机关、事由、文种三项，如《××中医医院临床护理实习管理制度》。也有只包括事由、文种两项的，如《护士岗位聘任管理办法》。如制定的规章制度是暂行或试行的，要在标题内或标题下加括号注明，如《四川省护理文件书写规范（试行）》。

2. 正文　各类规章制度的正文结构安排不尽相同，常见的有分章式和分条式两种形式。

（1）分章式：适用于内容比较复杂的规章制度，全文分成若干章，每章包括若干条。其内容可分为总则、分则、附则三个部分，每一部分可按内容的多少用序号分列若干章或条款。

1）总则：是正文开头部分或第一章，一般用小标题标明"总则"。它类似文章的前言，对全文起统领作用。主要包括以下内容：制定依据、制定目的和任务、适用范围、有关定义等。

2）分则：是规章制度的主要内容，"分则"二字一般不写出来，但每章要设小标题。分则一般按照事物间的逻辑顺序，或按照各部分内容的联系，或工作程序分条列项编排。

3）附则：放在最后一章，用小标题注明"附则"。它是对中心内容的补充和说明，下面可分为若干条。主要内容：实施程序与方式、有关说明（该规章制度与其他文书间的关系、附件的效用及数量等）、施行日期。

（2）分条式：适用于内容相对简单的规章制度，全文只分条不分章。其内容分成开头、主体两个部分，主体部分不分章节，只分条列出规章制度的具体内容。

1）开头：说明缘由、目的、要求。

2）主体：分条列出规章制度的具体内容。第一条相当于分章式的总则，最后一条相当于其附则。

3. 落款　位于正文的右下方，包括制定规章制度的单位名称与日期。在标题中已出现或在标题下面已注明的，可不写。由上级领导机关随公文发送的规章制度，也可以省略落款。

（三）护理规章制度的写作要求

1. 符合法律法规　规章制度是人们工作、学习、生活的准则和依据，具有相应的行为约束力，因此，制定时必须符合国家政策方针与法律法规，不能与其抵触和矛盾。护理规章制度的制定必须符合国家在护理方面的政策法规。

2. **格式层次规范**　规章制度在格式上较其他事务文书更具有规范性，采用逐章逐条的写法，通常分为章、条、款三层。如果内容很多，层次由大到小可分为编、章、节、条、款、目、项七级。

3. **语言表述严密**　规章制度需要人们遵守，所以其内容必须严密，表达必须严谨，语言必须准确。不能造成歧义，更不能模糊不清，前后矛盾。

范例：护理规章制度

××中医医院护理文件书写实施细则

为规范我院护理文件书写行为，提高病历质量，保障护理质量和护理安全，依据 2010 年卫生部《关于〈病历书写基本规范〉的通知》(卫办医政发〔2010〕11 号)，成卫医政 2010 年 82 号文件《成都市卫生局关于转发卫生部办公厅关于在医疗机构推行表格式护理文书的通知》，卫办医政发〔2010〕125 号文件，结合我院实际应用过程中存在的问题，对 2010 年制订的我院《护理文件书写规范（试行）》进行修改，具体如下：

一、基本要求

（一）护理文件书写应当客观、真实、准确、及时、完整、规范，使用蓝黑墨水、碳素墨水书写……

（二）护理文件应当使用中文，通用的外文缩写和无正式中文译名的症状、体征、疾病名称等可以使用外文（药名、液体使用汉字）。

（三）护理文件书写应当规范使用医学术语……

（四）书写过程中出现错字时……

（五）护理文件一律使用阿拉伯数字书写日期和时间，采用 24 小时制记录。书写格式：个位数前加 0，如 09：00、20：03（4 位数）；夜间 12 时整书写 00：00（为次日日期）；过时为次日日期：书写 00：01。

（六）实习护士、试用期护士、未变更注册护士书写的文书，应当经过注册的老师审阅、修改并签名。

（七）电子版体温单，满页打印；电子版护理记录单每班打印。

二、体温单

（一）楣栏项目……

（二）日期栏……

（三）住院天数栏：自入院当日开始计数，直至出院。

（四）手术后天数栏……

（五）注意事项……

（六）体温曲线绘制……

（七）脉搏曲线绘制

1. 脉搏以红点"●"表示，相邻脉搏之间以红线相连。

……

（八）呼吸曲线的绘制

1. 呼吸用红色阿拉伯数字表示每分钟呼吸次数……

2. 使用呼吸机的患者……

（九）体温单底栏填写要求

……

三、医嘱单
……

四、护理记录单
……

（一）病危（病重）患者护理记录单（临床护理记录单）
……

（二）术后护理记录

1. 有心电监护的病人（手术）第一日……
2. 无心电监护的病人（手术）第一日……
3. 术后病人停心电监护时要记录一次生命体征情况和停止医嘱。

（三）其他情况护理记录

1. 非危重患者连接心电监护者……
2. 患者输血应记录输血前用药、血型、血液种类、血量及输血过程观察结果等（详见输血护理记录单）。
3. 出入量记录……
4. 护士签名应在当次记录最后一行签名栏内签全名。
5. 护理记录单换页时，在本页首次记录时写上月、日、时，如为续上页未写完的必须在本页首行写月、日、时。
6. 意识……
7. 皮肤情况……
8. 管路情况……
……

五、手术护理记录单
……

××中医医院护理部
2011年6月20日

考点：会议记录、护理规章制度的构成部分，会议记录、护理规章制度的写作要求

小结

本章中，学生需要了解掌握计划、总结、述职报告、简报、求职信、个人简历、会议记录、护理规章制度的含义、分类、特点、作用；准确掌握这些事务文书的格式、写作要求及适用范围，掌握其在实际中的写作运用。

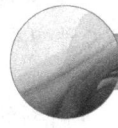

目标检测

一、填空题

1. _____适用于领导干部、单位或部门负责人，向上级机关、主管部门以及本单位的干部职工，陈述本人在一定时间内履行岗位职责情况。

2. _____适用于对将来一段时期内的学习、工作或某项活动作出安排和打算。

3. _____适用于对过去一段时间内的工作、学习或思想情况进行回顾、分析、研究、评价，并从中找出规律性的东西，以指导今后实践。

4. _____适用于在会议过程中，当场如实

记写会议议题、议定事项和主要精神。

5. _____适用于各级机关、企事业单位、人民团体内部编发来汇报工作、通报情况、交流经验。

6. _____适用于求职者向用人单位表达求职意向。

7. 计划与总结既有联系，也有区别。_____是在_____执行一个时期或完成以后写的，它要检查_____的执行情况，又要反过来作为今后修订或制订_____的依据。

二、选择题

1. 下列总结标题不正确的一项是（　　）
   A. 《×医院2006年护理工作总结》
   B. 《护理岗位目标管理的有益探索》
   C. 《本周工作安排》
   D. 《关于五·一二护士节岗位练兵情况的总结》
   E. 《实习体会》

2. 下列述职报告标题不正确的一项是（　　）
   A. 2008年度任护理部主任的述职报告
   B. 述职报告
   C. 我的述职报告
   D. 关于护理部加强规范化管理的报告
   E. 2012年度述职报告

3. 总结的写作一般是使用（　　）
   A. 第一人称
   B. 第二人称
   C. 第三人称
   D. 三种人称互用
   E. 没有人称

4. 计划的依据包括在（　　）
   A. 主体
   B. 前言
   C. 结尾
   D. 标题
   E. 落款

5. 简报报尾的发放单位中，"报"指的是（　　）
   A. 上级单位
   B. 平行单位
   C. 不相隶属单位
   D. 下级单位
   E. 所有单位

6. 护理规章制度的特点包括（　　）
   A. 权威性
   B. 强制性
   C. 广泛性
   D. 长期性
   E. 变动性

7. 计划标题的四要素中必须保留的要素是（　　）
   A. 单位
   B. 期限
   C. 事由
   D. 文种
   E. 日期

8. 简报的特点有（　　）
   A. 文学性
   B. 简要性
   C. 专业性
   D. 及时性
   E. 新颖性

9. 述职报告一般包括（　　）
   A. 标题
   B. 署名
   C. 正文
   D. 日期
   E. 主送机关

10. 四段式总结的主体部分主要包括的内容有（　　）
    A. 基本情况概述
    B. 工作情况（做法）
    C. 成绩与经验
    D. 问题与教训
    E. 今后打算

三、判断题

1. （　　）计划的标题一般由单位、期限、事由、文种四要素组成，不能缺少其中任何一个要素。

2. （　　）计划的正文包括前言、主体、结尾三个部分，其中结尾根据需要可以不写。

3. （　　）计划一经批准，就要坚决贯彻执行。所以制订计划以后，不管情况有何变化，都得坚决执行，不能中途变更。

4. （　　）总结与述职报告在内容上有相似之

处,但述职报告的内容范围更广。
5.（　　）在求职信中,可以开门见山把自己的名字写上,既是自信的表现,又是尊重招聘者。
6.（　　）求职信是书信的一种,因此在形式和内容上与一般书信没有区别。
7.（　　）每一篇简报都应有编者按。
8.（　　）简报在格式上由报头、主体、报尾三部分构成。
9.（　　）会议记录写完后要由会议主持人和记录人认真核对后分别签名,一经签名,任何地方都不能改动。
10.（　　）护理规章制度由标题、正文和落款三部分组成,缺一不可。

四、写作题

1. 根据自己上学期的学习情况,写一篇总结。
2. 根据自己的岗位,写一篇本学期的工作计划或个人计划。
3. 根据本班参加学校活动的情况,写一份简报。
4. 根据医院的招聘启事,为自己准备一份求职自荐的材料。

（张　磊）

第4章 护理记录文书写作技巧及范例

> 引言：护理记录文书是适应临床护理工作需要而产生的具有特定格式和内容的应用文。作为医疗文书的重要组成部分，它是综合评价患者治疗的原始记录，折射出医疗卫生机构的护理质量与管理水平，也体现出护士的业务水平和职业道德，在临床护理、科研、教学、管理及法律等方面，都彰显出了它的重要意义与学术价值。

第1节 护理记录文书概述

一、护理记录文书的概念

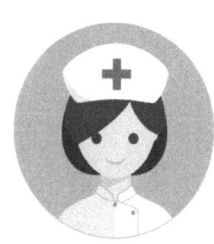

护理记录文书是护理人员在护理活动过程中形成的文字、符号、图表等资料的总称。它主要包括入院患者护理评估单、分级护理记录单、手术护理记录、护嘱单、体温单、病室护理交接报告、护理小结及指导等。它是护理工作动态真实、全面的记录，也是医护人员正确诊断、抉择治疗和护理的科学依据，体现着医院医疗护理质量、管理水平和护士业务素质，是临床、教学和科研的重要资料。同时，根据《医疗事故处理条例》规定，体温单、护嘱单、护理记录属患者复印或复制资料范围，因此具有法律效力。

二、护理记录文书的功能

1. 护理记录文书是患者诊断、治疗、护理、康复等重要依据。患者从入院开始，护士通过护理记录文书动态、真实、详尽地记录疾病和与疾病有关的全部信息资料，是广大医务人员在治疗实践过程中反复研究、治病救人的重要依据。

2. 护理记录文书是护理质量的重要内容。护理记录文书是护理质量的核心要素之一，是医院分级管理质量评价指标中的重要一项，其写作是一项严谨而具有创造性的重要工作，其质量的好坏不仅反映了护士的实际工作能力、责任心、职业道德修养，而且也反映了护理工作状况、护理质量和护理管理的整体水平。

3. 护理记录文书是医疗文书不可或缺的重要组成部分。护理记录文书是护理临床实践的原始记录文件，是具有价值的科学研究资料，它不仅是医院病历的重要组成部分，而且也是医院医疗、护理、预防、康复、保健、教学、科研及管理工作的重要档案资料。

4. 护理记录文书是教科研的重要资料。护理记录文书全面、及时、准确地记录了某一伤病发生、发展、转归过程中的临床护理的全过程，是护理学科理论、技术的具体转化和体现，记录了人类在防病治病过程中的经验。通过一定数量护理记录文书的归纳、分析、研究，可以总结出对某一伤病的护理客观规律和成熟的经验，从而促进护理学科的发展和护理水平的提高。因此，它必然是积累医护经验，开展医护教科研的重要资料。

5. 护理记录文书是护患纠纷判定法律责任的重要佐证。我国的《医疗事故处理条例》和《病历书写基本规范》等法规进一步明确了护理记录文书的法律地位。随着人们法律意识的提高，患者依照法律规定衡量医疗护理行为和后果的意识不断增强，护理记录文书的法律敏感性尤显重要。在增强护理人员的职业法律意识，明确法律与护理工作的关系的同时，提高护理记录文书书写中运用法律知识的能力，强化对护患双方负责，增强自我保护意识，才能使护理记录文书真正成为护理工作举证倒置的重要资料。

三 护理记录文书书写的基本原则

1. 符合国务院颁布的《医疗事故处理条例》及国家卫生和计划生育委员会下发的有关法律法规要求。
2. 符合医疗护理常规、制度、职责和规范。
3. 符合维护护患双方的合法权益，防范医疗护理纠纷的原则。
4. 符合患者早诊断、早治疗、早康复的原则。
5. 符合客观、真实、准确、及时、完整地记录患者病情变化，有利于提高护理质量与水平的原则。
6. 符合为医疗、教学、科研、科普提供可靠客观资料的原则。
7. 符合集人文性、科学性、规范性、技术性、实用性和可操作性为一体，体现现代护理专业特点和学科发展水平的原则。
8. 符合有利于科学、规范护理管理，预防护理差错事故及纠纷的原则。
9. 符合便捷，提高工作效率的原则。

四 护理记录文书书写的基本要求

1. 护理记录文书书写应当客观、真实、准确、及时、完整，内容简明扼要，重点突出，表述确切，不主观臆断，签名处签全名，盖章无效。
2. 护理记录文书应当使用红、蓝黑墨水或碳素墨水笔书写，需复写的病历资料可以使用蓝或黑色油水的圆珠笔。护理记录文书书写要求文字工整，字迹清晰，表述准确，语句通顺，标点正确。书写过程中出现错别字时，应当用同色笔双线划在错别字上并签名，并应保持原记录清晰可辨。不得采用刮、粘、涂等方法掩盖或去除原来字迹。
3. 护理记录文书书写应当正确使用中文和医学术语。通用的外文缩写和无正式中文译名的症状、体征、疾病名称等可使用外文。记录时间应用 24 小时制。文书中使用的计量单位一律采用中华人民共和国法定计量单位。
4. 护理记录文书应按规定的内容由注册护士书写。实习护士、试用期护士书写的护理文书，应当经过本科室的注册护士审阅、修改并签全名。

5. 上级护理人员有审查修改下级护理人员书写病历的责任。修改时，应当注明修改日期、修改人员签名，并保持原记录清楚、可辨，并用红笔签全名。

6. 抢救危急重患者，书写抢救记录，未能及时书写病历及开具医嘱的，有关医务人员在抢救结束后6小时内据实补记并加以注明。

7. 对急诊观察室的患者，留观期间书写观察记录。

8. 护理记录书写主要内容必须与医生病历记录相吻合，责任护士应与主管医生多沟通交流，避免引起不必要的误会和纠纷。

9. 各护理记录单归入病历存档保管。

五 护理记录文书的归档管理

《医疗机构病历管理规定》是护理文书管理的重要依据。

护理记录文书的保存分为两大部分。体温单、医嘱单、护理记录单、手术护理记录单等护理文书是病历的组成部分，患者住院期间病历放在护士工作站保管，出院病历交病案室管理。另一部分材料可保存在该科室的库房或资料室，保存时间一般为3~5年。

六 护理记录文书书写存在的主要问题

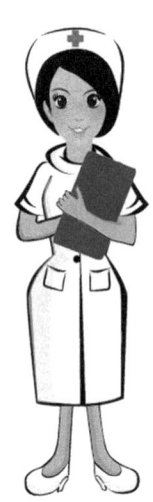

1. 医护记录不一致　主要表现在同一时间病程记录不相符。如一例骨折患者，医师病史采集记录患者既往有输血史，而护士记录为既往体健。就此问题如发生纠纷，会使护方处于非常不利的局面。

2. 护理记录缺失　主要表现在两个方面：一方面是缺页少项，导致对患者诊疗护理全过程记录不完整，而这种情况又多发生在患者转科期间，护士交接班不严谨；另一方面多见于护士执行了危重患者护理的医嘱，却没有记载危重患者的记录。此外，患者出院时，质控人员整理病历不认真，导致遗失。

3. 护理记录不完整　护理记录内容不连贯，重点不突出，甚至自相矛盾。如一位康复患者事假外出，体温单上显示"请假"，但在护理记录中仍描述患者的生命体征与病情变化。护理记录内容不能按"问题—措施—效果评价"程序进行记录，对患者身心问题无连续性评估，不能动态反映患者的病情变化，记录套用一般模式，千篇一律。

4. 及时性和准确性不够　及时性缺陷主要表现在执行医嘱时间不准确。如医嘱治疗时间与护理记录时间严重不符，如发生医疗纠纷可引申为护士没有及时给予治疗，病情得不到有效控制而导致患者死亡。

5. 真实性问题　在检查中有时会发现护理记录的问题集中在人力转抄、补改护理记录等护理文书资料。出现缺什么、补什么，按自己的需要修改记录的现象，甚至出现一个人的笔迹完成不同班次的护理记录，且有代签名等。有的护士为了追求护理记录形式上的完整或应付检查，对于患者不在病房时，甚至编写护理记录。有的护士为了保证页面的整洁用刀片刮去原有字迹或重新抄写，尤其是对一些关键词句或重要数字的涂改，给人的印象是企图改变或隐匿信息，在医疗事件有争议时，存在着举证不利的缺陷。

《病历书写基本规范》中规定严禁涂改、伪造病历资料。护理记录的客观性和真实性受到了质疑,也必然会降低其法律效力。

6. 客观性欠缺　护士可能因为在工作中大多数时间兼顾治疗性活动,忽视与患者的沟通交流,甚至忽视患者心理变化、阳性体征的发现。记录内容大多为生命体征与生理状况,不能客观反映患者的住院情况、护士所做的工作,所观察的护理资料在护理记录中体现不出。

有的护士对患者的主诉治疗及客观资料描述不具体,缺乏量化指标的客观记录,记录中常使用"尚好""较差""一般""睡眠好""饮食佳"等词汇。

七、护理记录文书的质量监控

护理记录文书是护理人员为患者实施护理服务活动过程中的真实记录,是护理质量的主要组成部分,也是判定法律责任及举证倒置的重要资料。因此,加强护理记录文书的管理与质量监控有十分重要的意义。

1. 实行二级或三级管理　首先,组织护理管理者(护士长等)学习护理记录文书书写的统一标准及要求,成立护理记录文书质量检查小组,每月对各病区护理记录文书进行检查督促,每季末组织检查评分,每次检查结果在护士长例会上进行公布反馈,以促进各病区护理文书质量的提高,推动全院护理文书质量达标。其次,设有总护士长的医院由总护士长负责对所管科室护理记录文书实行质量监控。最后,护士长对本病区护理记录文书进行质量管理,按照评分标准,组织科内护理人员学习。做到人人学标准、个个讲质量,使之熟练、准确地掌握绘制和书写。同时,护士长每月对各班文书质量进行检查把关,及时纠正不足之处,确保护理记录文书质量。

2. 建立病区质量控制小组　在人员分工负责的基础上,以授权的方式,每一项护理文书设立一名质量控制员,所有质量控制员组成质量控制组,形成"护士长—质量控制组—质量控制员—护士质量控制"的系统,对护理文书进行全方位管理。

3. 抓好环节质量控制　建立护理文书检查记录本,质量控制员随机查、定期查、抽查等并做好记录。同时,建立归档病历护理记录文书检查本,由办公工作护士对每一份准备归档的护理文书认真检查并登记,统计护理文书的合格率,护士长随时抽查,做到不合格的护理文书不归档。

4. 及时准确地反馈信息　质量控制员要及时把护理记录文书质量检查的信息反馈给护士,督导其改正。对于经常出错的问题,由质量控制小组进行集体分析,提出可行性的改进措施。

第2节　入院患者护理评估单

● 案例 4-1

患者王××,男,汉族,48岁,棉纺工人。2017年2月21日15:00,因受凉后寒战、高热、咳嗽2天,由同事扶行入院,咳嗽和深呼吸时伴右胸部疼痛,活动后有轻度气急,食欲缺乏。查体:体温39℃,脉搏105次/分,呼吸24次/分,血压120/80mmHg;右肺上部叩诊闻及轻度浊音,呼吸音减低;X线检查示右肺上部肺叶稍模糊。患者自述有糖尿病病史,两年前行胆囊切除术,药物食物过敏史不明,就诊时情绪低落,同时强调四肢无力,口干且口腔有痛点。主治医师以肺炎链球菌肺炎收治入院。

护理文秘

任务：如果你是患者的责任护士，请按规范和要求对患者进行护理评估，完成护理评估单的准确、规范填写。

入院患者护理评估单是常见的护理记录文书之一，可以用作记录新入院患者在生理、心理、社会等方面的基本情况，为确定护理诊断、拟定护理计划、制订护理措施等奠定基础。

> **链接**
> 入院患者护理评估工作流程，见图4-1

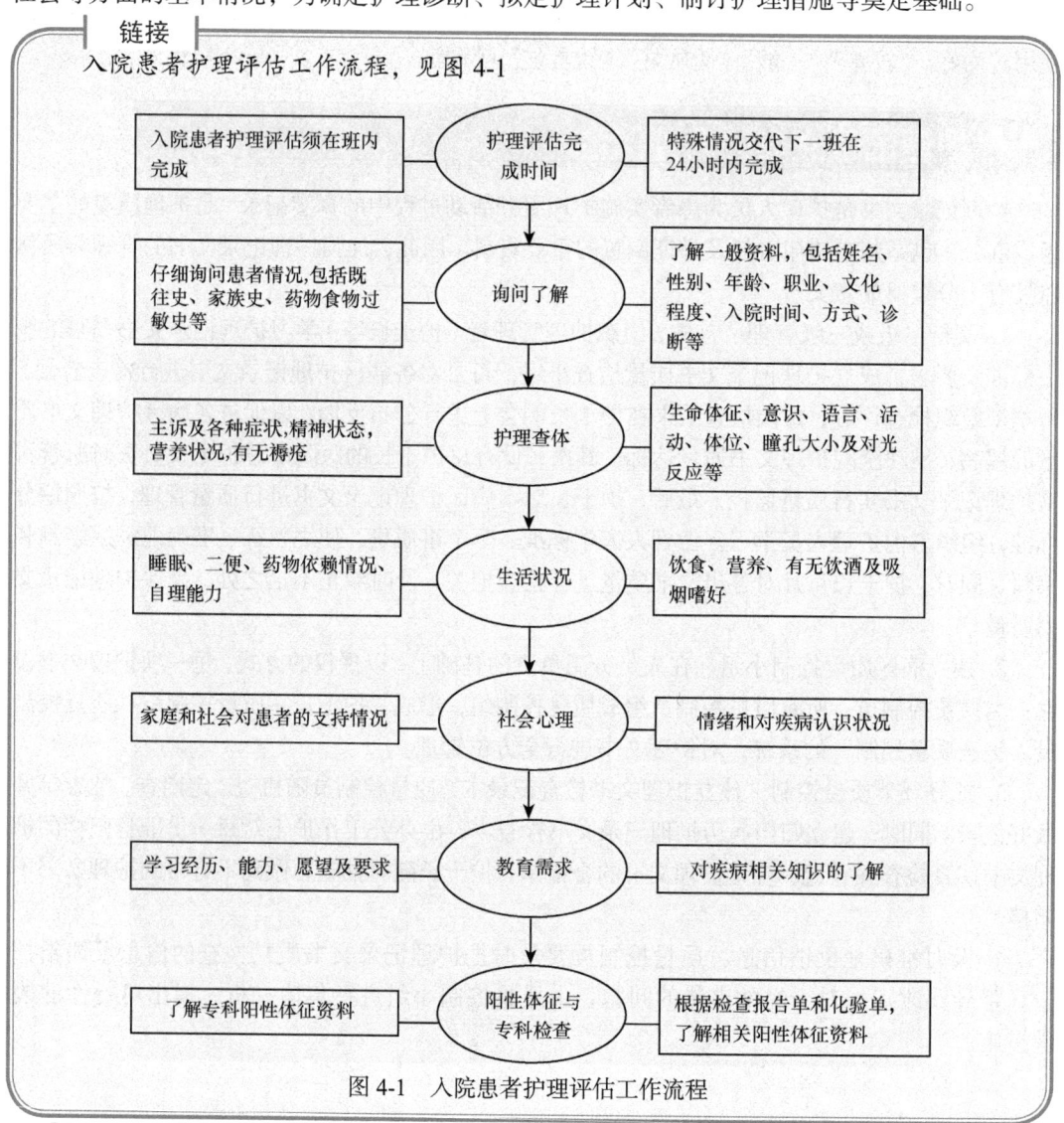

图4-1 入院患者护理评估工作流程

一、入院患者护理评估单的书写内容

患者入院后护士通过与患者或家属交谈询问病史、护理查体和病情观察、查阅门诊病历及检查结果等方式，收集与患者疾病相关的资料填写入院患者护理评估单。它的主要填写内容包括：

1. 一般资料　包括患者入院的一般情况，如姓名、性别、年龄、职业、民族、婚姻、文化程度、入院时间、入院方式、入院诊断、既往史、家族史、食物药物过敏史、收集资料的时间等。

2. 护理查体　包括患者体温、脉搏、呼吸、血压、体重、神志、表情、全身营养、皮肤黏膜、四肢活动、体位、听力、视力、心理状态等。

3. 生活状况与习惯　包括患者的饮食、睡眠、排泄、烟酒嗜好、药物依赖、自理能力等。

4. 心理社会评估　包括患者情绪、住院态度、宗教信仰等。

5. 病史摘要　简要叙述患者发病过程及院外诊疗情况，专科或临床检验阳性体征。

6. 评估日期及评估者（责任护士）签名。

以上资料要可靠，记录应全面、准确、实事求是，护士应当班完成，即哪一班来的患者，由当班责任护士完成。

 入院患者护理评估单的书写要求

入院患者护理评估单基本为表格式，填写时必须遵循以下基本要求：

1. 入院患者护理评估单应由当班责任护士在本班内完成。各项内容必须由责任护士亲自通过交谈和检查获得资料，可与医师共同询问患者病史。

2. 要求医师和护士在患者入院 8 小时内完成入院初次评估。了解患者第一手病情等资料，协助开展医疗护理工作。遇急症手术、抢救等特殊情况不能及时评估时，在患者入院后 24 小时内完成。总责任护士（护师以上人员）或护士长审阅，做必要的修改和补充并签名，修改和签名一律用红笔。

3. 入院患者护理评估单填写要求无漏项，各项目需逐一认真填写，评估后应在所选项目后的方框或横线内打"√"表示，无内容者划斜线。

4. 有既往病史者，应询问过去所患疾病的医疗诊断名称。有家族史者，应询问清楚家族遗传疾病的诊断名称。有异常者或障碍者，应有个体描述。

5. 饮食异常者，应注明糖尿病饮食、低盐低脂饮食等。有特殊嗜好者应注明，如烟酒、喜酸、喜甜等。有药物依赖，应详细写明药名、服用剂量。

6. 有宗教信仰时，应当注明信仰宗教的名称。

7. 放置有引流管者，应注明管道名称、部位、通畅情况、引流液颜色等。

8. 皮肤有破损或压疮，口腔黏膜有破损时，应注明部位及详细情况。

9. 专科体检作简明扼要的描述。

10. 有阳性体征者，应详细描述阳性体征资料。

 入院患者护理评估单的格式与内容

入院患者护理评估单的格式与内容见表 4-1。

表 4-1　入院患者护理评估单

科别：_____　　　床号：_____　　　住院号：_____
一、一般资料
姓名：_____　性别：男___女___　年龄：___　职业：_____　民族：_____
文化程度：____　婚姻：已___未___　入院时间：_____
入院方式：□步行　□扶行　□轮椅　□平车
既往史：_____　家族史：_____　过敏史：□无 □有　过敏源：_____
入院诊断：_____收集资料时间：_____

续表

二、护理查体

T：____℃　P：____次/分　R：____次/分　BP：____mmHg　体重：____kg

意识：清楚____　烦躁____　嗜睡____　昏迷____　其他____

语言沟通：正常____　失语____　言语困难____　不能评估____　其他____

四肢活动：正常____　受限____　共济失调____　瘫痪____　类型____

口腔黏膜：正常____　溃疡____　出血____　假膜____　其他____

视力：正常____　近视（□左□右）　远视（□左□右）　失明（□左□右）其他____

听力：正常____　弱听（□左□右）　失聪（□左□右）　其他____

呼吸：正常____异常____　　咳嗽：无____有____　　咳痰：无____有____

体位：自主____被动____　　水肿：无____有____　　疼痛：无____有____

引流管：无____有____　　营养：良__中__差__　　义齿：无____有____

褥疮：无____分度____部位____面积____

三、生活状况

饮食：普通____治疗饮食____　食欲：正常____纳差____　睡眠：正常____异常____

排便：正常____异常____　　排尿：正常____异常____　药物依赖：无____有____

吸烟：无____有____　　　　饮酒：无____有____　　自理能力：无____有____

四、心理社会评估

情绪：紧张____平静____　住院态度：积极____消极____　宗教信仰：无____有____

五、阳性体征

_____

_____

六、专科检查

_____

_____

评价者：_____

年　月　日

四 入院患者护理评估单示例

入院患者护理评估单示例见表4-2。

表4-2　入院患者护理评估单

科别：__内科__　　床号：__16__　　住院号：__105984__

一、一般资料

姓名：__王××__　性别：男_√_女__　年龄：__56__　职业：__退休干部__　民族：__汉__

文化程度：__大学__　婚姻：已_√_未__　入院时间：__2017年8月11日__

入院方式：☑步行　□扶行　□轮椅　□平车

既往史：__糖尿病，高血压__　家族史：__高血压__　过敏史：☑无□有　过敏源__无__

入院诊断：__糖尿病__　收集资料时间：__2017年8月11日10时30分__

续表

二、护理查体

T：36.2℃ P：88 次/分 R：18 次/分 BP：150/90 mmHg 体重：78 kg

意识：清楚 ✓ 烦躁＿＿＿ 嗜睡＿＿＿ 昏迷＿＿＿ 其他＿＿＿

语言沟通：正常 ✓ 失语＿＿＿ 言语困难＿＿＿ 不能评估＿＿＿ 其他＿＿＿

四肢活动：正常 ✓ 受限＿＿＿ 共济失调＿＿＿ 瘫痪＿＿＿ 类型：＿＿＿

口腔黏膜：完整 ✓ 溃疡＿＿＿ 出血＿＿＿ 假膜＿＿＿ 其他＿＿＿

视力：正常＿＿＿ 近视（□左□右）远视（☑左☑右）失明（□左□右）其他＿＿＿

听力：正常 ✓ 弱听（□左□右）失聪（□左□右）其他＿＿＿

呼吸：正常 ✓ 异常＿＿＿ 咳嗽：无 ✓ 有＿＿＿ 咳痰：无 ✓ 有＿＿＿

体位：自主 ✓ 被动＿＿＿ 水肿：无 ✓ 有＿＿＿ 疼痛：无＿＿＿ 有左胸背

引流管：无 ✓ 有＿＿＿ 营养：良 ✓ 中＿＿＿ 差＿＿＿ 义齿：无 ✓ 有＿＿＿

褥疮：无 ✓ 分度＿＿＿ 部位＿＿＿ 面积＿＿＿

三、生活状况

饮食：普通＿＿＿ 治疗饮食糖尿病 食欲：正常 ✓ 纳差＿＿＿ 睡眠：正常 ✓ 异常＿＿＿

排便：正常 ✓ 异常＿＿＿ 排尿：正常 ✓ 异常＿＿＿ 药物依赖：无 ✓ 有＿＿＿

吸烟：无＿＿＿ 有 ✓ 饮酒：无＿＿＿ 有 ✓ 自理能力：无＿＿＿ 有 ✓

四、心理社会评估

情绪：紧张＿＿＿ 平静 ✓ 住院态度：积极 ✓ 消极＿＿＿ 宗教信仰：无 ✓ 有＿＿＿

五、阳性体征

（1）生化检查报告单提示：血糖 9.5mmol/L。（2）影像学检查报告提示：主动脉硬化改变。

六、专科检查

左胸背部可见群集性大小不等红斑，伴烧灼样疼痛。

评价者：　吕×

2017 年 8 月 11 日

第 3 节　护理记录单

护理记录单是指护士在工作中遵医嘱和病情对住院患者从入院到出院期间病情变化、护理观察、各种护理措施等的客观动态记录。

一　一般患者护理记录单

《病历书写基本规范》规定，原则上取消一般患者即未报病危的一、二、三级护理患者的护理记录单。但是根据医护实际工作需要，以及患者治疗与病情的需要，加以记录是十分必要的。

（一）一般患者护理记录单的书写内容

1. 眉栏内容　包括患者就诊的科别、姓名、床号、ID 号、住院号、护理级别。
2. 项目内容　包括日期、时间、生命体征、基础护理、病情观察、护理措施及效果、护士签名等。

（二）一般患者护理记录单的书写要求

1. 护士根据医嘱及护理级别于患者入院时建立一般患者护理记录单。记录时，用蓝黑色墨水笔填写眉栏各项目，如遇患者转科、转床、更改护理级别时，用箭头表示。

2. 记录生命体征均按护理级别要求进行记录。

3. 记录基础护理均按医嘱、护嘱在相对应的护理措施栏内用"√"表示。按要求进行巡视，巡视记录以"√"或"×"表示患者在病房或不在病房。

4. 病情观察、护理措施及效果重点描述患者病情的客观动态变化，记录时首行空两格。一般患者护理记录除首次或病情变化时记录，无须做病情小结。

5. 患者新入、抢救、手术、分娩应在首次或当日开始时简述病情、处理经过及效果。手术患者应记录相应的术前准备，术后安返病房时间、麻醉方式、手术名称、生命体征、伤口情况、敷料、各种管道及引流情况等，观察记录的内容和频率按医嘱和护理级别来确定。

6. 患者接受特殊检查应有相应的记录内容。

7. 医嘱改"特级护理"或"一级护理"病危时，护士应及时转记到"危重患者记录单上"；同时应在"一般护理记录单"的护理措施和病情记录栏内注明转单的原因，如遵医嘱改特级护理或一级护理病危。

8. 转单记录的页码与原记录单的页码顺延，如在转换时现记录的记录单有空行时应在空行上写"以下空白"四字，再转下张记录单，页码顺延。

9. 护士每次记录及巡视后签全名，若同一人同一班签名可首尾签全名，中间用箭头连接。

（三）一般患者护理记录单的格式

一般患者护理记录单通常有叙述式和表格式两种记录方式。叙述式书写形式类似医师的病程记录（表4-3），护士根据所记载的内容，按时间顺序记录。表格式一般护理记录单直观明了，简便易行，既一定程度上减轻了护士的工作量，又较好地反映了病情记录的完整性和连续性（表4-4）。

表4-3　一般患者护理记录单

科别：　皮肤科　　　姓名：　方××　　　床号：　19　　　住院号：　867981

2017/16/7　15：00

　　　T 37.8℃　P 86次/分　R 20次/分　BP 156/86mmHg　诉左侧头面部阵发性疼痛，给予布洛芬0.3g 口服；皮疹处给予0.08%的庆大霉素生理盐水持续性冷湿敷，指导患者湿敷方法。

于阳

18/7　8：00

　　　昨夜患者睡眠差，今晨进食少，左眼部有少许新出现的水疱，疼痛明显，给予阿昔洛韦眼药水滴双眼，嘱患者静心治疗，进易消化、高蛋白饮食。

方菲

24/7　10：00

　　　左眼睑水肿明显消退，未出现新的皮疹，疼痛减轻。

赵萌

30/7　10：00

　　　右眼睑红肿基本消退，水疱已结痂，疼痛明显减轻。

于阳

6/8　10：00

皮疹干燥，痂皮部分脱落，但仍诉疼痛，给予He-Ne激光局部照射。

方菲

11/8 10:00

皮疹痊愈，疼痛消失，明日出院，向患者作出院指导。

于阳

表4-4 一般患者护理记录单

科别：					姓名：		床号：		ID号：			住院号：			护理级别：	
年		生命体征					基础护理措施									
日/月	时间	体温	脉搏	呼吸	血压	神志	血氧饱和度	口腔护理	雾化吸入	膀胱冲洗	会阴冲洗	吸痰	吸氧	鼻饲	导尿	体位	各类注射	病情巡视	AV置管护理	病情观察、护理措施及效果	护士签名

神志：清醒 √　　朦胧 △　　嗜睡 +　　浅昏迷 ++　　深昏迷 +++　　病情巡视：患者在 √　　患者不在 ×

（四）一般患者护理记录单示例

由于篇幅限制，现以表格式列举内外科一般患者护理记录单示例各一，仅描述有病情观察、护理措施及效果的时间点，仅供参考。

1. 呼吸内科一般患者护理记录单示例　见表4-5。

表 4-5　一般患者护理记录单

科别：呼吸内科　　姓名：张×　　床号：12　　ID号：10085428　　住院号：652892　　护理级别：一级

2017年		生命体征						基础护理措施											病情观察、护理措施及效果	护士签名
日/月	时间	体温	脉搏	呼吸	血压	神志	血氧饱和度	口腔护理	雾化吸入	膀胱冲洗	会阴冲洗	吸痰	吸氧	鼻饲	导尿	体位	各类注射	病情巡视	AV管置护理		
7/8	10:30	37.3	110	24	145/89	√	80						√			坐		√		患者男性，72岁，因咳嗽，咳痰10年余，呼吸困难2天，轮椅入科，诊断为肺源性心脏病。既往有糖尿病病史10年，高血压病史3年。查体病容，口唇、指甲发绀明显。遵医嘱行一级护理，低盐、低脂饮食，糖尿病饮食，持续低流量氧气吸入，心电监测，测血压3次/日，给予抗炎、止咳、祛痰、平喘、利尿等对症治疗。入院健康宣教。	张平
	10:40						82						√					√		动脉抽血行血气分析；静脉抽血行生化、血液细胞分析。经皮选择性右贵要静脉置管。	
	11:00		101	20			82						√					√	√		
	11:30								√				√					√		经鼻导管吸氧，静脉注射呋塞米20mg，雾化吸入2次/日。	张平
	14:00	36.6	98	20	140/85		90	√				√	√			右		√		吸痰护理，量约15ml。口腔护理。	王敏
	17:00		92	18	135/86		93						√		√	左		√		小便约400ml，淡黄色，清亮无混浊。	王敏

神志：清醒 √　　朦胧 △　　嗜睡 +　　浅昏迷 ++　　深昏迷 +++　　病情巡视：患者在 √　患者不在 ×

2. 普通外科一般患者护理记录单示例　见表4-6。

表 4-6　一般患者护理记录单

科别：普通外科　　姓名：刘××　　床号：17　　ID号：10685924　　住院号：652644　　护理级别：二级 → 一级

2017年		生命体征						基础护理措施											病情观察、护理措施及效果	护士签名
日/月	时间	体温	脉搏	呼吸	血压	神志	血氧饱和度	口腔护理	雾化吸入	膀胱冲洗	会阴冲洗	吸痰	吸氧	鼻饲	导尿	体位	各类注射	病情巡视	AV管置护理		
7/8	10:30	37.3	110	24	145/89	√	80						√			坐		√		患者男性，72岁，因咳嗽，咳痰10年余，呼吸困难2天，轮椅入科，诊断为肺源性心脏病。既往有糖尿病病史10年，高血压病史3年。查体病容，口唇、指甲发绀明显。遵医嘱行一级护理，低盐、低脂饮食，糖尿病饮食，持续低流量氧气吸入，心电监测，测血压3次/日，给予抗炎、止咳、祛痰、平喘、利尿等对症治疗。入院健康宣教。	张平

续表

2017年		生命体征						基础护理措施												病情观察、护理措施及效果	护士签名
日/月	时间	体温	脉搏	呼吸	血压	神志	血氧饱和度	口腔护理	雾化吸入	膀胱冲洗	会阴冲洗	吸痰	鼻饲	吸氧	导尿	体位	各类注射	病情巡视	AV置管护理		
	10:40						82							√				√		动脉抽血行血气分析；静脉抽血行生化、血液细胞分析。	
	11:00		101	20			82							√				√	√	经皮选择性右贵要静脉置管。	
	11:30								√			√		√				√		经鼻导管吸氧，静脉注射呋塞米20mg，雾化吸入2次/日。	张平
	14:00	36.6	98	20	140/85		90	√				√	√			右		√		吸痰护理，量约15ml。口腔护理。	王敏
	17:00		92	18	135/86		93						√			左		√		小便约400ml，淡黄色，清亮无混浊。	王敏

神志：清醒 √   朦胧 △   嗜睡 +   浅昏迷 ++   深昏迷 +++   病情巡视：患者在 √   患者不在 ×

（五）质量考评

1. 根据护理级别要求，及时建立护理记录单。
2. 眉栏项目用蓝黑色墨水笔填写准确、完整，字迹清晰工整。
3. 日期和时间记录及时、准确、真实。
4. 病情巡视按要求记录，频次符合要求。
5. 生命体征、病情观察记录动态变化，描述准确无误，用医学术语。

二 危重患者护理记录单

（一）危重患者护理记录单的书写内容

1. 记录对象　特级护理、一级护理报病危患者，需记出入量、观察患者瞳孔。
2. 记录内容

（1）眉栏内容：包括患者就诊的科别、姓名、床号、ID号、住院号、护理级别。

（2）项目内容：包括日期、时间、生命体征、出入液量、基础护理、病情观察、护理措施及效果、护士签名等。

（二）危重患者护理记录单的书写要求

1. 护士用蓝黑色墨水笔填写眉栏各项目，不得有空项、漏项。如遇患者转科、转床、更改护理级别时，用箭头表示。

2. 护理记录应当客观、真实、准确、及时、完整。使用规范医学术语，通用的外文缩写，无正式中文译名的症状、体征、疾病名称等可以使用外文。护理记录无论是日间或夜间均应当使用蓝黑墨水笔书写。

3. 时间记录具体到分钟。

4. 医嘱下达病危或病重后，护士制订护理计划，使用危重护理记录单记录病情变化。护理计划单在下病危医嘱后当班完成。护理计划应条理清楚，重点突出，具有针对性和可操作性，病情变化时应有修订时间及措施。

5. 生命体征记录。根据医嘱进行监测记录，准确填写。如测量时患者不在病房，在"其他"一栏注明患者外出，待患者回病房及时补测，时间为补测时间，下次监测时间不变。患者拒测，在"其他"一栏注明拒测。神志记录为清醒、嗜睡、意识模糊、浅昏迷、深昏迷等。瞳孔的观察包括大小和对光反射，大小用数字记录，单位为"mm"；对光反射用符号记录，灵敏用"+"，迟钝用"±"，消失用"–"表示，记录于瞳孔标识的正下方。

6. 根据医嘱记录出入量。危重患者需小结或总结出入量，白天小结书写为"日间小结"；全天总结书写为"24 小时总结"，下午 17：30 小结，次日 7：30 总结。两次均需分类小结，统计总量精确到毫升，并在出入量数字下用红笔划双横线标识。统计不足 24 小时的，按实际时间数记录（如 8 小时出入量总结），并将出入量录入体温相应栏内。非危重患者医嘱只记录尿量和 24 小时出入量时也将总量记在体温单上。因故停止或更换液体时，护士应在记录入量栏内注明丢弃量，在其数量前加"–"号表示，如"–100ml"，并在病情观察栏内说明原因。出入量计算方法：

（1）入量包括摄入量（即食物含水量、饮水量、鼻饲液体量）和输入量（静脉输入量）。

（2）出量包括尿量、呕吐物含水量、痰液量、大便含水量、各种引流量、血液及腹膜透析超滤量等。

（3）雾化吸入液体量不计算其入量，膀胱冲洗、血液滤过、血液透析、腹膜透析注入量和排出量的差值纳入出入量计算。

7. 基础护理措施记录。根据医嘱按时完成记录，在相应栏目下打"√"。卧位可填写左侧、右侧、平卧、半卧、俯卧等。病情巡视按护理级别的要求进行。皮肤记录可用完好、破损、压疮等，后两项应在护理措施栏内记录部位、范围、深度、局部处理及效果。

8. 病情观察、护理措施及效果记录。要求重点记录患者病情的客观动态变化，包括患者 24 小时内病情评估、护理措施和效果评价。该栏内的所有记录，首行空两格。

9. 首页记录。新入、危重、抢救、手术、分娩后患者在记录单首页开始时，应简述病情或手术情况、处理经过及效果。手术当日重点记录相应的术前准备、术后安返病房时间、麻醉方式、手术名称、手术中情况（顺利否、出血量等）、生命体征、保持何种体位、皮肤情况、伤口情况、敷料、各种管道及引流情况等。

10. 患者接受特殊检查、治疗、用药、手术前后有相应内容记录。

11. 记录应具有专科护理特点，并与护理计划或措施相符，包括患者心理状况、生命体征变化情况、护理计划或措施实施过程及效果评价，健康教育内容及效果评价，病情变化时的处理，是否及时向医生报告等。不同专科的护理记录表格可以根据专科特点设计，以简化实用为原则。

12. 需要记录用药医嘱执行情况时，所有用药需分组注明给药途径。

13. 如患者死亡，护理记录最后写"呼吸心跳仍未恢复，双侧瞳孔散大固定，心电图呈一直线，患者死亡于几时几分"。

14. 危重患者护理记录单记录时间根据患者病情变化定，无病情变化每 2 小时记录 1 次，如有病情变化随时记录。每页第一栏日期应有年号，后面写月、日，同一天按 24 小时排列，年号更改时须再次注明年号。

15. 护士每次记录及巡视后签全名，若同一人同一班签名可首尾签全名，中间用箭头连接。实习护士、试用期护士、进修护士等非本机构注册护理人员不具备记录资格。

（三）危重患者护理记录单的格式

危重患者护理记录单的格式见表 4-7。

表 4-7 危重患者护理记录单

科别：　　　姓名：　　　床号：　　　ID 号：　　　住院号：　　　护理级别：

年	生命体征									入量		出量		基础护理措施										病情观察、护理措施及效果	护士签名
						神志	瞳孔																		
							大小		反应																
日/月	时间	体温	脉搏	呼吸	血压	血氧饱和度		左	右	左	右	名称或用法	量	名	量	口腔护理	雾化吸入	膀胱冲洗	会阴擦洗	吸痰	吸氧	鼻饲	导尿	体位	病情巡视	AV置管护理		

神志：清醒 √　　嗜睡 △　　意识模糊 +　　浅昏迷 ++　　深昏迷 +++　　瞳孔对光反射：灵敏 √
迟钝+　　消失++

（四）危重患者护理记录单示例

由于篇幅限制，以下列举临床常见的危重症作为危重患者护理记录单示例，仅描述有病情观察、护理措施及效果的时间点，仅供参考。

1. 休克患者危重护理记录单示例　见表 4-8。

表 4-8 危重患者护理记录单

科别：ICU　　姓名：张××　　床号：5　　ID号：10590664　　住院号：545824　　护理级别：一级

2017年		生命体征							入量		出量		基础护理措施											病情观察、护理措施及效果	护士签名
日/月	时间	体温	脉搏	呼吸	血压	血氧饱和度	神志	瞳孔				名称或用法	量	名	量	口腔护理	雾化吸入	膀胱冲洗	会阴擦洗	吸痰	吸氧	鼻饲	导尿	体位	病情巡视	AV置管护理		
								大小		反应																		
								左	右	左	右																	
1/6	18:20	36	140	35	70/40	89	√	3	3			706代血浆	500								√				√	√	患者男性，38岁，3小时前车祸致胸腹部疼痛、呼吸困难、活动障碍，由急诊初步处理后平车送入科。入科检查：……。入院诊断：创伤性休克。遵医嘱……。行一级护理，报病危，心电监测，记录24小时出入量。	曹丽
	18:25											平衡液	500	血液	20						√				√		急查血常规，动脉血气分析，床旁CT示：腹水或腹腔积血，腹腔穿刺，抽出不凝血液20ml。	
												止血敏2g	8															
												止血芳酸0.3g	30															
	18:35													尿	450						√		√		√		床旁心电图检查示：窦性心动过速。遵医嘱给予留置导尿，尿色清亮。术前准备已完成，送入手术室行剖腹探查术。	曹丽
	19:00	36	137	30	75/49	93	√																	×				
1小时小结												输入	1038	排出	470													

神志：清醒√　嗜睡△　意识模糊+　浅昏迷++　深昏迷+++　　瞳孔对光反射：灵敏√　迟钝+　消失++

2. 消化道出血患者危重护理记录单示例　见表4-9。

第4章 护理记录文书写作技巧及范例

表 4-9 危重患者护理记录单

姓名：张×　　科室：消化内科　　床号：5　　ID号：10387170　　住院号：606060　　护理级别：一级

2011年		生命体征				神志	食物及输入液种类		排出液量			病情、治疗及护理措施
日期	时间	体温	脉搏	呼吸	血压		名称	量(ml)	名称	量(ml)	性质	
11-6	10:00	36.8	116	20	98/64	√	10%葡萄糖液	500	呕血	400	血性	患者突感上腹不适，随即呕出暗红色鲜血约800ml。立即置三腔管，胃囊充气180ml，胃肠减压。患者精神紧张，给予安慰。
							脑垂体后叶素	2				
							10%葡萄糖液	500				
							甲氰咪胍	4				
	11:00		120	21	90/57		全血	200	血便	400	血性	
	12:00		120	20	90/56	√						
	14:00	37.3	116	19	98/60	√	全血	200				
	16:00		110	18	98/60	√	血浆	400	尿	200	淡黄	患者今呕血800ml，便血400ml，经禁食、三腔管压迫、输血输液等处理，现血压偏低，胃管内有少量血性引流液。请严密观察出血情况及生命体征。
												陈一
	12	小时	出入	量	小结		入量	1806	出量	1000		
					其中		10%葡萄糖液	1000	呕血	400		
							其他	806	血便	400		
									尿	200		
	18:00	37	106	18	102/63							
	20:00		108	19	102/60		10%葡萄糖液	500				
							甲氰咪胍	4				
	22:00		100	20	108/60							
11-7	0:00		96	19	110/68	√	平衡液	500	尿	150	淡黄	患者未继续出血，血压平稳，三腔胃管内有少许淡咖啡色液体。患者安静入睡。请继续观察。
												王敏
	2:00		92	18	106/60							
	4:00		88	17	108/63	√			尿	400	淡黄	
	6:00		88	18	108/69				引流液	450	淡黄	患者无出血现象，血压平稳，胃管见淡黄色引流液，晨间护理已做。
												肖红

续表

2011年		生命体征				神志	食物及输入液种类		排出液量			病情、治疗及护理措施
日期	时间	体温	脉搏	呼吸	血压		名称	量（ml）	名称	量（ml）	性质	
	24	小时	出入	量	总结		入量	2810	出量	2000		
							其中		呕血	400		
							10%葡萄糖液	1500				
							其他	1310	血便	400		
									引流液	450		
									尿	750		

神志：清醒 √　朦胧 △　嗜睡 +　浅昏迷 ++　深昏迷 +++

（五）质量考评

1. 眉栏和底栏　眉栏项目用蓝黑色墨水笔填写准确、完整，字迹清晰工整，不得涂改。底栏页码不出现错误。

2. 护理记录内容

（1）日期和时间记录及时、准确、真实。时间记录具体到小时、分钟。

（2）遵医嘱或病情变化，及时观察、准确记录生命体征。

（3）准确记录出入量。

（4）准确记录各种引流液的色、质、量和管道通畅情况。

（5）语言描述准确无误，用医学术语。

链接

入院患者护理记录单书写工作流程，见图4-2

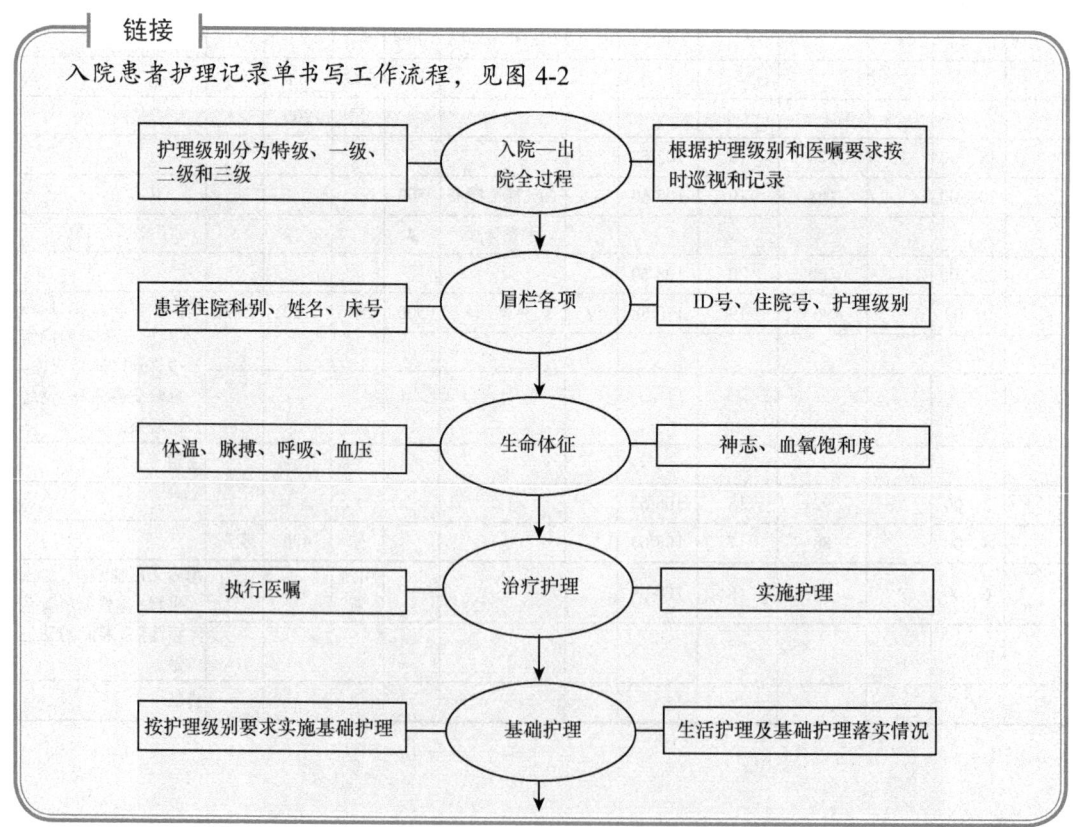

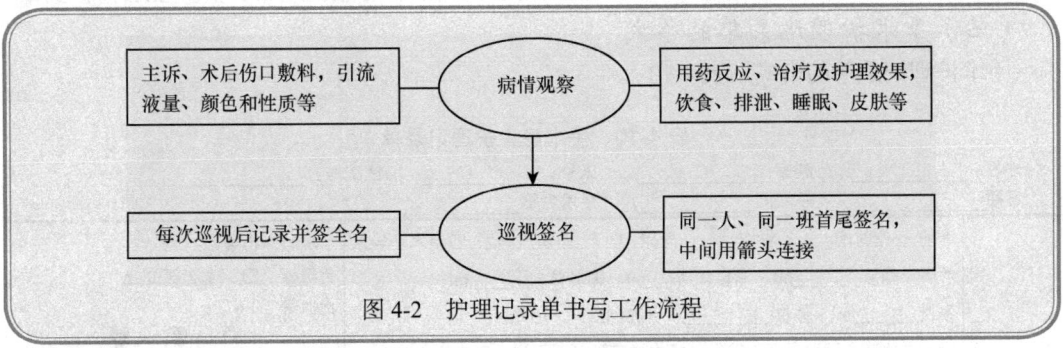

图 4-2　护理记录单书写工作流程

三、手术护理记录单

手术护理记录是指巡回护士对手术患者术中护理情况及所用器械、敷料的记录，应当在手术结束后即时完成。

（一）手术护理记录单的书写内容

手术护理记录单包括患者姓名、住院病历号（ID 号）、手术日期、手术名称、麻醉方式、术前准备、术中护理情况、术后患者交接、所用器械和敷料数量的清点核对，巡回护士和手术器械护士签名等。

（二）手术护理记录单的书写要求

1. 手术护理记录单为表格式，术前、术中、术毕的内容用打"√"或填写的方式逐项记录，不得漏项，其中不能涵盖的重要内容记录在"备注"栏内。

2. 术前巡回护士应核对患者的基本情况，如科室、床号、姓名、性别、年龄、住院病历号（ID 号）、生命体征、术前诊断、手术名称、手术部位、麻醉方式、手术间号、备皮、药敏试验结果、各种插管、术前用药、义齿、金属物品、贵重物品等进行核对。

3. 手术开始前，器械护士与巡回护士共同清点、核对手术包中各种器械、敷料的数量，由巡回护士据实用阿拉伯数字填写在相应栏内，每一栏均顶格填写。手术结束关闭体腔及皮肤缝合前、后和手术结束后再分别清点核对　次并记录。手术中多次追加的器械、敷料数用阿拉伯数字以"+"号相连。

4. 清点核对后由巡回护士和手术器械护士各自签名，如无手术器械护士等特殊情况，由巡回护士与手术医师核对并各自签名。

5. 手术结束缝合体腔或皮肤前，发现器械、敷料数量与实际使用量不符，护士应及时告知手术医师共同查找，查找结果应记录在"其他"一栏，参加查找的医师、护士各自签名。

6. 手术中需要交接班时，器械护士与巡回护士要共同交接手术进程及手术中所用器械、敷料的数量，并由巡回护士如实记录。

7. 与麻醉记录重叠的内容均以麻醉记录为据，如生命体征、出入量等，不在护理记录中重复。局部麻醉的患者由巡回护士记录麻醉记录单。

8. 使用止血带时，应注明使用部位、压力、开始及结束时间。

9. 对术中病情出现变化者，在备注栏内进行简明扼要的说明。

10. 手术毕，由巡回护士完成后将手术护理记录单置于患者病历中送回病房，与病房护士交接并签名，同时将患者带入手术室的物品与家属交接清楚并签名。

11. 各种无菌包消毒检测标识及植入体内医疗器具的标识等应粘贴在手术护理记录单背面。

（三）手术护理记录单的格式

手术护理记录单的格式见表4-10。

表4-10　手术患者护理记录单

姓名：_____　　科室：_____　　床号：_____　　住院号：_____
日期_____　　手术间_____　　手术名称_____

| 护理情况 | 术前：入室时间_____ 神志_____ 导尿：□无 □病房导尿 □手术室导尿
术中：输液_____ml、输自体血_____ml、输异体血_____ml、
尿量_____ml 体位_____ 引流：□有 □无
标本送冰冻：□已送 □未送　标本送病理：□已送 □未送
术中使用：□电刀 □氩气刀 □双极电凝 □超声刀 □显微镜 □C型臂
术毕：出室时间_____ 血压_____mmHg 脉搏_____次/分
皮肤情况：_____ 意识情况：□清醒 □半清醒 □未清醒
术后送回：□病房 □ICU 其他_____ | 下列物品位置图：
负极板 □　输液部位 △
止血带　+ |

器械名称	术前清点	术中加数	关体腔前	关体腔后	器械名称	术前清点	术中加数	关体腔前	关体腔后	器械名称	术前清点	术中加数	关体腔前	关体腔后
3#刀柄					心耳钳					针头				
4#刀柄					管道钳					电刀头				
7#刀柄					游离钳					清洁片				
组织剪					阻断钳					棉卷				
扁桃剪					哈巴狗					棉片				
线剪					压肠板					纱球				
眼科剪					胆道探子					棉球				
直血管钳					胆石钳					棉签				
小弯钳					眼科镊					纱条				
中弯钳					无齿镊					系肠带				
长弯钳					有齿镊					橡皮套管				
直蚊式钳					长平镊					小纱布				
弯蚊式钳					尖平镊					纱垫				
艾利斯钳					尖齿镊									
持针器					皮肤拉钩									
布巾钳					单头拉钩									
卵圆钳					双头拉钩									
分离钳					心内拉钩									
肺叶钳					头皮拉钩									
肺血管钳					显微器械									
直角钳					专科器械					备注：（清点情况记录并签名）				
肠钳					腔镜器械									
直可可钳					另加器械					关体腔前后清点对数				
弯可可钳					三角针					（手签）				
肾蒂钳					圆针					（手签）				
扁桃体钳					带线针									

手术器械护士_____　　接班_____　　巡回护士_____　　接班_____

续表

无菌物品监测记录粘贴处：

体内植入物条形码粘贴处：

填表说明：1. 表格内的清点数必须用数字说明，不得用"‥"表示。
　　　　　2. 空格处可以填写其他手术物品。
　　　　　3. 表格内的清点数目必须清晰，不得采用刮、粘、涂等方法涂改。

（四）手术护理记录单示例

手术护理记录单示例见表4-11。

表 4-11　手术患者护理记录单

姓名：__张××__　　科室：__肛肠外科__　　床号：__8__　　住院号：__635892__
日期：__2017-8-10__　　手术间：__12__　　手术名称：__腹腔镜下直肠癌切除术__

护理情况	术前：入室时间 __7:50__　神志 __清醒__　导尿：□无　□病房导尿　☑手术室导尿 术中：输液 __1600__ ml、输自体血 __0__ ml、输异体血 __200__ ml、 　　　尿量 __500__ ml　体位 __截石位__　引流：☑有　□无 标本送冰冻：□已送　☑未送　　标本送病理：☑已送　□未送 术中使用：☑电刀　□氩气刀　□双极电凝　☑超声刀　□显微镜　□C型臂 术毕：出室时间 __12:10__　血压 __100/80__ mmHg　脉搏 __92__ 次/分 皮肤情况 __完好无压红__　意识情况 ☑清醒　□半清醒　□未清醒 术后送回：☑病房　□ICU　其他_____

下列物品位置图：
负极板　□　　输液部位　△
止血带　　＋

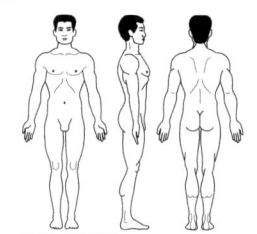

器械名称	术前清点	术中加数	关体腔前	关体腔后	器械名称	术前清点	术中加数	关体腔前	关体腔后	器械名称	术前清点	术中加数	关体腔前	关体腔后
3#刀柄	1		1	1	心耳钳					针头				
4#刀柄	1		1	1	管道钳					电刀头	1		1	1
7#刀柄	1		1	1	游离钳					清洁片				
组织剪	3		3	3	阻断钳					棉卷				
扁桃剪	1		1	1	哈巴狗					棉片				
线剪	2		2	2	压肠板					纱球				
眼科剪					胆道探子					棉球				
直血管钳	6		6	6	胆石钳					棉签	3		3	3
小弯钳	10		10	10	眼科镊					纱条				
中弯钳	4		4	4	无齿镊	1		1	1	系肠带				
长弯钳					有齿镊	2		2	2	橡皮套管				
直蚊式钳	1		1	1	长平镊	2		2	2	小纱布	10		10	10
弯蚊式钳					尖平镊					纱垫	5		5	5
艾利斯钳	2		2	2	尖齿镊									
持针器	2		2	2	皮肤拉钩	2		2	2					
布巾钳	8		8	8	单头拉钩	2		2	2					
卵圆钳	3		3	3	双头拉钩	2		2	2					
分离钳					心内拉钩									
肺叶钳					头皮拉钩									
肺血管钳					显微器械									
直角钳					专科器械					备注：（清点情况记录并签名）
肠钳					腔镜器械					关体腔前后清点对数
直可可钳					另加器械					张　丽（手签）
弯可可钳					三角针	2		2	2	王小妹（手签）11:30
肾蒂钳					圆针	4		4	4	
扁桃体钳					带线针					

手术器械护士　__张丽__　接班_____　　巡回护士　__王小妹__　接班_____

续表

无菌物品监测记录粘贴处：

体内植入物条形码粘贴处：

填表说明：1. 表格内的清点数必须用数字说明，不得用""表示。
　　　　　2. 空格处可以填写其他手术物品。
　　　　　3. 表格内的清点数目必须清晰，不得采用刮、粘、涂等方法涂改。

（五）质量考评

质量考评见表 4-12。

表 4-12　手术患者护理记录单书写质量考评表

科别：　　　　　考评人签名：　　　　　考评日期：

项目	内容	分值	扣分	得分
眉栏（5分）	记录单眉栏填写齐全、准确	5		
环节质量（90分）	1. 术前患者准备情况认真查对，准确填写	10		
	2. 术中手术体位填写正确无误	5		
	3. 术中电灼器使用种类填写正确	2.5		
	4. 导尿、插胃管各项填写完整	2.5		
	5. 止血带压力，充、放气时间填写准确无误、完整	10		
	6. 静脉穿刺位置记录准确无误	5		
	7. 术中填塞物各项记录完整、准确，有医师签名	10		
	8. 引流管、手术物品灭菌效果填写符合要求	5		

续表

项目	内容	分值	扣分	得分
环节质量（90分）	9. 手术物品清单填写正确无误，前后数字一致	30		
	10. 手术后患者交接，各项记录完整	10		
质量（5分）	记录单页面清洁整齐、内容无涂改、无缺项漏项，填写项目齐全	5		
合计（100分）		100		

第4节　护理告知及知情同意书

我国《医疗事故处理条例》第十一条规定，在医疗活动中，医疗机构及其医务人员应当将患者的病情、医疗措施、医疗风险等如实告知患者。而伴随我国医护人员及患者法律意识的增强，医护人员在进行各种护理活动和操作前告知患者及家属并取得其同意十分必要，这可较有效地保护护患双方的合法权益。

一、入院患者告知书

入院患者告知书是护理人员向新入院患者介绍病区工作人员、病区环境、住院制度等内容，并由患者或家属签字认可告知程序已履行的书面告知形式。

（一）入院患者告知书的书写内容及要求

1. 入院告知书的内容应包括人员介绍、一般知情同意、环境介绍、作息制度、探视制度、用药安全、禁烟、预防跌倒、注意事项等。

2. 护士应向患者详细介绍，并逐空填写主管医生、二线医生、责任护士和病区护士长的姓名。

3. 应在告知患者相关知识信息后及时让患者或家属在告知书上签名及日期，以确认告知过程已履行。

4. 执行护士告知完毕后签全名，完成眉栏项目并填写执行日期。

5. 入院告知要求在患者入院8小时内完成。急诊入院患者应以抢救为主，对家属或护送人员口头告知病情变化及治疗、护理等方面的情况，待患者病情平稳后，护士再补记告知相关内容。

（二）入院患者告知书的格式及示例

入院患者告知书的格式及示例见表4-13。

表4-13　入院患者告知书

姓名：_____　　科室：_____　　床号：_____　　住院号：_____

项目	内容
人员介绍	您的主管医师：×××　　二线医生：×××　　责任护士：××× 我们将竭诚为您服务，如有任何建议及意见可以向病区护士长_____×××_____反映，谢谢！

第4章 护理记录文书写作技巧及范例

续表

项目		内容
一般知情同意	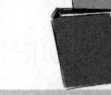	1. 您有义务配合住院期间的一般检查、治疗和护理，如需手术或特殊检查治疗，医生会与您签署知情同意书。 2. 我院为教学医院，您有义务配合我院的教学工作，我们会征求您的同意。
环境介绍	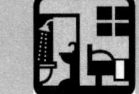	1. 病区设施介绍（厕所、浴室、病床、床头灯、陪护床……） 2. 安全通道在走廊尽头，防火门要随时关闭。 3. 床头和卫生间有呼叫器，需要时按下按钮即可，医护人员会及时来到您身边。 4. 住院部A区一楼设有超市、取款机。
注意事项	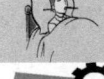	1. 请妥善保管自己的贵重财物。 2. 请保持病房整洁，不要乱扔垃圾，不要随地吐痰。 3. 请爱护公共财物，如人为损坏，请照价赔偿。 4. 微波炉仅供热熟食用，不能煮生食，定时开放，每日3次；严禁使用电饭煲、电热水器等家用电器。 5. 请尊重同病房患者/家属的隐私及休息权利，尽量减少干扰。 6. 请不要接触或自行调整治疗用的仪器设备及输液滴速。 7. 未经允许不能翻阅病案资料，不能随意进入医务人员办公区。 8. 如您有宗教信仰需求，请告诉主管医师。
作息制度	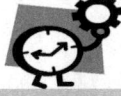	午休时间：12:00～14:00，晚上熄灯时间：21:30～22:00；休息时间请将病房内电视关闭。
探视制度		探视时间：15:00～21:00，重症监护病房探视时间遵循各科室规定。探视时请自觉遵守医院的规章制度，听从工作人员安排，请不要坐卧病床。
用药安全		1. 患者从家中带来或长期使用药物请在入院时告知医师，若需使用请将药物交由护士发放，不可存放于床边自行服用。 2. 服药或滴注药物时，有不舒服或注射部位疼痛、红肿的情形，请立即告知医护人员，由其评估药物滴注状况。
饮食	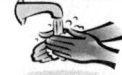	1. 患者的饮食由医师依病情决定，营养科配制，自带食品需经医生同意后方可食用。 2. 开饭时间：早7:00～8:00；中11:00～12:00；晚17:00～18:00（订餐电话：138××××××××）。
预防跌倒	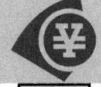	1. 活动受限请遵医嘱严格卧床休息。 2. 术后第一次下床要有医护人员在场。 3. 如果感头昏、眼花或四肢无力，请勿自行行走。 4. 在行走或个人卫生过程中，若感到头昏，立即坐下或蹲下，并寻求帮助。 5. 请勿在湿滑地板上行走，以免摔倒。
洗手	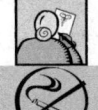	为了保护您和您的家人远离疾病传播，请在接触患者前后用肥皂洗手；进入房间时，请使用病房门口干洗手剂洗手。
住院费用		自费、商业保险、区县医保、居民医保请缴纳全额住院费用；主城区医保根据病情缴纳50%～70%住院费；报销比例按医保规定，自费部分由本人承担；如果欠费微机系统会自动停药。请保存好住院期间所有缴费收据，以便出院结账时需要。
请假制度		住院期间一般不离开医院，有特殊原因须外出应向主管医生和值班护士说明并书面请假。
禁烟		我院为"无烟医院"，为了您和他人的健康，请不要在医院内吸烟！

患者/家属签名：×××　　　　护士签名：×××　　　　日期时间：

二、特殊护理操作知情同意书

护理操作知情同意书是护理人员在为患者实施特殊、有创的护理操作前，以书面告知的形式向患者及家属说明操作的名称、目的、必要性、主要的操作程序步骤、操作中可能出现的风险、操作后的注意事项等内容，并由患者或其家属签名认可后，执行护士方可进行护理操作。

（一）特殊护理操作知情同意书的书写内容及要求

1. 护理操作知情同意书中的一般项目主要包括患者的姓名、性别、年龄、科室、床号、ID号、住院号等，护士填写时应逐项完整准确地填写。

2. 护理操作知情同意书正文为知情同意内容，主要包括护理操作名称、目的，操作中可能出现的不适、创伤性、应承担的风险及操作后的注意事项等。

3. 签字内容包括护患双方签名，日期必须具体到年、月、日、时、分。护方由告知护士签名；患方签名应由患者本人签署，如患者不具备完全民事行为能力，应由其法定代理人签署。如患者因病无法签字时，应由其近亲属签名。近亲属的排序为配偶、父母、成年子女、祖父母和外祖父母、成年兄弟姐妹。没有近亲属的，由其关系人签字。

为抢救患者，在法定代理人或近亲属、关系人无法及时签名的情况下，可由医疗机构负责人或者被授权的负责人签名。

如患者与亲属意见不一致，应首先尊重患者本人意见。

如因实施保护性医疗措施不宜向患者说明情况的，应由患者近亲属或法定代理人或关系人签署并应及时说明。

（二）特殊护理操作知情同意书的格式及示例

特殊护理操作知情同意书的格式及示例见表4-14。

表4-14 输血治疗知情同意书

科别：ICU	姓名：丁×	性别：女	年龄：73	床号：9	住院号：123456

临床诊断：
左侧股骨中段开放性、粉碎性骨折

护理操作项目名称：
输血治疗

护理操作目的：
术前输血

输血要求：
1.血型：O型
2.输血成分：红细胞悬液
3.输血时间：约2小时
4.输血量：800ml

输血包括输全血、成分血，是临床治疗的重要措施之一，是抢救急危重患者生命行之有效的手段。护士在输血过程中将遵守输血相关规定，严密观察输血反应。我院使用的血液或其制品已按卫计委有关规定进行检测合格，但由于当前科技水平的限制，在血液或其制品中仍有少数致病因子无法检出。因此，输血仍有某些不能预测或不能防止的输血反应和输血传染病：

1. 过敏反应；
2. 发热反应；
3. 感染病毒性肝炎（乙型肝炎、丙型肝炎等）；
4. 感染艾滋病、梅毒；
5. 感染疟疾；
6. 巨细胞病毒或EB病毒感染；
7. 输血引起的其他疾病。

续表

患者本人或亲属经慎重考虑，因病情需要同意输血治疗，对发生与本次输血有关的上述情况（经查实所输血液及制品符合卫计委有关规定的检测标准）表示理解，并不提出医疗纠纷的质疑。双方签名为证。

患者签名：丁× 　　　　　　　　　　告知者签名：李梅
家属签名：丁× 　患者与家属的关系：父女　　签名时间：2017 年 4 月 25 日 8 时 30 分
签名时间：2017 年 4 月 25 日 9 时 30 分

三、住院患者离院责任告知书

住院患者离院责任告知书是护理人员向住院患者告知不能擅自离院、擅自离院可能发生的后果及需要承担的责任等内容，并由患者或家属签字认可告知程序已履行的书面告知形式。

（一）住院患者离院责任告知书的书写内容及要求

1. 住院患者离院责任告知书应注明科室、床位、患者诊断，执行护士告知患者不能擅自离院的原因和重要性。

2. 执行护士应详细告知住院患者擅自离院可能发生的后果和严重性及擅自离院需要承担的责任。

3. 签字内容包括护患双方签名，日期必须具体到年、月、日、时、分。护方由告知护士签名，患方签名应由患者本人或家属签名，以确认告知过程已履行。

（二）住院患者离院责任告知书的格式及示例

住院患者离院责任告知书的格式及示例见表 4-15。

表 4-15　住院患者离院责任告知书

科别：消化内科　　姓名：杨×× 　　床号：13　　住院号：5982364

诊断：肝硬化

我于 2017 年 7 月 13 日入住消化内科 16 床，目前正处于住院治疗阶段，病情尚未稳定和康复。主管医、护人员已向我和我的亲属告知了医院有关住院患者应遵守的制度，强调了住院期间不能外出或外宿的原因，并向我们说明了擅自离院可能发生的后果，例如：

1. 院外意外伤害；

2. 病情加重、恶化、严重并发症、感染、出血等；

3. 猝死；

4. 其他严重的不可预料的意外情况；

5. 医保患者因离院所造成的住院费用不报销等。

上述情况经本人及家属考虑后，愿意遵守医院规定，对自行离院后可能发生的一切后果责任自负，与科室及医院无关。特签字为凭。

患者签名：杨×× 　联系电话：138×××××××× 　告知者签名：张晓静
家属签名：李×× 　家属与患者的关系：母子　　签名时间：2017 年 7 月 13 日 16 时 20 分
签名时间：2017 年 7 月 13 日 16 时 40 分

第5节 护理交接班报告

护理交接班报告又称病室报告，是值班护士重要的工作记录，也是向下一班交代的工作重点的凭证。该报告是由值班护士书写的书面交班材料，是其在值班时对本病室的护理工作动态、患者的流动情况和需要交代事宜的交班表述。由夜班护士第二天晨会作 24 小时口头综合交班。

> 链接
>
> 护理交接班工作流程见图 4-3。

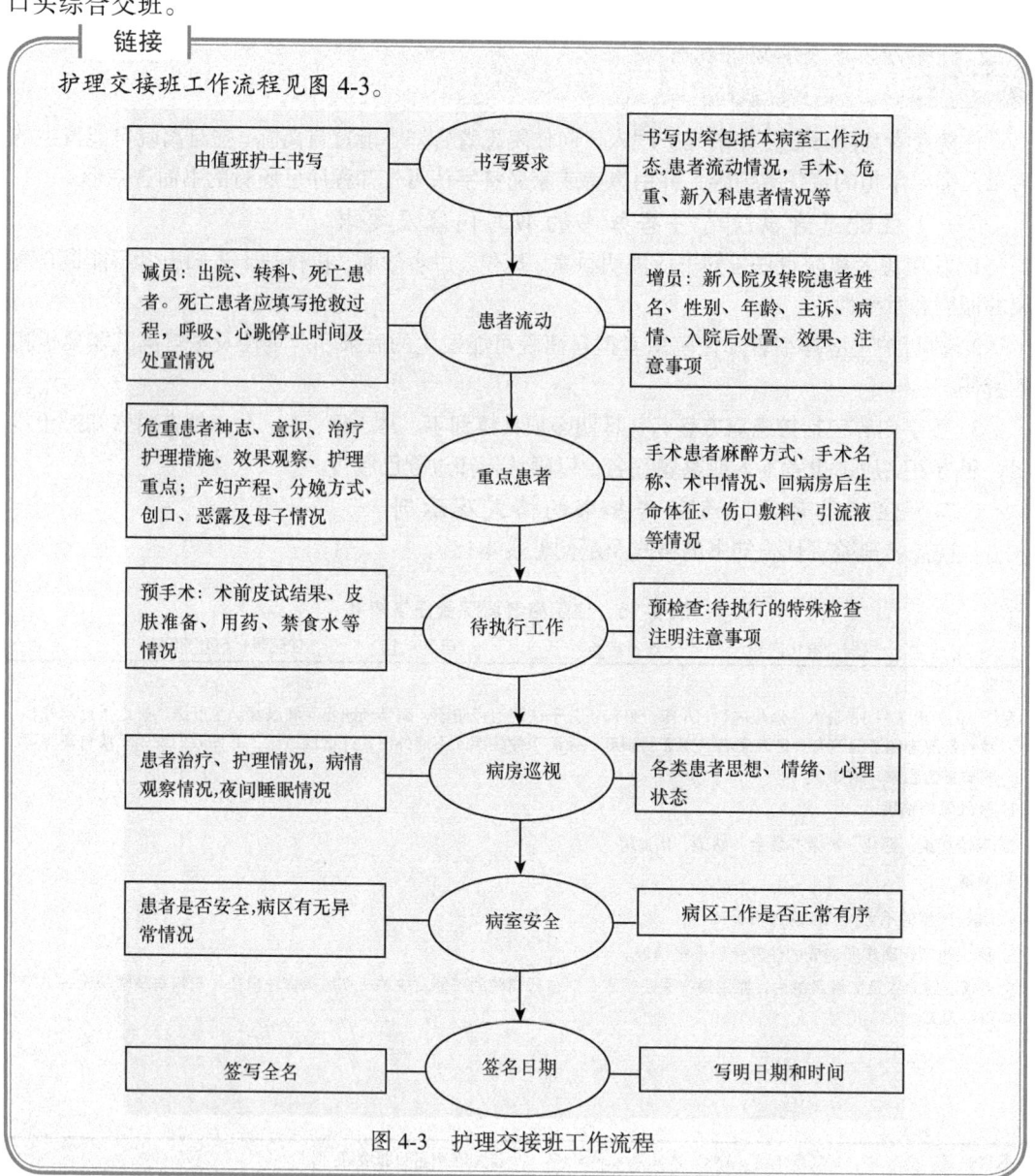

图 4-3　护理交接班工作流程

一、护理交接班报告的书写内容

护理交接班报告由值班护士将值班期间的患者情况、治疗情况及注意事项等护理工作动态作重点扼要的书面记录。主要书写内容有：

1. 新入院及转入患者。报告患者姓名、性别、年龄、入院时间、主诉、病情、曾行何种治疗、目前的病情、入院后给予何种处置及效果，并交代下一班应注意的事项。

2. 手术患者。报告患者在何种麻醉下行何种手术、术中情况、皮肤情况、清醒及回病室时间；返回病室后的生命体征；创口敷料有无渗血、渗液；各种引流管是否通畅；引流液的性质、颜色、量；能否自行排尿以及镇痛药物的应用等。

3. 产妇。报告产妇胎次、产程、分娩时间、分娩方式、分娩创口及恶露等情况，以及婴儿性别、体重等。

4. 危重患者。报告患者神志、意识、饮食等变化情况，以及所给予的治疗方法、护理措施和效果评价，下一班需要观察和护理的重点等。

5. 病危患者。在第一栏内顶格书写体温、脉搏、呼吸及测量时间。对于非病危患者书写时不写呼吸。

6. 病区各类患者均应报告思想情绪、心理状态及夜间睡眠情况。

7. 预备工作交代。预手术、预检查、待执行的特殊治疗，应注明注意事项、术前皮试结果、皮肤准备、用药、禁食、禁水等准备情况。

8. 有危重患者护理记录单的，病室报告可以简化，注明详见危重患者护理记录单即可。

二、护理交接班报告的书写要求

1. 护理交接班报告应在各班（白班、晚班、夜班）交班前按时完成。日间由主班护士书写，夜间由值班护士书写。书写者签全名，盖章无效。三班交接内容应有连贯性。

2. 护理交接班报告必须是值班护士在巡视患者，了解病室患者病情的基础上真实客观完成的。各栏目要填写工整齐全，无者写"0"，不得有空项、漏项。

3. 病情交班第一行空两格。手术患者诊断写术后诊断。交班报告第一页写满需续页时，下一页可以不写患者床号、姓名、诊断等。

4. 白天交班患者，如夜间交班内容在相应的格式内写不下时，可在当天交班的后面书写患者的床号、姓名、诊断及病情等。

5. 出院、转出、入院、转入、手术、分娩、病危、死亡、预手术、预检查、转床者，以上各项应在姓名项下以红笔注明。

三、护理交接班报告的书写顺序

1. 减员　包括出院、转院及转科（应交代转出科室）；死亡（应简要交代病情变化及抢救过程，呼吸、心跳停止时间，尸体料理情况等）。

2. 增员　包括入院、转入（注明由何科转来）。

3. 重点患者　包括病危、手术、分娩、有心理或情绪变化、病情发生突然变化的患者。

4. 预备工作交代　预手术、预检查、特殊检查及准备等。

四、护理交接班报告的格式及示例

护理交接班报告的格式及示例见表4-16。

表 4-16　护理交接班报告单

班次	原有	出院	转出	死亡	入院	转入	手术	分娩	病危	一级护理	特护	现有	备注
日班	20	1	1	1	1	0	1	0	1	2	0	17	2床：请假外出未归，手机关机，已报告值班吕医师。
晚班	17	0	0	0	0	0	0	0	1	2	0	17	
夜班	17	0	0	0	0	0	0	0	1	2	0	17	

床号	姓名	诊断	日班	晚班	夜班
3 出院	王明	甲状腺腺瘤	患者于今天上午 9：00 出院。		
12 转出	张歌	直肠癌术后	患者于今天上午 10：00 转肿瘤科继续治疗。		
20 病危 死亡	王国	胃穿孔修补术后 中毒性休克	患者术后第二天，病危，呈深昏迷……患者于 15：00 呼吸、心跳骤停，遵医嘱……15：50 床旁心电图成一直线，大动脉搏动消失，双侧瞳孔散大固定，抢救无效死亡，行尸体料理送太平间。		
22 入院 手术	张超	肛周脓肿根治术	T 36.5℃　　　　　P 86 次/分 于 14：00 患者男性，21 岁，主因左侧肛周脓肿，肿痛 1 周于 12：30 急诊入科……定于 15：00 在骶麻下行肛周脓肿一次性根治术，术中顺利。于 17：00 术毕回科……	T 36.4℃　P 76 次/分 于 18：00 患者夜间病情平稳，间断入睡，未诉特殊不适。液体于 22：10 顺利输完，无不良反应。伤口敷料包扎好无渗出。	T 36.1℃ P 80 次/分 于 6：00 患者夜间病情稳，间断入睡，未诉不适……
……	……	……	……	……	……

2017 年 9 月 3 日　　　　　　　　报告者：苏××　　　　　　许××　　　　　　马××
检查者签名：张××

五　质量考评

1. 格式符合要求。生命体征在交班报告第一行顶格书写，病危患者交代体温、脉搏、呼吸及测量时间，其余患者不写呼吸。第二行空两格书写。

2. 项目填写齐全，无漏项。眉栏填写完整，无漏项。年、月、日、页数填写完整。每一班次要填写好报告者的姓名，有带教教员的，带教教员也须签全名。交班前及时完成。

3. 顺序按要求书写。按床号顺序报告减员（出院、转院、转科、死亡），增员（入院、转入），重点患者（手术、分娩、危重、病情特殊变化的），预备工作交代（预手术、预检查、特殊实验检查）等。

4. 在内容上，要求病情描述确切、客观、真实，重点突出，对病情的观察、处置及时，连续性强。每个班次要交代下一班需要观察和注意的事项。

5. 语言精练，字迹工整，无错别字，页面清洁整齐，无污渍、无涂改，正确使用医学术语。避免口语化。病情诊断要写全称，不能省略。

6. 按规定使用红蓝笔。眉栏中的晚班、夜班用红笔书写，每个姓名项下的出院、入院、转出等用红笔书写，晚班、夜班的内容用红笔书写，护士长检查签全名用红笔书写。其余均用蓝笔书写（表4-17）。

表4-17 护理交接班报告单书写质量考评表

科别：　　　　　　考评人签名：　　　　　考评日期：

项目	内容	分值	扣分	得分
格式	符合要求	10		
顺序	按顺序要求书写	10		
眉栏	填写完整、齐全，无缺项、漏项	10		
语言	精练，正确使用医学术语	10		
字迹	工整清洁，无错别字，无涂改，红蓝笔按规定使用	15		
生命体征	准确，无遗漏	10		
内容描述	病情描述确切，重点突出，连续性强	20		
记录	完整、及时	10		
签名	检查者每天有检查、签名	5		
合计（总分100）		100		

第6节　护理小结与出院指导

护理出院记录是患者在住院期间，护士对患者实施整体护理中最后阶段的护理工作内容，一般包括护理出院小结和出院指导。

一、护理出院小结

护理出院小结是患者在住院期间，护士按照护理程序对患者实施整体护理全过程的总结，也是对护理计划实施效果评价和护理经验教训的总结。

（一）护理出院小结的书写内容

1. 患者一般项目。包括患者就诊的姓名、住院号等。
2. 患者住院诊断、住院日期、出院日期及住院总天数、出院时的病情。
3. 患者住院期间分级护理情况，护理计划实施效果及效果评价（包括自我、患者、上级护师、护理部的评价），是否达到预期的护理目标。
4. 护理全过程的经验及教训。

（二）护理出院小结的书写要求

1. 出院护理小结应在患者出院前完成。
2. 内容叙述应简明扼要，力求全面、具体、真实。

（三）护理出院小结的格式及范例

范例

出 院 小 结

患者因车祸致伤头面部，头痛、恶心、呕吐2小时来院就诊，行颅脑CT检查后，以外伤性蛛网膜下隙出血收治入院于2017年10月1日9：30am。遵医嘱给予吸氧、头部冰帽降温、止血、脱水降颅内压、营养神经细胞等治疗，同时给予健康教育、心理疏导等护理措施，住院9天，今日8：00am医嘱通知出院，协助患者家属办理出院手续，并嘱患者出院后按医嘱服药，注意休息、劳逸结合，保证充足的睡眠时间，合理饮食、预防感冒，按医嘱复诊，如有不适随时复诊。

责任护士：王××

护理出院指导

护理出院指导是患者在住院期间护士对患者实施整体护理中最后的一次护理工作内容。在患者即将出院前1～2天内，护士按患者全身心的状态及有关医学知识，书写好患者出院后需要注意的问题交给患者，以指导患者及家属出院后的饮食起居、按时服药、预防疾病、自我调养、自我保养、功能锻炼、复诊就医等方面的注意事项。

（一）护理出院指导的书写内容

1. 预防发病诱因。
2. 出院带药、用药的方法及注意事项。
3. 饮食调节。
4. 情志调节。
5. 体育锻炼、功能锻炼、养生保健。
6. 定期复查及信息反馈等。

（二）护理出院指导的书写要求

1. 认真填写，通俗易懂，对患者有指导意义。
2. 指导内容要具体且有针对性，分条记录。在患者出院前，护士必须与患者和家属直接见面，便于患者掌握出院后的自我保健常识和用药的方法等。
3. 根据患者情况，必需的指导内容不应遗漏。如消化系统疾病的患者有关饮食调养、饮食禁忌的指导内容不可遗漏。
4. 写明出院日期。

（三）护理出院指导的格式及范例

范例

护 理 出 院 指 导

姓名：许××　　科别：心内　　病区：内四　　床号：9　　住院号：205485

一、按医嘱继续服药治疗，6～8周后适当增加活动，可在室内或室外散步，散步速度要慢，以不感心慌不适为宜。

二、随身携带急救盒，内装心血管病常用急救药，使用后及时补充，长期未用的药定时更换。

三、在心绞痛发作时，切勿慌张，可就地休息，勿活动，可取疼痛最轻体位，通常是坐位、屈膝，并解上衣和领扣，同时舌下含硝酸甘油一片，必要时要车送附近医院急诊治疗。

四、尽量避免心绞痛的诱发因素，如劳累激动（发怒、焦虑、过度兴奋）、受寒，饱餐，吸烟等。

五、注意饮食，勿过饱，主食每日不超过7~8两，食物应易消化，少动物脂肪。少食含胆固醇高的动物内脏，多食富维生素的蔬菜、水果及含纤维素的食物，保持大便通畅。

六、定期来心内科门诊复查，根据不同情况，医师可给予院外指导。

责任护士：×××
2017年10月10日

第7节　护理记录文书相关制度

一、查对制度

1. 医嘱应做到班班查对、每天总对，包括医嘱单、执行卡、各种标识（饮食、护理级别、过敏、隔离等）等，设有总查对登记本并签名。

2. 执行医嘱要严格执行"三查八对"。

三查：操作前、操作中、操作后查（查八对内容）。

八对：床号、姓名、药名、剂量、浓度、时间、方法、有效期。

3. 清点和使用药品时，要检查药品标签、批号和失效期，检查瓶盖及药瓶有无松动与裂缝，安瓿有无裂痕，药液有无变色与沉淀，任何一项不符合标准，均不得使用。药物准备后，应有第二人核对，确认准确无误后方可执行。

4. 麻醉药使用后要保留安瓿备查，同时在毒、麻醉药品管理记录本上登记并签全名。

5. 输血前要经两人查对（查对品种、采血日期、血液有无凝血和溶血现象、血袋有无泄漏、输血量、供血者与受血者的姓名与血型、交叉配血结果等），并在医嘱单、输血单上查对两人签名。输血过程中注意输血反应，血液输完后保留血袋24小时备查。

6. 使用无菌物品和一次性用物时，要检查包装和容器是否严密、干燥、清洁，灭菌日期、有效日期、灭菌效果指示标志是否达到要求，包内有无异物等。

7. 各项医嘱处理后，应查对并签名。

二、分级护理制度

分级护理是医师根据病情及医嘱形式下达的护理等级，级别分别为特级护理、一级护理、二级护理、三级护理四种。要在床头卡及一览卡设置护理标记。

（一）特级护理

1. 病情依据

（1）病情危重随时需要进行抢救的患者和监护患者。

（2）各种复杂或新开展的大手术患者。

（3）严重外伤和大面积烧伤患者。

2. 护理要求

（1）入抢救室或监护室，24小时设专人护理（来不及搬动或病情突然发生变化的患者，可就地抢救）。严密观察病情变化，随时测量并记录生命体征。

（2）备齐抢救药品和器械，保证应急使用。

（3）设危重护理记录单，记录24小时液体出入量，内容完整准确。

（4）对患者做到"八知道"（床号、姓名、诊断、治疗、病情、护理、饮食、心理），认真细致地做好各项基础护理工作，杜绝并发症发生。

（5）准确执行医嘱，认真完成各项抢救措施，严防差错事故发生。

（6）制订护理计划，并根据病情变化提出护理问题和措施，做出效果评价。

（二）一级护理

1. 病情依据

（1）重症、各种大手术后及需要严格卧床休息、生活不能自理者。

（2）各种内出血或外伤，高热、休克、昏迷、肝、肾、心、呼吸功能衰竭或极度衰弱者。

（3）早产儿、瘫痪、惊厥、子痫、晚期肿瘤等患者。

2. 护理要求

（1）严密观察患者病情变化及治疗效果，15～30分钟巡视1次。

（2）对患者病情做到"八知道"，协助患者解决生活需要。

（3）了解患者心理状态和思想情况，做好心理护理。

（4）制订并执行护理计划，做好各种护理记录。

（5）加强基础护理（口腔、压疮护理等），无护理并发症发生。

（三）二级护理

1. 病情依据

（1）床上生活可以自理，但仍需卧床者。

（2）大手术后病情稳定，年老体弱或慢性病不宜过多活动者。

（3）一般手术后及轻型先兆子痫者。

2. 护理要求

（1）卧床休息，根据病情可床边轻度活动。

（2）注意观察病情，特殊治疗用药后的反应及效果：每1～2小时巡视1次，做好各种护理记录。

（3）做好基础护理和生活护理，协助患者翻身，加强口腔、皮肤护理，预防并发症发生。

（四）三级护理

1. 病情依据

（1）疾病恢复期患者。

（2）慢性病患者。

2. 护理要求

（1）督促遵守院规，保证休息，注意患者饮食。

（2）对产妇进行妇幼卫生保健，咨询指导。

（3）进行卫生科普宣传。

（4）掌握患者的病情变化和心理状况，做好各种护理记录。

三 执行医嘱制度

> 链接
>
> 执行长期医嘱、临时医嘱工作流程见图4-4、图4-5。

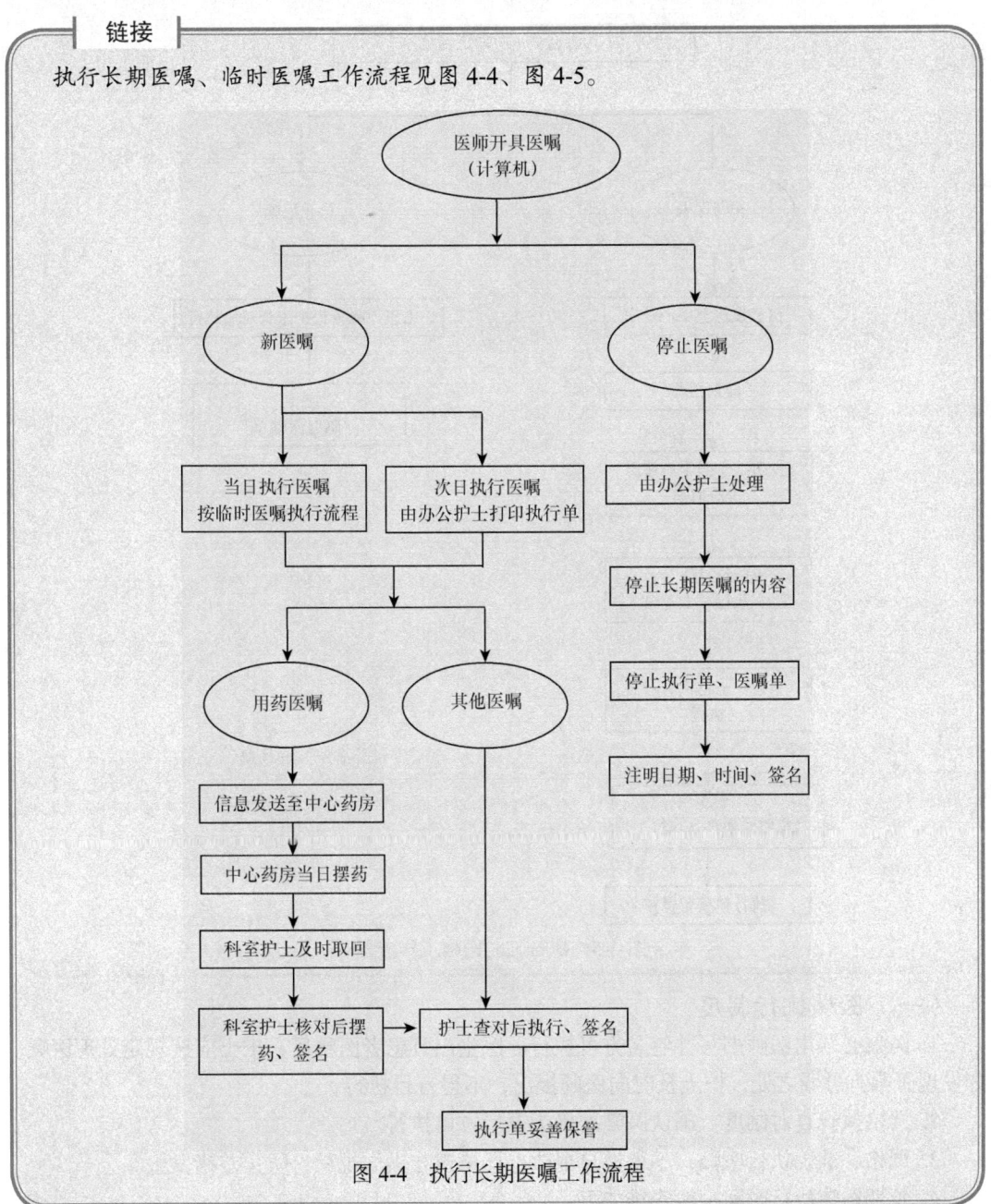

图4-4 执行长期医嘱工作流程

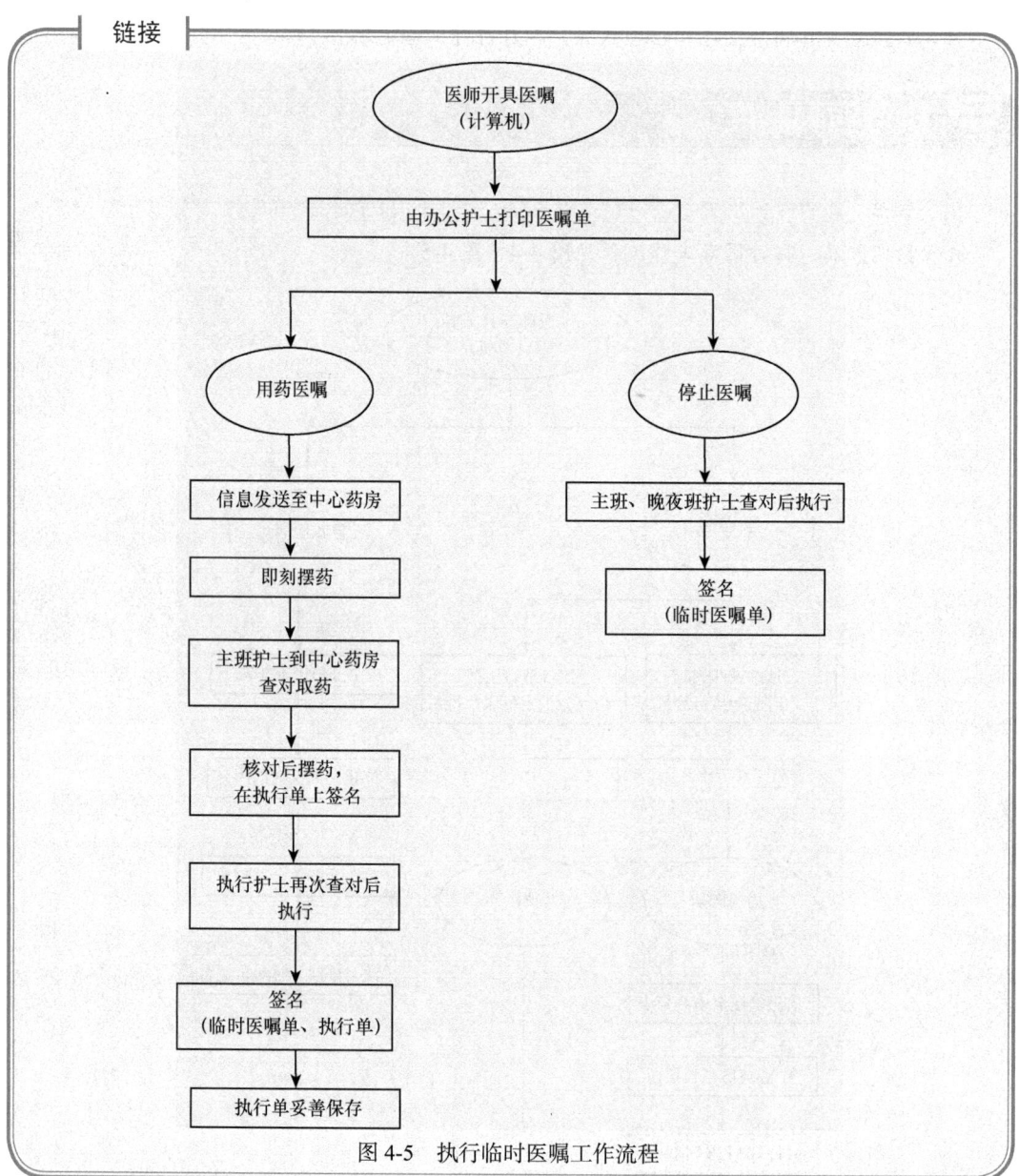

图 4-5 执行临时医嘱工作流程

（一）医嘱执行制度

1. 医嘱必须由医师书写并签名方可执行。医生出具患者医嘱后，护士应按规定处理医嘱。如发现医嘱有可疑之处，护士及时向医师提出，不得盲目执行。

2. 严格执行查对制度。确认医嘱准确无误后方可执行。

3. 严格、准确执行医嘱，不得擅自更改；严格遵守操作规程，防止差错发生。

4. 长期医嘱执行时间一般安排如下：

qd　8：00

bid　8：00　　20：00

tid　8：00　　12：00　　16：00

qid　8：00　　12：00　　16：00　　20：00

q4h	8：00	12：00	16：00	20：00	24：00	4：00
q6h	8：00	14：00	20：00	2：00		
q8h	8：00	16：00	24：00			

5. 医嘱执行后，执行者应签执行时间和姓名。

6. 一般情况下，医师不得下达口头医嘱。因抢救急危重患者需要下达口头医嘱时，护士应当复通一遍无误方可执行。抢救结束后，护士应当督促医师即刻据实补记医嘱。

7. 因故未能按时执行医嘱时，应设法补上。因故不能执行医嘱时，应及时报告医师处理并记录。

8. 密切观察治疗效果和不良反应，发现异常情况及时报告医师处理并记录。

（二）关于医嘱执行单签字及保存的规定

为严格执行查对制度及医疗文件管理规范的要求，进一步规范医嘱执行单的使用及管理，特作如下规定：

1. 签字　执行医嘱后，执行者（包括核对者及执行者）必须在执行单上（包括服药单、肌内注射单、静脉注射及输液单等）签字。

2. 保存

（1）病房有服药单、肌内注射单、静脉注射单执行本（即原治疗本），使用中的执行单由每日护士核对医嘱后打印并放于执行本中。

（2）服药单、肌内注射单、静脉注射单等使用并签字后的执行单每天汇总、装订，并按日期存放在固定位置。

（3）每月将当月执行单汇总、装订成册，注明名称、月份、科室。

（4）每月装订好后交病案室库房保管，保管年限 15 年。

四 值班、交接班制度

1. 护士必须实行 24 小时连续的轮班制，严格遵守医院规定的工作时数与护士长派班制度。

2. 值班护士必须坚守岗位，严守劳动纪律，做到"四轻"（说话轻、走路轻、操作轻、开关门窗轻），"十不"（不擅自离岗外出、不违反护士仪表规范、不带私人用物入工作场所、不在工作场所内吃东西、不做私事、不打瞌睡、不闲聊、不与患者及探陪人员争吵、不接受患者馈赠、不利用工作之便谋私利）。

3. 按时交接班，提前做好接班前的准备工作。在交接未清楚之前，交班者不得离开岗位。

4. 掌握病室动态及患者的病情与心理状态，保证各项治疗护理工作准确、及时地完成。

5. 严格执行"十不交接"　衣着穿戴不整不交接；危重患者抢救时不交接；患者出、入院或转科、死亡未处理好不交接；皮试结果未观察、未记录不交接；医嘱未处理完不交接；床边处置未做好不交接；物品、麻醉药品数目不清楚不交接；清洁卫生未处理好不交接；未为下一班工作做好准备不交接；护理记录未写完不交接。

6. 对患者实行逐个床头交接，如发现病情、处置交代不清和患者不在病房时须立即查问。接班时发现的问题应由交班者负责，接班后发现的问题应由接班者负责。

7. 交接班形式　集体早交班（医护集中、分开交替等形式酌情选用）、床头交班、口头交班、书面交班。集体早交班应限定在 15～30 分钟。

五、病历排列顺序

1. 病历首页。
2. 住院证。
3. 死亡报告单。
4. 入院记录（包括专科表格病历）。
5. 病程记录　如有手术应按术前小结、术前讨论、手术同意书、麻醉同意书、麻醉和精神药品使用知情同意书、麻醉前访视记录单及风险评估记录单、手术风险评估表、手术安全核查表、麻醉记录单、手术清点记录单、手术护理记录单、手术病人评估及交接记录单、手术记录、麻醉恢复评估记录单、麻醉术后随访记录单、术后病程记录的顺序排列。如有多次手术，应穿插在相应时段的病程记录后，按先后次序排列；如有转科，按照转入记录和转出记录顺序排列。如有交班者，按交接班记录和接班记录顺序排列。
6. 出院记录或抢救记录、死亡记录、死亡讨论。
7. 会诊记录（按会诊时间先后顺序排列）。
8. 医患沟通记录。
9. 临床路径表。
10. 病案书写质量评定标准表。
11. 医院感染登记表。
12. 各类特殊检查和治疗的同意书、审批表、治疗单。
13. 辅助诊断检查报告单，按X线报告、CT报告、MRI报告、ECT报告、PET报告、超声报告、病理报告单、其他检查报告单、心电图报告的顺序排列。同一种报告单按时间先后顺序排列。
14. 检验报告单，按页码顺序排。
15. 特殊治疗记录单　血糖监测记录单、血压监测记录单。
16. 各类评估单　压疮评估及预防护理记录单、疼痛评估记录单、导管滑脱危险度评估单等。
17. 护理计划单。
18. 各种护理记录单（按时间先后顺序）　一般患者护理记录单、手术护理记录单、危重护理记录单/监护室治疗护理记录单/专科护理记录单。
19. 临床路径表单。
20. 血液制品输注操作环节监测表。
21. 住院患者转科/转院记录单/急诊患者入院交接单/保护性约束评估单。
22. 长期医嘱（按时间先后顺序）。
23. 临时医嘱（按时间先后顺序）。
24. 体温单（按时间先后顺序）。
25. 新生儿病历（同前出院病历）。
26. 门诊病历首页、续页、门诊检查报告单、门诊检验单等。
27. 入院告知书、健康教育记录单。
28. 他院病历资料、患者身份证、医保复印件等。

六、病房医疗文件管理制度

1. 由病房护士长负责管理，护士长不在时由办公护士负责管理，各班护理人员均须按管理要求执行。

2. 住院期间医疗文件要求定点存放，病历中各种表格单均应排列整齐，不得撕毁、拆散、涂改或丢失，用后必须归还原处，加锁保管放置。

3. 患者不能自带病历出科室，会诊、外出、转院时，只需携带病历摘要。

4. 患者出院或死亡后，病历需按规定排列装订整齐，送住院处并登记执行交接手续、签收，由病案室负责保管。

5. 护理记录、特护记录、监护记录按要求记录，全部用完后妥善保存，出院时随病历装订。

6. 护士长每周检查 1 次各种护理记录，确保书写质量。

7. 住院患者、探陪人员未经医师许可，不得私自查看病历或自带病历外出。

8. 出院病历需经护士长质控后才能出科。

第 8 节　其他护理记录文书工作流程

一、患者健康教育工作流程

患者健康教育工作流程见图 4-6。

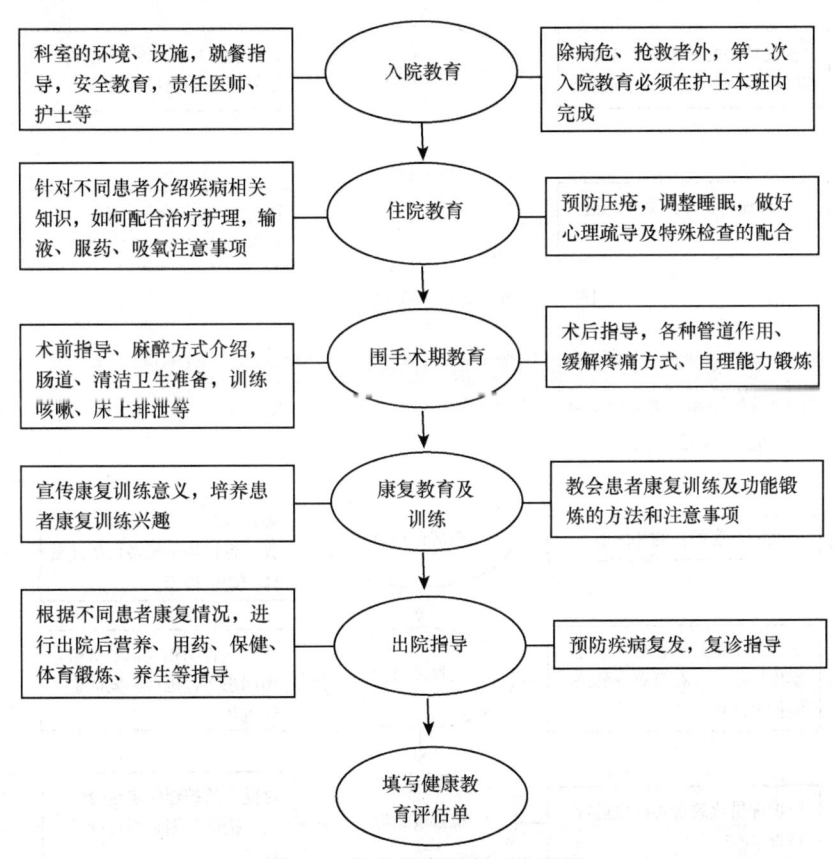

图 4-6　患者健康教育工作流程

二 护理计划单制定工作流程

护理计划单制定工作流程见图 4-7。

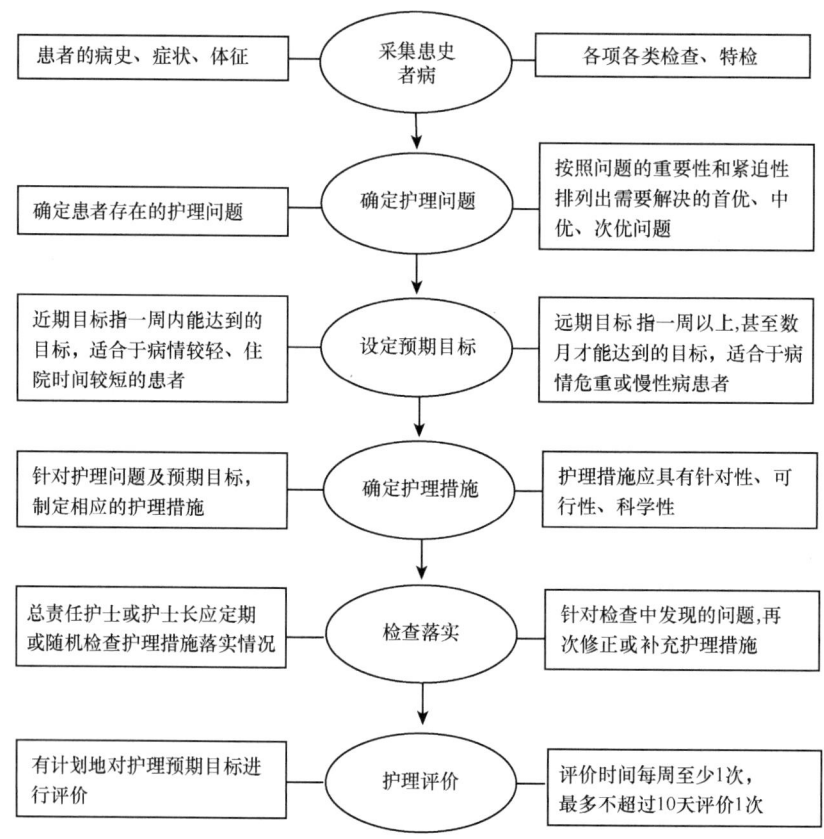

图 4-7 护理计划单制订工作流程

三 护理查房工作流程

护理查房工作流程见图 4-8。

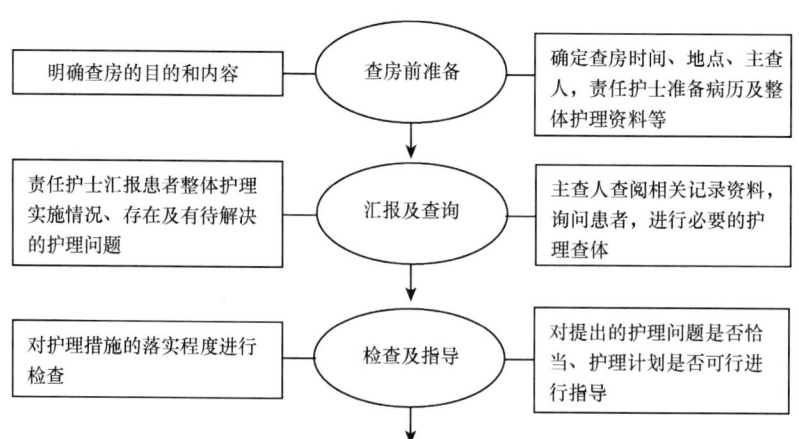

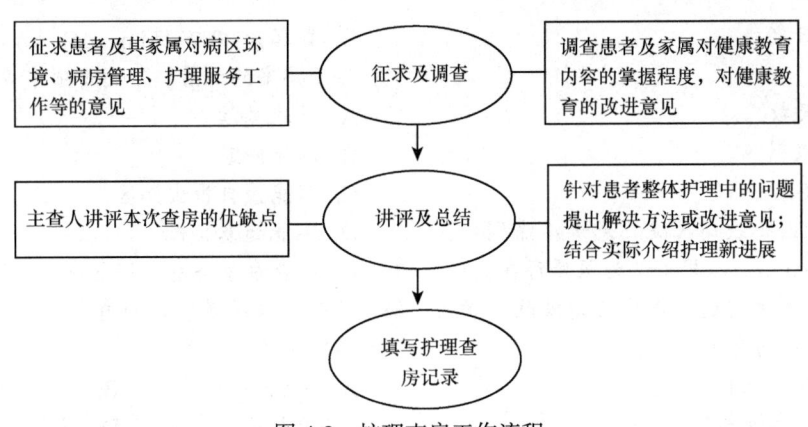

图 4-8 护理查房工作流程

护考链接：

1. 书写病室交班报告应先写（　　）
   A. 危重患者　　　B. 转入患者　　　C. 手术患者
   D. 出院患者　　　E. 新入院患者

   分析：病室交班报告的书写顺序按出院、转出、死亡、新入院、转入、手术、分娩、病危、病重等顺序逐项书写，每项依床号顺序排列的要求。故本题的答案为 D。

2. 护士在执行医嘱时不能（　　）
   A. 根据需要自行调整医嘱　　　B. 严格遵守医嘱执行制度
   C. 有疑问时重新核对医嘱　　　D. 患者有不良反应时复核医嘱
   E. 抢救时执行医生的口头医嘱

   分析：根据医嘱执行规范流程和相关要求，只有 A 项为错误选项。故本题的答案为 A。

3. 急性胰腺炎伴意识模糊患者入住 ICU，其特护记录单记录的内容不包括（　　）
   A. 护理措施　　　B. 生命体征　　　C. 出入液量
   D. 神志、瞳孔　　　E. 患者社会关系

   分析：按照危重患者护理记录单的填写要求，E 项"患者社会关系"不属于记录单记录内容。故本题的答案为 E。

小结

小结：本章中，护生需要了解临床常用护理记录文书的含义、种类、特点、作用。熟悉临床护理记录文书相关制度与工作流程。掌握各类常用临床护理记录文书的格式、内容及遣词造句，掌握其在实际中的写作运用，以便在今后的护理工作中更得心应手。

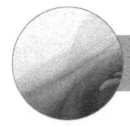

目标检测

一、选择题

1. 患者在住院期间，其医疗护理文件应保管于（　　）
   A. 病房　　　B. 住院处
   C. 护理部　　D. 医务处
   E. 病案室

2. 患者出院后，其医疗护理文件应保管于（　　）
   A. 出院处　　B. 住院处
   C. 医务处　　D. 护理部
   E. 病案室

3. 医嘱的内容不包括（　　）

A. 医嘱日期
B. 饮食
C. 住院天数
D. 护理级别
E. 医生签名

4. 一位患者因胆绞痛入院。患者疼痛剧烈，医嘱吗啡 5mg,iv。护士认为医嘱存在错误，去找这位医生沟通，医生拒绝修改。护士的做法不妥的是（　　）
   A. 报告给护士长
   B. 报告给上级医生
   C. 按医嘱执行
   D. 暂缓执行医嘱
   E. 报告给科主任

5. 在下列患者中，护士在书写交班报告时首先应写（　　）
   A. 4床，患者甲，上午10：00转呼吸科
   B. 18床，患者乙，上午9：00入院
   C. 21床，患者丙，上午8：00手术
   D. 25床，患者丁，下午行胸腔穿刺术
   E. 30床，患者戊，医嘱特级护理

6. 下列属于长期备用医嘱的是（　　）
   A. 一级护理
   B. 可待因 30mg, q8h, prn
   C. 普食
   D. 氧气吸入
   E. 青霉素80万U im, q6h

7. 关于病案的保管，下列哪项不妥（　　）
   A. 要求整洁
   B. 不能撕毁
   C. 不能擅自携出病区
   D. 不能随意拆散
   E. 患者希望查看，护士应满足他的要求

8. 护理工作质量监控的自我监控中最重要的层次是（　　）
   A. 护理部　　　B. 总护士长
   C. 护士长　　　D. 护士
   E. 护理员

9. 下列情况常规作为不良事件上报护理部的是（　　）
   A. 患者给药错误　B. 患者治疗延误
   C. 家属不满投诉　D. 护士夜班脱岗
   E. 患者管路滑脱

10. 运用PDCA循环的护理管理方法，对护理质量持续改进，其中"D"代表的含义是（　　）
    A. 计划　　B. 检查　　C. 实施
    D. 循环　　E. 处理

（吕绍玖）

第5章 护理论文、医护科普文的写作

> 引言：护理论文是以护理科学及相关学科的理论为指导，经过科研设计、实验、观察取得第一手资料（直接资料），再经归纳分析及必要的统计学处理而撰写成的护理科技文章或运用第二手资料（间接资料）经过综合、分析、整理而成的护理科技文章。护理论文有利于传递护理学科发展的动态、研究成果、经验及技术信息，有利于发展护理学理论及护理事业，有利于提高护理水平。医护科普文是医护人员用人们通俗易懂的语言阐释深奥难懂的医学问题，医护科普文的写作是护理人员提高护理质量的有效途径。要写好护理论文和医护科普文，就要正确把握专用医学语体和通俗语体的差别。

第1节 护理论文概述

一、概述

（一）护理论文的分类

护理论文与其他科技论文一样，种类很多，可用不同的方法从不同的角度进行分类。

1. 根据学科范畴分类

（1）基础护理论文：是针对基础护理某个方面的课题进行研究或反映其研究成果的学术性文章，如《静脉输液针头内回血凝集后再回输的实验研究》《静脉输液外渗后早期不同处理方法的比较》等。

（2）临床护理论文：是针对临床专科护理中的某个问题进行研究或反映研究成果的学术性文章，是提高临床护理水平，促进护理学向深层发展的重要手段。是目前护理论文中数量最多的一类论文，如《常温下温血灌注心内直视手术的护理配合》《肝硬化合并上消化道出血患者静脉输液中的细节护理》《老年糖尿病夜间低血糖的预防及护理》等。

（3）护理管理论文：阐述护理管理者在护理行政、业务和教育管理中的经验及方法，反映护理管理水平和成果一类的论文，如《风险管理在护理管理中的应用》。

（4）护理教育论文：是护理教育成果的论说性文章，如《临床护理教学中的伦理问题与对策》等。

（5）中医护理论文：中医护理是以中医理论为指导，研究和阐明人类疾病的康复、护养、预防和保健的一门综合性应用学科。它既是中医学的组成部分，又是护理学的重要分支。中医护理论文是针对中医护理中某个问题进行研究或描述研究成果的文章,如《老年冠心病心绞痛的中医护理 80 例临床分析》《陈皮木香水预防术后腹胀 184 例观察》。

（6）心理护理论文：是在心理护理方面研究成果的论说性文章，如《住院精神患者心理需求调查》《群体心理因素对〈急救护理学〉教学的影响》等。

> **链接**
>
> **样本选取的方法**
>
> 在科学研究中，样本选取的方法包括概率抽样和非概率抽样两大类。其中概率抽样主要包括简单随机抽样、分层随机抽样、按比例分层随机抽样、整群抽样；非概率抽样主要是便利抽样。

（7）其他护理论文：如社会护理论文，社会护理是从护理学角度出发，运用社会学的分析方法，研究社会因素与健康和疾病的关系、护理与社会的相互作用关系的一门综合性应用学科。社会护理论文正是反映这门学科在研究成果、经验教训、实践过程等方面情况的学术论文，如《精神科护理潜在的法律问题》《举证责任与护士的证据意识》。

> **链接**
>
> **SPSS 浏览**
>
> SPSS 是 statistics package for social science 的英文缩写，它最初是由斯坦福大学的三名学生于 1968 年开发的统计软件分析系统，并基于该系统于 1975 年在芝加哥成立了 SPSS 公司。经不断更新和完善，该软件目前是国际上最著名和使用最广泛的统计分析软件，其统计分析功能十分强大，能完成许多复杂的数据分析过程。

2. 根据论文体裁分类

（1）论著：是护理论文的标准形式，也是各种学术期刊和学术会议采用的主要体裁。它是总结护理方面的理论研究、临床实验研究等方面成果而撰写的学术论文，如《儿童情绪不稳定及其影响因素的研究》《母乳喂养自信心在护理实践中的应用》等。

（2）报道：报道类文章是通过观察或实践，对罕见的或有特殊意义的病例、护理器械改革、护理技术、操作经验、体会等具体事实予以展露，通过交流供同行借鉴、分析、探讨，如《1例心肺联合移植术患者的护理》《自制充气式甲状腺手术体位垫》等。

（3）讲座：护理讲座是就护理领域的某一专题，在知识和技术方面的阐释。讲座所谈的内容相对高端，有较高的学术水平和研讨价值。作者需对该专题有较广泛深入的研究。讲座比一般的护理论文内容要专业，学术性强。一般都是最新的学术研究成果，如《护理心理的研究进展》《护理干预对糖尿病遵医行为影响的研究》等。

（4）综述：是某一时间内，根据他人的论文和著作中的数据、资料和主要观点等，经归纳整理、分析提炼而写的文章。综述属三次文献，专题性强，涉及范围较小，具有一定的深度和时间性，能反映出这一专题的历史背景、研究现状和发展趋势，具有较高的情报学价值。阅读综述，可在较短时间内了解该专题的最新研究动态，可以了解若干篇有关该专题的原始研究论文。国内外大多数医学期刊都辟有综述栏目，如《腹腔感染的外科护理进展》《高血压病护理学新进展》等。

（5）文摘：护理文摘是把有关护理的科技论文的要点以简短的文字表达出来。具有文字少、信息容量大的特点，便于交流和检索。

3. 根据研究方法或性质分类

（1）实验研究型论文：实验研究型护理学论文是利用科学的实验方法获取客观数据，经整理、分析、讨论、撰写而成，如《透析高血压患者的动态血压监测及护理观察研究》。

> **链接**
>
> **平均数的差异性 t 检验**
>
> 我们常常需要对两个或更多个总体参数之间的差异性进行分析，对总体分布形态及其他特征进行考察等，这就要用到假设检验。假设检验的基本任务就是利用样本数据及其相互关系，检验关于总体参数或总体分布形态的某些假设是否合理，确定建设的可接受程度。单样本平均数的显著性检验，主要考察单个样本的平均数与特定总体平均数间是否具有显著差异；两个样本平均数差异的显著性检验，主要是通过样本平均数之间的差异来推断两个样本所代表的总体是否存在显著性差异。

（2）调查报告型论文：调查报告型护理论文是以对现场调查的方法取得数据，经整理、分析、讨论、撰写而成。其特征是对所研究对象不采取人工控制的方法，通过调查获得客观真实的资料并得出结论，如《手术患者住院健康教育需求调查分析》。

> **链接**
>
> **方差分析**
>
> 在医护科学研究中，常常要对 3 个、4 个甚至更多的数据样本同时进行差异的显著性检验，这就不能直接用 t 检验方法，而是要用方差分析方法。方差分析的基本原理：先计算多个数据样本总的变异量，将其分解为各个研究变量的变化效应（包括主效应和交互效应），并与随机误差的方差相比较，研究变量的效应方差是否达到了显著性水平。至于分解后剩余的部分则称为残差，残差是研究变量之外的因素引起的变异量。

（3）经验体会型论文：经验体会型护理论文是以总结临床护理经验、体会为主，通过介绍，达到交流经验、提高护理水平的目的。其特征是紧密结合工作实践，临床资料丰富，写作方法灵活，如《气管切开患者适时吸痰的临床体会》。

（二）护理论文的特点

1. 科学性 是护理论文的根本特征，决定着护理论文的社会价值。护理论文的科学性主要体现在：

（1）研究态度的科学性：以科学的态度进行科学研究是护理论文科学性得以保证的前提。科学的态度就是实事求是的态度。应该以严肃的态度、严谨的学风、严密的方法开展研究活动。

（2）研究方法的科学性：就是先用归纳，再用演绎，不能反过来，要从大量具体的材料中去归纳，从个别到一般。以归纳为基础，再作分析，最后得出结论。对结论还要多设疑问，反复思考论证。凡是先有结论再找材料的研究，都是反科学的研究方法。

> **链接**
>
> **有趣的卡方（χ^2）检验**
>
> 1936年，乔治·盖洛普凭借民意调查的方式成功地预测了美国总统大选的结果，此后，民意调查成为美国以及其他许多国家政治和经济生活中常用的信息获取手段。毫无疑问，通过民意调查获得的资料主要是计数资料，那么如何分析这些计数数据才能从有限的样本调查推断广泛的民意呢？χ^2 检验正是处理这些计数资料常用的、有效的方法。χ^2 检验是最常用的非参数检验方法，它实际上是一种差异性检验技术，即对观测样本中的次数分布形态与某种假设或理想的次数分布形态的差异性进行检验，或是对不同样本间次数分布的差异性进行检验。主要包括适合度检验和独立性检验。

（3）内容的科学性：护理学论文内容的科学性，体现在必须依据自然科学原理，准确反映人类对客观事物、自然规律的正确认识。能正确指导和启示人们从事护理科学实践活动。护理学论文要求论点正确，论据充分，论证严密。护理论文的论点即护理研究的成果结论，能反映客观事物的本质规律，揭示客观真理，符合客观实际，经得起实践验证，经得起推敲和逻辑推理。

（4）表达的科学性：首先是所阐述的知识、理论的准确性。表述的概念要进行科学定义，选择恰当的科学术语，消除口头语言的模糊性。其次是表述的准确、明白，这是表达最基本的要求，语言使用上要贴切，没有疏漏、差错和歧义。表述数字，要有符合要求的准确的数值，同时要求把数值准确地表达出来。

2. 学术性　护理论文的学术性主要体现在以下几点。

（1）选题具有很强的专业性：护理论文以护理学科领域里的专业性问题为研究对象。众多的科学门类、广阔的科研领域，要研究探讨的问题纷繁复杂。虽然许多学科间有相通之处，并且也不断涌现出新的边缘学科，但它们之间的差异是明显的，每一具体学科都有自己独特的研究对象。护理论文通常以护理专业发展进程中的问题为研究对象。

（2）内容富有明显的专业性：护理论文的内容富有很明显的专业性。因此，必须运用系统的护理专业知识，去论证和解决专业性很强的学术问题。

（3）语言专业术语化：护理学论文必须运用规范的专业术语和专业性图表符号来表达论文内容。护理论文的读者都是医护工作者和医护科技工作者，因此为了把学术问题表达得更简洁、准确、规范，就不必迁就于非专业读者，应使用专业术语或专业图表符号。

3. 创造性　衡量护理论文价值的根本标准就在于它的创造性，这也是论文的选题得以成立的基本条件。护理科学研究的使命，就在于创新，要在前人研究成果的基础上有所突破、有所创新、有所前进。其写作目的，就是交流护理科学的新成就、新理论、新技术。它必须反映当代护理科学的先进水平，绝不只是反复模仿别人已经取得的成果。

4. 实用性　护理论文的写作意在务实，主要目的是能够解决实际问题。讲究和追求实用实效，是护理论文写作中最重要的一个特点。它要求从客观实际出发，通过对理论问题的深入探讨，为项目论证提供参考，为国家相关政策提供依据，或者直接研究理论的实际应用，解决现实中存在的各种问题，护理理论直接指导护理科学的发展，指导护理社会实践和技术应用实践。

考点：掌握护理论文的特点

二 护理论文的选题

选题就是选择并确定学术研究的方向和课题，即解决写什么的问题。选题是论文撰写成败的关键。因为，选题是论文撰写的第一步，它实际上就是确定"写什么"的问题，亦即确定科学研究的方向。如果"写什么"不明确，"怎么写"就无从谈起，因此说，选好课题是论文成功的一半。

（一）选题的基本程序

1. 提出问题 论题指在课题内所要具体论述的问题。论题是随"问题意识"而产生的。在某一项科学研究之初，总会有一些疑问，这些疑问并不是凭空产生的，而是在理论知识与实践经验科学的基础上，通过深入分析、认真思考和反复酝酿形成的。提出问题，要从所观察到的事物的细微变化出发，比较异同，从而提出问题。例如，自己的观察和经验与前人的有何不同；在不同时间、地点和条件下所观察的结果和印象有何不同。这些"不同""差异""矛盾"等，就是提出问题的根本出发点。

2. 形成假说 要依靠查阅文献。查阅文献、收集信息是选题的重要环节，而且贯穿于护理研究的全过程。在查阅文献的过程中，除了了解历史和现状，还要积极开动脑筋，充分发挥想象和联想，努力思考，不断探索。这样，慢慢就会发现新问题，提出问题，找到合适的选题。

3. 确定手段 就是选择实验手段，包括选择处理因素、受试对象和效应指标，以便证实设想的正确与否。确定手段一要紧紧围绕科学假说内容，要力求用简便的手段证实较深奥科学假说；二要构思合理、巧妙，选择实验手段要从科学逻辑上考虑和推敲，使观察的实验内容真正反映假说内容。

4. 确立题目 在科学假说已经形成、实验手段已经确定之后，再对所研究的问题的假说和证实这一假说的手段加以概括，即可形成题目。所以，一个研究题目一般要反映三个组成因素及其关系，即研究方法、研究对象和研究目的或处理因素、观察对象和反应效应及它们之间的关系。主题越具体、越明确越好，说明研究者的科学思维清楚；题目的假说越集中，实验对象、使用方法手段和采取的指标之间的联系和因果关系越明确，预期的效果则越可信，回答的问题则越深刻。

（二）选题的基本方法

1. 从护理实践中选题 在护理实践的现实工作中，会有应当解决但尚未解决的问题，需要总结经验，找到解决的方法。还有一些问题，在当时可能引起普遍关注，又有一定代表性、倾向性，其潜在的重要意义尽管违背认识，但需要人们去遇见或发现，从而引起广泛重视，并采取相应措施予以解决。即使是一般性、局部性的问题，只要有现实意义、学术价值，都需要进行研究。

例如，在临床护理中，有许多护理措施是来自于经验或习惯，在尝试及错误中，护理知识得以修正、积累及传播，但这并不代表所有惯用的护理措施和方法都是正确和科学的。

如果在日常的护理实践中，注意观察和分析各种常用的护理措施和方法，注意从中发现问题和反常现象，并善于对惯常措施和方法进行质疑，就可以发现很有价值的选题。如果以此开展探索、研究，就可以改进、提高和完善某种临床护理的措施和手段，其探索、研究成果也就可以很好地服务于护理实践。如某一护理工作者在临床上发现白内障患者在手术后，容易出现呕吐现象，女性患者较男性患者更为明显。白内障手术后呕吐，会增加眼压，并会影响伤口愈合。为此，开展白内障患者在手术前后护理方式和方法的研究，提出适合此类患者手术前后的护理对策。

2. 从学术交流与争鸣中选题 对同一现象、同一问题，存在着不同的观点和认识，甚至为此产生激烈的争论，这是科学研究常见的现象，也是启迪人思考，推动科学发展的重要动力，同时也是人们选择研究课题的重要途径。

学术交流与争鸣对选题具有重要作用，研究人员可根据交流中提出的问题或争鸣中谈及的某些事实与理由，抓住问题，发现问题，并从中选定自己的科研课题。护理人员参加各种学术讨论、学术讲座、学术会议和疑难病例讨论，都是直接参与学术讨论、争鸣和交流，在这个过程中，可以发现自己非常感兴趣的选题。

3. 从收集的文献中选题 护理研究课题来自于护理实践，同时也来自于文献，从收集的文献中选题也是护理论文选题的重要途径之一。文献中已有的知识也只能是相对真理，因为一些科研工作者在研究过程中发现的问题，限于当时的科学技术水平、理论知识，或限于其所处环境、研究条件，或限于其专业知识结构，是无法得到圆满解决的，因此有必要进一步深化和加以挖掘。护理工作者，在阅读文献时，若发现文献所述与护理实际工作不相符，或针对同一现象各类文献有不同结论和观点的时候，尤其是国外的文献资料与我国文化民情有差异的时候，一定要认真思考和研究，从中探寻适合自己研究的课题。另外，文献查证可了解当前护理研究的趋势、重点、主要课题；阅读他人的研究成果，可以使我们了解未来相关研究的发展方向，将更有助于我们确立研究方向，紧跟时代和理论发展的方向选题。

4. 从边缘学科交叉发展中选题 当今科学技术发展迅速，新理论、新技术和新方法不断涌现，各学科之间的相互渗透也日益加强，人类的知识体系呈现出大分化、大融合的状态。不同学科之间相互碰撞，相互渗透，促进了科学的进步与发展。正如碰撞容易产生火花一样，学科间的"碰撞"也将产生许许多多的新课题。如心理学与护理学融合后，给临床护理的方式、患者心理状态的研究、护理工作任务等都增加了新的内涵。近年来受到重视的临终关怀护理，涉及医学、护理学、心理学、社会学、法学等多学科内容。

考点：掌握护理论文选题的基本方法

第2节　护理论文的写作技巧及范例

护理论文的整体结构包括前置、主体、附录三大部分。

一　前置部分

前置部分包括文题、作者及单位署名、内容提要、关键词。

（一）文题

文题或称标题，是反映论文范围与水平的第一重要信息。所以，护理论文的文题一定要用恰当、简明的词语反映论文最重要的内容。其基本要求是准确、得体、精练、醒目。文题的外延和内涵要恰如其分，一般不超过 20 字。

1. 文题的类型 根据内容的不同，可将护理论文的文题分为两大类型，一是论题型文题，即文题中概括出文中所要论述的学术文题，如《护理干预对糖尿病遵医行为影响的研究》。二是论点型题目，即文题中概括作者的学术见解或主张。

2. 文题的形式 从形式上看，学术论文的标题可分为单层标题和双层标题。单层标题即单独使用论题型或论点型的题目，如《住院患者跌倒造成伤害的风险因素分析》。双层标题是正题和副题的结合。

> **链接**
>
> **拟题注意事项**
>
> 1. 文题中避免使用非公知、公用的缩略词，首字母缩写字，符号，代号，公式等。在使用常见缩略词和符号（如CT、DNA、HBsAg等）时，不必将原形词同时列出，也不必再写出中文全名。以外国人名命名的综合征或体征，一般无须译成汉语，不加"氏"，但如为一个汉字，则可加"氏"字。如"Raynaud氏病"的"氏"应删去，而"克氏征"的"氏"字则保留。
>
> 2. 文题中的数字一般均用阿拉伯数字，但作为名词或形容词的数字不包括在内，如"十二指肠"不能写成"12指肠"，"三叉神经"不能写成"3叉神经"。
>
> 3. 文题中避免使用主、谓、宾结构完整的句子及疑问句和宣传鼓动式状语。文题中尽量不加标点符号。

（二）署名

署名包括作者（笔者或整理者）的姓名及其扩展内容，即在论文标题的下方居中写明作者姓名，同时在作者姓名的正下方注明作者工作单位及其所在地和邮政编码等，并且用圆括号括住。署名的作用有三点：一是以示责任，即表示作者对论文内容承担的学术责任和法律责任；二是表明文权所有；三是便于读者与作者联系及文献检索。署名要写真实姓名。多人合作的，要按完成工作的多少、贡献的大小依次排名。

（三）内容提要

内容提要又称内容摘要、摘要、提要或文摘，一般位于署名下方。它是以最少的文字向读者介绍论文的主要观点和主要内容，是论文内容不加注释和评论的简短陈述，是全文内容的高度概括，亦是全文的精华所在。内容提要以准确而简洁的语言说明论文的目的、意义、方法、结果（包括重要数据）和结论，以便于读者以最短的时间了解全文概貌，有利于做文献检索。内容摘要的中文摘要书写字数一般在200~300，英文摘要一般在600个实词左右，中英文摘要的主要内容要一致。

> **范例：内容提要**
>
> 《母乳喂养自信心量表在护理实践中的应用》一文的内容提要
>
> 【摘要】目的：引入并修订母乳喂养自信心量表，探讨影响母乳喂养自信心的主要因素，为卫生保健人员评估产妇的母乳喂养自信心水平提供有力工具。方法：对原量表进行翻译、专家评审、预试验和试验，以确定信度、效度均满意的修订量表。根据班杜拉自信理论框架自行设计问卷，对186名产妇进行调查。结果：母乳喂养自信心量表的信度系数为0.93，分半信度系数为0.91。因子分析结果表明量表的结构与理论结构基本符合，量表得分与产后1个月、2个月婴儿喂养方式的显著相关性表明预测效度也较满意。结论：影响母乳喂养自信心的主要因素包括喂奶时的精神紧张程度；有经验的朋友对产妇哺乳技巧的评价；文化程度；母亲（婆婆）是否对产妇提供过母乳喂养相关知识。

（四）关键词

关键词是能表达论文主题的最重要的词或短语，其作用主要是提供情报机构编写检索文献，利于计算机收录、检索和储存。一篇论文可选用3~8个关键词，最多不超过10个，应视文稿涉及的内容和范围而定。选择方法：由作者在完成论文写作后，通观全文，选出能表达论文主要内容的信息或词汇；可以从论文标题中选择，也可以从论义内容中选择。如有英文关键词，中英文关键词要一一对应。

关键词置于提要之下，空两格书写"关键词"三字。各关键词之间可用分号隔开或用空格隔开，最后一词后不加标点。

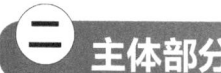 主体部分

论文的主体部分包括正文、致谢、注释和参考文献等。

（一）正文

护理论文的正文有一些基本格式，即一般由绪论、本论、结论构成。

1. 绪论　又称前言、序言或引言，是论文正文的开头，是正文之前的导引部分。主要介绍本课题研究的目的、意义、范围；或介绍课题研究的背景、他人的研究成果；或说明作者的研究思路和研究方法；或扼要介绍论文的中心论点等。绪论的写作要求简明扼要、力求简短。本论部分一般只用一段文字，以200～300字为宜。

2. 本论　是论文的主体，主要是表述作者的研究成果，论证作者提出的论点。在这一部分作者要围绕论题展开充分的论证，对所研究的课题和研究成果做详尽论述；通过逻辑推导和理论分析，充分阐明自己的观点和主张。本论的主要内容包括：研究或实验对象、实验或观测方法和结果、计算方法和编制原理，经过加工整理的图表、理论分析、公式推导及运用、形成的论点或主张等。本论部分要求层次清楚，富有条理；言之有据，以理服人；论证充分，有严格的逻辑性，切忌空洞地罗列材料。在结果上，通常是围绕中心，从侧面、多角度确立若干分论题或分论点。

3. 结论　又称结束语，是对全文论证结果的总结性归纳。一般包括：本文的研究结果及其意义；对前人有关观点的修正、补充、发展、证实或否定；本文研究的不足之处或遗留的问题，以及解决这些问题的关键点和方向。结论部分的写作要求：措辞严谨，逻辑严密，对不能完全肯定的内容要留有余地。文末是否要有结论可根据实际情况决定，有的作者将结论写在本论中。

（二）致谢

致谢就是对本项研究工作和写作提供过指导和帮助的单位与个人表示感谢。致谢的范围一般包括：对论文选题、构思或撰写、修改给予指导或提出重要意见者；对实验或考察过程做出某些贡献者；提供试验资料、仪器及给予其他方便者；论文采用的重要资料、图片的提供者；资助研究的单位或个人；等等。致谢要言辞恳切，不要溢美虚夸和单纯客套；用词尽量简洁，不宜占用太多篇幅；致谢可以单列，但内容不多时，通常放在结论中。

（三）注释

注释是论文中必不可少的辅助部分，也是撰写学术论文的基本规范。注释通常包括两个方面：一是交代引文的出处；二是对名词术语等特定内容的解释说明。注释要用标注码，标在所注对象的右上角。加注的方法，按照位置的不同，有如下四种：

1. 夹注　也称文中注，是随被注释内容在正文中用括号注释；用于注释少量内容。

2. 脚注　即页下注，是在页面的底端注释本页需要注释的内容。这种方法便于阅读，使用较为普遍。

3. 章节附注　又称章后注或节后注。写在一章或一节的末尾，在章节内编注码。

4. 尾注　又称篇后注，放在全文末尾，全篇编通码。

（四）参考文献

正文之后通常应列出参考文献。目的有三个：第一，参考文献用以表明论文的科学依据与历史背景。第二，体现严肃的科学态度，分清是自己的观点或成果还是别人的观点或成果。第三，反映出作者对他人劳动成果的尊重，同时也是为了指明引用资料的出处，便于检索。参考文献是医护论文的重要组成部分，一般不能省略。

著录参考文献的原则：①只著录最必要、最新的文献。一般论著类文稿在10条以内，综述类文稿在20条以内。②只著录作者亲自阅读过的和在文章中引用过的文献。③只著录公开发表的文献。在内部交流的刊物上发表的文章或内部资料，以及学术会议上交流的论文不宜引用，也不要著录。④著录格式必须规范。

参考文献的著录格式：

1. 专著

[序号]著者.书名[M].版次（第一版不标注）.出版地：出版者，出版年：起页-止页

范例

[1]乐杰.妇产科学[M].4版.北京：人民卫生出版社，1998：216-218

[2]杨英华.护理管理学[M].北京：人民卫生出版社，2000：88-89

[3] 徐俊冕，吴文源，赵介城，等.医学心理学[M].2版.上海：上海医科大学出版社，1996：86-88

2. 期刊文章

[序号]作者.题名[J].刊名，年份，卷（期）：起页-止页

范例

[1]居红英.开普拓与顺铂联合化疗辅助治疗宫颈癌的护理[J].护理学杂志，2004，19（11）：67-68

[2]廖梅英，朱小英，曾有群，等.预防精神分裂症复发的健康教育[J].中国实用护理杂志，2007，23（4）：45-46

3. 报纸文章

[序号]主要责任者.题名[N].报纸名.年份，出版日期（版次）

范例

[1]陈志平.减灾设计研究新动态[N].科技日报，1997-12-12（5）

4. 论文集

[序号]主要责任者.文献题名[C].出版地：出版者，出版年，起止页码

范例

[1]张××.护理论文集[C].天津：××大学出版社，2012，10-12

附录部分

附录部分是论文主体的补充项目。如果论文中有些内容与正文关系密切，而这些内容又有相对的独立性，或因篇幅所限不便写入正文的有参考价值的资料，包括图表、照片、数据和作者附言等都可以作为附录列于文后，并与正文连续编列页码。附录的内容应与正文相呼应，必要时注明出处。附录适用于大型的研究课题或篇幅较长的论文。

范例

对院前急救宣教作用的探讨

唐锐，付金钰，崔兰玲

（甘肃省中医院，甘肃 兰州 730050）《卫生职业教育》2004 年 22 卷 3 期 79 页

摘要：各种急症，大多在突然的或在意外场合下发生，在现场若能施行必要的紧急救治，也就是基础生命支持，对患者的预后至关重要。笔者提出在社区护理中进行院前急救宣教，大力开展群众性的急救知识培训，着力普及急救知识，以便在必要时得以进行自救和互救。

关键词：社区；护理人员；急救；宣教

作为一名护理人员，我们在工作中经常会遇到患者在出现意外送至医院时，因院前处置不及时、不恰当而影响患者的治疗处理及抢救，而引起不必要的遗憾。例如，肌肉、软组织损伤患者在损伤部位出现肿胀症状时未及时进行冷敷，而采用热敷或热酒擦拭，导致组织肿胀进一步加重及疼痛加剧；颈部、背部受伤的患者在被搬运的过程中未采用颈部固定、硬木板或固定担架搬运，而是被随便移动导致终身遗憾；突发心跳、呼吸骤停的患者未及时得到初步生命急救，耽误了宝贵的急救时间，导致无法挽回的损失。

1 资料

各种急症，包括创伤在内，大多在突然的或在意外场合下发生，如何在现场分秒必争地施行必要的紧急救治，也就是基础生命支持，对患者的预后至关重要。在美国每年约有 500 000 以上的人死于心源性猝死，如果能及对采取复苏措施，许多人就有可能免于死亡。美国法律规定只有受过专门急救培训、执有急救技术合格证的人才能进行初步生命急救，无证的人只能打急救电话等待急救援助。日本为了普及大众急救知识，由日本急救医学会、救命急救法研究委员会、厚生省健康政策局指导科主编的《救命·应急-急救指南》，这本书也成为日本市民急救法的标准。而我国目前尚未建立一套行之有效的急救程序。

各种急症和创伤大多会有一位或几位最初目击者，而第一目击者能否对此作出正确的反应，包括施行必要的初步急救和呼救，往往直接影响到患者的预后，但是这些最初目击者绝大多数均为非医务人员。因此，笔者提出在社区护理中进行院前急救宣教，大力开展群众性的急救知识培训，着力普及急救知识，以便在必要时得以进行自救和互救。

2 措施

2.1 在社区中定期举办急救知识、常见意外（如烫伤、煤气中毒等）发生后的处理措施讲座，培养正确的急救理念。在宣教中注重理论与实践相结合，措施切实可行，处理程序简明清晰，内容新颖、图文并茂，宣教方法灵活多变，如可采用多媒体辅助教学、急救演习等方法，以提高学员的学习兴趣及注意力。

2.2 与社区内的高校联系，注意培训急救新生力量，充分发挥"第一目击者"的作用。从 1997 年起，上海市医疗急救中心和同济大学合作，开始在同济大学内开设"突发事件的预防及自救互救"选修课程。结果证明，在普通高校内普及防灾和自救、互救知识切实可行，并十分必要，取得了良好的社会效益和经济效益，对提高全民的防灾和现场急救水平起到了推动作用。

2.3 在社区的中、小学中开展安全教育，做到应急教育从孩子抓起。可以组织中小学生学习预防常见意外的发生及发生时的处理措施，如呼吸道内异物、触电、溺水、中暑、耳/鼻内进入异物时、受到外伤时等，以提高孩子的安全意识，减少危险的发生。

2.4 道德宣教。最初目击者还必须是好心人，故必须对广大群众进行道德教育，以提高其公德水平，以便在必要时对需要帮助的对象伸出援手，做一个"好心人"，而不是袖手旁观。另一方面，还必须提高整个社会的文明程度，促使好心人毫无顾虑地去做帮助他人的工作。当

然，这需要一个过程。笔者深信，随着社会的进步、经济的发展，必定会营造出"人人为我，我为人人"的良好氛围。

参考文献：

[1]费国忠，刘艺林. 急救中心与高校合作设置防灾和急救选修课的现状及前景[J].中国急救医学，2003，4：258-259.

（略）

考点：掌握护理论文的基本格式

第3节 医用语体的特点及要求

一、医用语体的基本特征及要求

医护工作者在医院这个特定的语境中同特定的对象按特定的目的进行交际，形成了一系列语言运用的特点。这种有自己特点的语言就是医用语体。医用语体分为专用医学语体和通俗医学科普语体两大类。它们在语言的使用和表达上都有不同特点。专用医学语体单一、规范、严谨；通俗医学科普语体在句式和修辞的选用上灵活多样、富于变化，除科学性外，特别注重语言表达的通俗性、生动性和趣味性。专用医学语体的几个特点：

1. 准确性和纪实性 医用语体把真实、准确作为基本要求。排斥文学语言的追求个性和风格，排斥主观抒情性、随意性和间接性。它讲究直陈其事，直截了当，直话直说，不暗示不含蓄。做到"有真意，去粉饰，少做作，勿卖弄"。准确地使用每一个限定词。如描述疼痛情况，从性质上分：就有绞痛、钝痛、刺痛、隐痛、酸痛、闷痛、胀痛、刀割样痛、钻顶样痛、弹跳性痛、牵扯性痛等；从时间上分：有急性、慢性、发作性、周期性、阵发性、持续性等；从范围上分：有弥散性、局限性等。客观准确地使用每一个词描述疼痛不同的临床表现，对揭示疾病的性质和轻重程度很有帮助。专用医学语体要求做到词语定性准确、定量准确，句子中限制性附加成分准确，复句中使用的关联词准确，反映概念的判断词语准确，每个词都有确定的内涵和外延。

这使得专用医学语体词义单一，排斥多义性。如"兴奋"一词，在生活用语中的内涵是"精神振作，情绪激动"。但在医用语体中，则是指"在外界或外部刺激下引起或增强神经系统和相应器官功能变化的一种生理现象"。一般没有"快乐"的意思，有时反使患者痛苦，如"短时期内反复给予大剂量哌替啶能产生肌肉震颤、挛缩、反射亢进，以致惊厥等中枢兴奋症状"。

2. 规范性和稳定性 规范性，是医学用语的一大特色。在医学发展过程中形成了一套独特的语言表达方式，产生了很多医学术语和职业"行话"，它是在长期医疗护理实践中提炼出来的科学的精粹语言，有严格的特定的科学含意。例如，"分娩"不能写成"产妇生娃儿"，"腹泻"不能写成"拉稀"，"高热"不能写成"发烧"，"心悸"不能写成"心慌"。要善于把患者的口头语言改写成约定俗成的医学书面语言，在护理写作中要借助这些医学术语，才能保证它的科学性和准确性。因为科学是概念的体系，没有概念就没有科学。

医学术语无论是词或者词组，都具有名词性的特点，且日益国际化，不受国家、地域、民族的限制。例如，梅尼埃（Meniere）综合征是一种眩晕，读起来啰唆拗口，但没有人把它缩写、替换。一是为了纪念发明人和发现人，二是为了医学术语的稳定性，不因时间久远而摒弃。

医学术语只有具备了稳定性才能更好地起到交流作用。

3. 符号性和简明性　医用语体文使用双重符号系统，即语言符号系统和非语言符号系统。在医用语体文中，有很多国际公认的非语言符号，如数学符号、化学元素符号、计量符号、药物名称符号，用起来简便，看起来醒目，具有普遍的实用性和高度的精确性。例如，"体检：面色苍白，大汗淋漓。心率 112 次/分，律不齐。心电图示窦性心律……"。再者，医学术语在写作时也可以略去较长词语的若干字母，用缩写形式代替原词和词组。如复方阿司匹林（aspirin phenacetin caffeine），可以缩写为 A·P·C。为了解决医学术语太长与医护人员使用中时间太急的矛盾，医学术语还出现了很多非语言符号表意的缩语和略语，如"冠心""风心""先心"，又如"X 线""X 射线"。需要注意的是，略语不能滥用，要符合社会实际需要，约定俗成大家才能接受。

4. 多用数据语言　在护理记录中，数字的使用极为普遍。文字中有数字，表格中有数字，公式中有数字。这些数据语言在护理写作中有清晰、醒目的效果，简明扼要的功能，可以避免很多繁琐的文字说明，有助于科学内容的准确表达。科学地经过统计方法处理的数据，是护理写作中重要的信息资源，是立论的主要依据。任何一项临床病例的分析，各种疗效的观察都必须有前后数据资料的对比，科室的护理工作都可用一定的数据去评价，用各项量化指标进行预测和控制，确切的指标是提供明确的效率水平和质量水平的客观依据。所以，护理应用文要善于用数据说话，从数据中去发现问题，解决问题；从数据中去分析问题，提炼观点，善于用数据语言代替抽象的描述性语言，对客观事物的陈述尽量使之量化，使语言描述数据化。

在护理写作中，常利用图、表把经过整理的数据进行必要的统计处理和计算加工后，进行分类归纳、排列组合，便于阅读和比较分析。使用时，要设计好统计图表，处理好数字、图表与文字的关系，把各种事物间的数量关系有条不紊地表示出来。在护理论文和护理调查报告中，统计图、表常常是文章重要的组成部分，除了一些简单数据只需文字说明外，主要的分析数据都要以统计图、表的形式表示，它是表达数据语言的重要手段。在数据分析中，做到定量分析和定性分析相结合，才能进行全面、合理的评价。

5. 修辞特点　医用语体的修辞方式，要有利于阐述医学道理，揭示科学规律和事物的本质特征，因此在修辞格的选用上必须排除那些带有情意性的描绘和抒情性的辞格，如夸张、借代、拟人、反语、双关（护理科普除外）。在护理写作中，一般只在描述现象、颜色、行为、形状等具有表象特征的事物时才可以用比喻，但在本体和喻体之间，须在表象特征上具有相似点，绝不涉及事物的本质特征。例如，描述血液中促中性粒细胞杆状核的形态："弯曲似腊肠状"，其中"弯曲"和"腊肠状"都是表示形态特征的概念，可以构成比喻关系，如果改为"弯曲似腊肠"就不准确了。

医用语体描述科学对象的形态、形状、功能、颜色时，常用的方法是摹状，如"呈……状""呈……色""……样……"等，如"生长在皮肤和黏膜表面的肿瘤，常向表面突起，呈息肉状、乳头状、菜花状等""当晚排酱油样尿，全身皮肤发黄……"，这样表达，符合医用语体的客观性和精确性。

 医用语体病句举例分析

1. 当给予刺激能醒来。（缺主语。改为"当给予刺激时，患者能醒来。"）
2. 通过责任制护理的实行使我们病房工作大为改观。（缺主语。两种改法：删去介词"通过"或者删去动词"使"。)

3. 做好口腔护理，呼吸道通畅，是预防肺炎的重要措施。(第二个分句缺动词，应加上"保持"）

4. 由于大小便失禁，使骶、髋部等部位被尿液浸渍或大便污染，褥疮继发感染。（缺谓语及宾语。应改为"由于大小便失禁，使骶、髋部等部位被尿液浸渍或大便污染，增加了褥疮继发感染的机会。"）

5. 有些皮肤病纯粹是精神病因。（搭配不当。改为"有些皮肤病的病因纯属精神性的。"）

6. 性功能异常可发生于任何降压药物。（搭配不当。改为"性功能异常可发生于使用任何降压药物者"或者"使用任何降压药均可导致性功能异常"。）

7. 显微镜外科手术应用的范围越来越广泛而深入。（搭配不当。删去"而深入"。）

8. 护理人员要耐心指导术中、术后的配合方法。（动宾搭配不当。"指导"改为"向患者讲明"。）

9. 有情绪的患者，住院时有意把病说严重化、扩大化甚至做假。（错误较多。可改为"有思想问题的病人，入院时常有意夸大病情甚至做假。"）

10. 我们采用降温原则越早越好……（动宾搭配不当，语序颠倒，结构混乱。改为"我们本着越早越好的降温原则……"）

11. 几年来的动物和临床实践表明……（搭配不当、成分残缺。改"几年来的动物实验与临床实践表明……"）

12. 除颤前牢固好针头。（形容词误作动词用。应将"牢固"改为"固定"。）

13. 护理这些皮肤病患者时特别要注意精神和情绪因素的重要性。（搭配不当。改为"护理这些皮肤病患者时，要特别注意精神因素和情绪变化。"）

14. （对这些患者）切忌不可掉以轻心，或用强制挖苦语言对待患者。[语义混乱。改为"（对这些患者）不可掉以轻心，更不可冷嘲热讽。"]

15. 术前常规三天注射抗生素、控制感染，肌内注射维生素 K 等医疗措施。（缺谓语，语序不当，句式不整齐。改为"术前采用常规注射抗生素、肌内注射维生素 K 等措施"或者"术前常规注射抗生素三天，控制感染；肌注维生素 K，防止出血"。）

16. 1935 年以来，文献上开始有了关于镁治疗心律失常的报道。（前后矛盾。改：把"以来"改为"开始"，或保留"以来"，改"开始"为"陆续"。）

17. 我在近几年来的教学工作中深有感触体会到……（谓语多余。"感触"和"体会"同义重复。改为："深有感触"或"深深体会到"。）

18. 室性心动过速有加剧冠状动脉严重缺氧。（缺宾语。"加剧"有"使……更严重"的意思，"严重"是多余的。改为"室性心动过速有加剧冠状动脉缺氧的危险"或"室性心动过速使冠状动脉缺氧加重。"）

19. 用亲切的语言、和蔼的态度、温柔的性格，给患者温暖、体贴、安慰之感。（动宾搭配不当。"性格"不能"用"，给患者的是"温暖"，不是"之感"。改为"用亲切的语言，和蔼的态度，给患者温暖。"）

20. 下丘脑损害引起消化功能紊乱，加之术后应用激素，故消化道易出血或易产生应激性溃疡病的形成。（动宾搭配不当，不能"产生……形成"。应删去"的形成"。）

21. 采取冰帽、冰敷、冰盐水加 A·P·C 低压保留灌肠、冰盐水加 A·P·C 灌胃等交替使用，能控制体温在 39℃以下，并逐渐随病情好转，恢复正常。（成分残缺。改为"采取冰帽、冰敷、冰盐水加 A·P·C 低压保留灌肠、冰盐水加 A P C 灌胃等交替使用的方法，能把体温控制在 39℃以下，并使随病情好转，恢复正常。"）

22. 2000 年我院取得了第一例应用显微镜血管再造外科给一例偏瘫患者进行脑血管桥手术成功，相继进行了空肠代食管、角膜移植、游离移植肌皮瓣、断腕再植取得成功。（成分残缺，语序不当。改为"我院自 2000 年应用显微镜外科血管再造术成功地为一例偏瘫患者进行脑血管搭桥之后，相继开展了空肠代食管、角膜移植、游离移植肌皮瓣、断腕再植等手术，并取得了成功。"）

23.（患者）因对穿刺造影不了解，存在着又想做又不想做的疑惧的矛盾心理，往往出现不思饮食、不能入睡的状态。[重复多余，动宾不配。改为"（患者）因对穿刺造影不了解，心存疑惧，往往不思饮食，不能入睡。"]

24. 由于脑血管病的死亡率和病残率高，严重地威胁人类健康，所以，引起了医学界的极大重视。（成分残缺，前后不能呼应。前面用的"死亡率和病残率"，后面也应用联合词组"生命与健康"对应。）

25. 老年男患者张××，某天夜间用绳子自杀，幸亏被其入睡中的陪护发现。（修辞不当、不合逻辑。用绳子应是"自缢"，"入睡中"就不能看见。）

第 4 节　医护科普文写作技法

随着我国老龄化社会的到来，医养结合模式成为一种新型的医疗养老模式。"医养结合"就是指医疗资源与养老资源相结合，实现社会资源利用的最大化。其中，"医"包括医疗康复保健服务，具体有医疗服务、健康咨询服务、健康检查服务、疾病诊治和护理服务、大病康复服务及临终关怀服务等；"养"包括生活照护服务、精神心理服务、文化活动服务。利用"医养一体化"的发展模式，集医疗、康复、养生、养老等为一体，把老年人健康医疗服务放在首要位置，将养老机构和医院的功能相结合，把生活照料和康复关怀融为一体。

这一发展趋势对医护人员的卫生保健宣教能力提出了更高的要求。事实上，护士每天都在进行健康教育，从病人入院接诊工作开始，直到出院为止，随时随地都要回答和解释患者和家属的问题，以满足患者生命过程各个阶段所需要的卫生保健和医疗护理知识。而且，科学生活、平衡膳食、合理营养等健康知识和观念必须通过科普的途径，动员全社会的力量才能抓好。在发达国家，护士已从单纯的临床打针、发药、输液和大量的事务中解放出来，参与社会保健护理、家庭护理、终末护理，发挥护理工作的社会性。

社会及医学模式的发展要求医护人员必须具备较强的科普宣教能力，否则，医护人员的医护工作是不完整的。

  医护科普文种类及写作要领

护理科普作品内容广泛，形式多样。按传播媒介分：有文字的、声音的、图片的、视频的等；按对象分：有面向工人的、面向农民的、面向知识分子的等；按体裁分：有讲述体、文艺体、新闻体、辞书体和图说体等……

按写作表达方式，有以下几种。

（一）浅说体

范例：浅说体

母亲应给患儿良好的心理感应

重庆肿瘤研究所　池韵梅

人人皆知，母亲是世界上最伟大、最无私、最疼孩子的，难道孩子患病时，母亲还会使患儿心理受到不良刺激吗？

我家左邻张某有一独生女儿聪明伶俐，是学校有名的"三好"学生。但美中不足的是孩子特别爱生病。三五个月就要发一次气管炎。一到此时，张某时而情绪低落，时而心急如焚，茶饭不思，守候在病榻前……

孩子病了，父母不免犯愁着急。但疾病的发生、发展和治愈是有一个过程的，绝不会因为父母心急如焚、茶饭不思就唤起病菌同情。孩子患病时对外界刺激的敏感度增强，幼儿很容易受到别人，特别是母亲情绪的感染。母亲情绪低落，患儿必然感到压抑。妈妈爱激动、发愁，患儿就爱发脾气，妈妈面对病魔长声叹气，患儿必然惊恐不安，从而失去治疗信心……

随着医学的发展，人们逐渐认识到，社会、心理素质的变化对人体免疫系统的明显影响，不良的心理刺激会导致机体免疫功能低下。因而作为母亲——患儿最亲近的人，也应该给患儿良好的心理感应，决不能有所忽视……

评析：通俗的语言、形象的比喻，将抽象的医护知识讲得具体生动。起笔多从日常生活现象入手，表达时一般保持原有的科学体系，尽量回避深奥的专用名词和医学术语，除文字陈述外，有的还配以插图和照片，使深奥的知识浅显化，抽象的知识具体化。

（二）漫话体

范例：漫话体

换尿布的学问

重庆第一人民医院　郑英明

……

有些年轻的父母疼爱孩子，什么都用好的，连尿布也要用新的，其实这样做对宝宝不利。宝宝皮肤娇嫩，而新的纤维质地较硬，这样一摩擦，容易损坏宝宝的皮肤，引起感染。洗尿布应用热水，最好洗完后再用开水烫烫或太阳晒晒，以达到消毒的目的。

换尿布的时间一般两小时一次。但奶前奶后应半小时一次，很多婴儿都是吃饱了就拉屎撒尿……

给孩子换尿布还有一定的学问。年轻的父母，在你的宝宝出世后，除了要给他准备一些干净、质地柔软、吸水性强的旧棉布作尿布外，还要学习一些换尿布的知识，使你的小宝宝健康成长。

评析：与浅说体类似，深入浅出，谈天说地、不拘一格，自由灵活、明白如话。

（三）自述体

范例：自述体

《淘气的脑膜炎双球菌》节选

重庆医科大学儿童医院　牟永智

我叫脑膜炎双球菌。人们用眼是看不见我的，要借助显微镜才能发现我的存在。我生性爱动，常在空气里遨游，尤其是在冬末春初、气候骤然变化的时候，我便气势汹汹地到繁华的大街、电影院等娱乐场所跟人们凑热闹。

有一次，我到一个小学生的大脑司令部去玩。起初我略施小计，小主人便喊头疼、肚子痛、流鼻涕。她妈妈说：是感冒了，没关系，吃两片药就好。于是，一些不明身份的药物跟我打起仗来，我抓紧增兵，放出毒素，几小时后我大获全胜。连小主人也呜呼了……

评析：用拟人手法，以第一人称的方式自我介绍医护知识，生动有趣，很有吸引力和感染力。

（四）问答体

范例：问答体

小张的心愿
改编自贺小维《小两口的心愿》

小张结婚三年了，忙于工作，一直没有生育。在公婆的一再催促下，夫妻二人来到医院……

小张："赵医生，怎么样才能把握住受孕时间？"

赵医生："用计算机可预测出最佳妊娠期。将育龄夫妇生物节律预测和组合输入计算机后，可求出一年中双方生物节律高潮期的交点日或范围，再根据女性排卵期选出最佳受孕时间。"

小张恳求地说："医生，我俩都快三十了，是否可以帮我们预测下呢？"

……

评析：这类作品可以触及到令人颇感兴趣的细微之处，激发人们的阅读兴趣，一问一答的方式可以将深奥难懂的医药护理知识掰开了来讲，易于被读者接受。每个问题集中解决一个问题，既有独立性，又注意到上下衔接。但要注意提问技巧，回答也要简洁，抓住要领。

（五）书信体

范例：书信体

致年轻妈妈的一封信
重庆医科大学第一医院　张抗美

年轻的妈妈们：

当你满怀刚做母亲的喜悦，即将离开医院回家时，你可曾想到，在你今后的育儿过程中，你怎样去哺育那天真可爱的小宝宝呢？

人类靠生儿育女繁衍后代，我们乳汁在哺育新生命成长发育中立下的汗马功劳是无与伦比的。母亲把对儿女的一片深情化成滴滴甘露，哺育着幼小的生命茁壮成长。

……

为你效劳的×××
二〇一七年三月

评析：书信体要求语言肯定，内容准确，用语恰当，回信及时，不能答非所问，含混不清。上文就是书信体的科普散文。情深意切地阐述了母乳喂养的种种好处，有重要的教育意义。

（六）小品体

范例：小品体

并非是痰
重庆医科大学卫校　梁　禾

年轻人清清嗓子，有意无意地提高了嗓音："所谓'痰'就是人们肺中之废物，经过支气管纤毛的运动等一系列反射性的保护作用，最后从口腔里排出的东西，其中的确有很多肉眼看不见的病原微生物。"年轻的知识分子手扶眼镜扫了一眼四周惊诧的人群继续说："比如其中的结核杆菌。大家都知道林黛玉小姐、文学巨匠鲁迅，就是被这种病菌害死的，多么可惜！我们应该诅咒吐菌的孬种！"说到此，年轻人"愤怒"起来。"不仅如此，"他接着说，"痰中还有肺炎双球菌、百日咳杆菌、乙型溶血链球菌等，它们都是很有害的。而与痰极易混淆的口水，恰恰相反，它是口腔唾液腺正常的分泌物，吐出来就是一滴滴的清洁的水。夸张点说，吐的人多了，也只是像下了一场小雨。"

"我想，我应该同意你的意见。"一直没作声的老者冷峻地说，"既然口水是清洁的水，就让我们在场的给你一次畅快的口水浴怎么样？"周围的人"轰"地一声，发出了一阵讥讽的笑声。

评析：科学小品常常通过夹叙夹议的典型事例，生动活泼地讲述一些医护知识。主题鲜明，文笔巧妙，短小精悍，行文洒脱。它不同于文学作品的小品文，须有严格的科学性。

（七）童话体

范例：童话体

孪生女儿
武警四川省总队医院　王学恩

情绪妈妈养育了一对孪生女儿，一个取名叫哭，一个取名叫笑，姐妹俩互相矛盾，却又始终相随；迥然相异，却又形影不离。

哭，喜欢穿湿淋淋的外衣对着冷月，和清风倾诉自己的苦闷。

笑，喜欢穿着一条光灿灿的长裙，对着红花、绿树表达自己得意、快乐的感情。

周末来了，情绪妈妈做好一朵小红花……

评析：丰富的想象、虚构的情节和拟人化的手法是童话创作的主要特点。童话体的科普作品适宜向小读者普及医药护理知识。写作时要熟悉和研究不同年龄孩子的性格、语言、爱好和要求，细心观察和分析儿童的内心世界，选用那些与孩子生活接近、容易领会的护理知识进行写作。情节离奇，语言简短，使童话的每一句话都成为鲜活的细胞，把护理知识和童话艺术构思巧妙结合起来，对医学内容做艺术的概括。

（八）曲艺体

评析：曲艺是我国各种民间说唱文学的总称，具有浓厚的民族风格和地方色彩。曲艺体科普作品是说唱文学和科学相结合的产物，具有题材广泛、形式多样、短小轻便、风趣欢快的特点，群众喜闻乐见，适宜做科普，如相声、快板等。

范例：曲艺体

哭闹歌
重庆肿瘤研究所　倪林

甲：娃儿哭，娃儿闹，
哭闹歌儿传捷报。
器宇轩昂冲云霄，
报告人间我来到。
乙：娃儿哭，娃儿闹，
妈妈赶紧把儿抱。
小嘴张起到处找，
原来宝宝是饿了。
……

（九）歌谣体

范例：歌谣体

若要宝宝健，切碎并煮烂。若要宝宝健，蔬菜加"高蛋"。若要宝宝健，低脂并温暖。若要宝宝健，矿物并多餐。（第三军医大学护校　樊长珍）

评析：语言浅显顺口，通俗有趣，很适合少年儿童的年龄特点和语言特点。

二 护理科普写作基本要求

（一）科学性与思想性结合

科普作品如果不"科普"就失去了价值，甚至产生相当大的危害。不能把那些"怎样才能生男生女"拿来普及。此外，要注意运用辩证唯物主义的观点，例如，一样药品不能只说好的一面，不说它可能造成的危害。

（二）科学内容和人民群众的实际生活相结合

写作科普作品前要做充分的准备，善于搜集文献资料，善于观察生活，尤其要深入医院，对人民群众关心的"现代病""文明病"做深入的调查与思考，把话说到群众心坎里，帮助他们科学地生活、科学地学习、科学地劳动和工作。要考虑到不同群众和不同疾病的护理需要，不同区域甚至不同民族的需要，才能写出人们认可的科普作品。

（三）科学的内容和文艺形式相结合

寓教于乐，寓理于趣，把深奥的医药知识浅显地、艺术地表现出来，有文艺性、趣味性和可读性是护理科普的特点。切不可板起面孔说教，那样就会枯燥难读，死气沉沉，达不到科普的目的。

小结

护理论文有利于传递护理学科发展的动态、研究成果、经验、技术信息及研究成果，有利于发展护理学理论及护理事业，有利于提高护理水平。撰写护理论文是护理工作者的基本功之一。要撰写出高质量的护理论文，必须在努力提高自身业务素质和科研能力的前提下，学习护理论文的类型、特点、基本格式和写作要求。尤其要注重论文语言与科普语言的差异，在实际工作中才能充分胜任护理工作的各项要求。

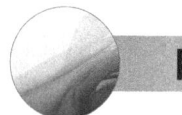

目标检测

一、填空题

1. 护理论文根据研究内容或学科范畴可分为_____、_____、_____、_____、_____和_____。
2. 护理论文的特点是_____、_____、_____、_____。
3. 护理论文选题的基本程序是_____、_____、_____、_____。
4. 护理论文的文题写作要求是_____、_____、_____、_____。

二、选择题

1. 护理论文的选题，就是要解决（　　）
   A. "为什么"的问题
   B. "是什么"的问题
   C. "做什么"的问题
   D. "注意什么"的问题
   E. "研究什么"的问题

2. 下列选题方法中，不是护理论文选题基本方法的是（　　）
   A. 从护理实践中选题
   B. 从学术交流与争鸣中选题
   C. 从收集的文献中选题
   D. 从教材中选题
   E. 从边缘学科交叉发展中选题

3. 护理论文的绪论，要开门见山、言简意赅，一般书写字数为（　　）
   A. 100 字以内
   B. 100～250 字
   C. 200～300 字
   D. 150～350 字
   E. 500 字以内

4. 护理论文的主体部分不包括（　　）
   A. 关键词　　B. 绪论

C. 材料与方法　　D. 结果
E. 参考文献

三、改病句

1. 患者长期卧床，营养不良，瘦得皮包骨。
2. 输尿管梗阻与积水程度、病程长短、息肉大小及数目有一定关系。
3. 此种心律失常一旦出现，需紧急处理，采取措施。
4. 在导管室内安装器械之前，应进行空气消毒。
5. 通过参加护士长短训班，使我在管理水平上提高很多。
6. 本例曾一度上消化道出血。
7. 该患者血培养结果金黄色葡萄球菌。
8. 由于医学模式的转变，护士应当学习。
9. 浸入盛75%酒精的消毒带盖方盘内。
10. 从而诱发及加重褥疮的发生。

四、简答题

1. 护理论文选题应当遵循哪些原则？
2. 结合自己的实际，选定一个护理论文的题目。
3. 根据自己选定的护理论文题目，撰写一篇护理论文。
4. 试写一篇关于糖尿病患者正确饮食的科普文章。

（张春玲　黄治秀）

第6章 现代文秘人员的日常事务与礼仪

引言：文秘工作每天会接触不同的人，处理不同的事。要提高工作效率，需要文秘人员具备较强的日常事务管理能力、办公环境布置能力、接待来访及办会的能力等。在这一系列活动中，要想让别人尊重自己，首先要尊重他人。尊重是指尊重各个国家、各个民族、各个地区的风俗习惯、语言文化，尊重老人和妇女，遵守双方约定的时间等。其次是要注重运用自己端庄稳重的举止、对别人恰当得体的称呼，给对方美的享受，让对方心情愉悦，愿意与我们交往，让自己成为一个有魅力的人。

第1节 日常事务管理

● 案例6-1

广州某集团公司准备在北京开办一家销售分公司，租用了北京恒发写字楼一层的大厅，面积 1200m²。其中，大门左边拟用作公司产品展示厅，大门右边作为销售分公司的办公区，包括正副经理办公室、接待区、销售部、财务部。该销售分公司的负责人将整个一层大厅全部设计成当今流行的全开放式办公室和半开放式办公室，能用移动的隔断板来分隔，没有门，所有人员的工作状态都能看得清清楚楚。

问题：1. 你怎样看待上述办公室的格局？
2. 你认为哪些地方是合理的，哪些地方是不合理的？请指出并说明理由。

一 办公环境管理

办公室是单位领导进行指挥、决策、管理的"司令部"，是整个单位运行的大脑。因此，安静、舒适、优美的环境及良好的办公设备是辅助领导工作、避免领导工作受干扰的重要保证。同时，办公室也是秘书和其他工作人员的工作室。一切信息在这里汇总、整理、交换，一切指令从这里发出，日常事务在这里处理。因此，办公室环境的好坏直接影响到整个单位工作的质量和效率。

（一）办公室布置的原则

环境心理学的研究成果表明，恰当的环境布置将有助于人产生积极的信息。因此，办公室布置就显得非常重要，总体来说，办公室布置一般应遵循以下原则。

1. 空间布局的合理性原则　办公室布局应从方便工作出发,并使工作者的移动减至最小限度。一般来说,领导的办公区要预留适当的访客空间,同时又要和秘书保持最紧密的联系,以便工作上的交流和沟通。在安排全体工作人员的工作空间时,应做到保障公共空间和私人空间的独立,最好将两者区分开来,从而减少彼此的干扰和影响。

2. 色彩搭配的和谐性原则　颜色对人的心理和生理都有影响,因而色彩成为决定环境优劣的重要因素之一。色彩搭配是以营造舒服、愉快的办公环境为目的。在布置办公室时,除要考虑四面墙壁的色调外,还要兼顾地面、桌面、窗帘等颜色的协调。在办公室中摆放一些绿色植物、盆景,不仅可以舒缓紧张的工作情绪,而且能为办公室增添活力。

3. 办公设备的适用性原则　合理地优化办公设备可以保证员工的身心健康,提高工作效率,因此,有目的地设计与选择合适的办公设备,对秘书人员而言是至关重要的。办公室的照明设备一般来说要尽可能采用自然光,使室内光线保持适宜。办公室的温度应保持在18～25℃,湿度保持在40%～60%,所以应通过空气调节设备来控制室内温度和湿度。以电脑为代表的自动化办公设备,是现代办公设备的重要组成部分。这些自动化设备一般应有自己独立的空间,以便于电源接线和管理、维护。一般来说,计算机、打印机、碎纸机、传真机可直接放在办公室内,复印机则可放在其他空间。

（二）办公室设备的维护

办公室不仅要有舒适优美的工作环境,还要有摆放整齐、高效运转的办公设备,作为文秘,要维护好办公场所和办公设备。

1. 办公桌的日常维护　办公桌是每个文秘人员直接工作的空间,在布置办公桌时,既要使人感觉舒适,又要保持桌面——有条。办公桌的整洁状况,也能从侧面反映出一个人的能力和素养。一个办公桌杂乱无章的文秘人员,会被认为缺乏组织能力和管理能力。办公桌是文秘人员的门面,它有助于提升自己的专业形象。

2. 必需品的管理　不少秘书办公桌上的文具很多,但是经常用的其实没有几件。如果是这样,就应该对办公桌上的用品做一次取舍。确认摆放在桌面上的是经常要使用的,可以把工作所需的文具和工具列出来,如记录纸、铅笔、文件夹、剪刀、订书机、胶水、回形针等,并将它们摆放整齐。

（1）电话的摆放：电话应该放在触手可及的地方,这样,电话铃一响,秘书人员就可以立即拿起话筒。如果需要站起来才能接听电话,或者电话装在不顺手的地方,比如习惯用左手,但电话却装在右边,都会给使用带来不便。同时,电话旁边应随时准备好纸笔,以便记录电话内容。

> 链接

××医院电话记录单见表6-1。

表6-1　××医院电话记录单

来电方姓名	电话号码	单位	来电时间
电话方姓名		记录人姓名	
来电内容			
紧急程度	正常	紧急	特急
处理意见			
处理方式		记录时间	

> **链接**
>
> **接听、拨打电话礼仪**
>
> ①接听要及时,"响铃不过三",即铃响三声之内拿起话筒;②接听电话首先问候并通报;③做好电话记录;④因意外或故障临时中断电话,应主动向对方解释并道歉;⑤尽量选择合适的时间打电话;⑥准确拨号后,耐心等待,如遇对方没接听不应在短时间内反复拨打不止。

(2)文件的管理:将文档归类,并存放在不同颜色的文件夹中,然后在每个文件夹上贴上标签。此外,还要分拣文件,将文件按需要程度分类,然后存档,如图 6-1 所示。

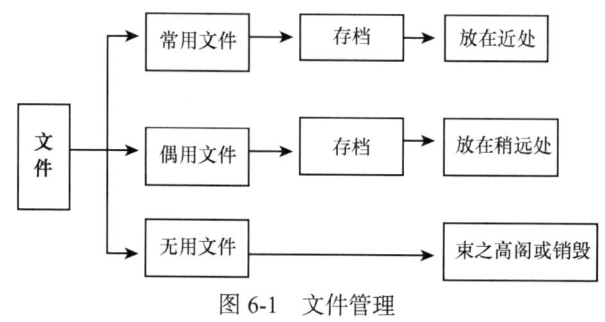

图 6-1　文件管理

考点:办公室布置应遵循的规律,办公设备的日常管理与维护

二 信息管理

● 案例 6-2

马云,阿里巴巴的创始人,淘宝网的建立者。但在 1995 年之前马云对互联网一窍不通,1995 年他在美国第一次接触网络,1999 年 9 月,马云的阿里巴巴网站横空出世,虽然此时国内互联网方兴未艾,但马云建立电子商务网站却是逆势而为的举动。因为此时的电子商务几乎是为 15%大企业服务。但马云毅然作出决定——"弃鲸鱼而抓虾米,放弃 15%的大企业,只做 85%中小企业的生意"。今日的阿里巴巴已成为全球最大的电子商务网站,它证实了马云敏锐的商业眼光和睿智头脑。

问题: 1. 马云是如何发现电子商务契机的?

2. 你认为"信息"对企业、对个人的发展具有怎样的意义?

案例分析: 信息对企业、对个人的发展都是至关重要的,马云正是发现了中小企业对于电子商务的需求,抓住了这一商机,才开创了阿里巴巴,不仅开拓了自己的事业,而且为中国的电子商务提供了成功的典范。

当今社会已进入信息时代,信息在社会生活中扮演着越来越重要的角色,人们将信息、物质和能源看成是社会的三大基本要素,信息已经成为现代社会中最有价值的资产之一。在生产经营部门,信息意味着市场、财富;在教育科研部门,信息意味着知识、技术;在医疗卫生行业,信息意味着生命、健康。因此,作为辅助领导决策的办公室工作人员应比以往任何时代更需要信息,这是文秘工作领域最大的变化之一,必须引起高度重视。

● 案例 6-3

随着 4G 时代的到来，智能手机日益普及，由于手机携带方便，它已成为人们日常必带的随身物品，同时因信号覆盖广、操作便捷，而"移动电商"则是 4G 时代手机不可阻挡的发展趋势。某公司 2017 年拟投资 500 万元用以研制 4G 手机移动电商相关 APP 业务的开发，为了使公司的决策更具有针对性，公司要求产品研发部及销售部进行广泛深入的市场调研，了解市场需求信息。

问题：如果你是该部门秘书，请说说你将要完成的工作有哪些？

案例分析：你将会同经理进行的工作有以下几项，①制订调查方案及设计问卷。②拟写调查报告。③进行问卷调查，并将搜集到的信息资料进行整理。

（一）信息的特征

1. 客观性。信息必须是事物的客观描述，真实、准确是信息最重要的本质特征，也是信息的生命所在。

2. 时效性。信息的时效反映了信息的价值，时过境迁的信息是没有价值的。

3. 共享性。信息和实物不同，实物因分享而有所失，信息则不会因分享而消失。

4. 无限性。客观世界是无限度的，人们认识与改造客观世界是无止境的，因而反映这种认识的信息也是无限的。

（二）信息工作在秘书活动中的作用

在各类机构中，秘书获取、加工、传递、储存和利用信息的一系列活动，就是信息工作。秘书根据领导的要求和意图，了解情况、掌握动态、收集信息、综合分析、研究对策，为领导决策提供参考性意见。具体地说，信息工作在秘书活动中的作用表现在以下几方面。

1. 日常管理工作必须依靠信息　秘书要办好机关各种公务，不仅靠领导意图、个人学识，还必须依靠各种信息作依据、作借鉴。信息多，耳目灵，综合判断、处理事务的能力就强。秘书必须学会运用各种信息，把相关部门联系、协调起来，同步协作去完成共同的任务。

2. 辅助领导决策必须依靠信息　信息是决策的依据，是决策的必要条件。没有信息，决策就是无源之水。确定目标，必须将过去和现在的各种信息进行收集、加工、传递和利用；拟定各种方案，必须对收集到的信息进行归纳、推理、判断；决策方案的实施，其客观依据依然是大量的信息。

3. 起草文件必须依靠信息　秘书撰拟公文，实质上是在掌握信息的基础上，根据领导意图，经过分析、综合，形成更系统、更准确的新的书面信息。可以说，秘书撰拟公文，就是运用信息为机关服务。随着互联网技术的普及，文件的传递和处理更加便捷，秘书每天面对的信息更加繁杂，对文秘人员整合信息的能力提出了更高的要求。

（三）信息收集和处理

信息收集的办法多种多样，要保证信息能及时、有效地收集，就要学会用科学的方法。信息收集的方法主要有以下几种：

1. 观察法。观察法是收集、获取信息的最基本方法，是人们通过感觉器官或借助其他工具来认识客观事物的过程。对信息工作者来说，一是要有敏锐的观察能力和信息意识；二是要用全面辩证的眼光观察事物，深入了解事物发展的来龙去脉，前因后果，切忌以偏概全，只重表象。

2. 调查法。深入实践、调查研究是获取信息最常用且最重要的方法。通常采取的有普遍调查、重点调查、典型调查、抽样调查和连续调查等方式。调查研究的具体方法和程序在后义"调查研究"中有阐释，此处不再赘言。

3. 阅读法。阅读法是通过阅读文件、资料、报纸、书刊及浏览网页信息，收集所需信息。作为信息收集人员，要善于从这些渠道去发现新精神、新政策、新动向、新要求，做到"去粗取精，去陈取新"。

4. 购置法。对于一些内部的或者难于获取的信息资料，可以向信息服务单位或者个人有偿索取，委托他人代为整理、搜集。

通过各种渠道，利用多种方法将信息收集以后，并不意味着信息就可以直接为我所用了，只有将收集的信息进行加工处理，才算真正完成了信息收集工作，信息也才能发挥其作用。

信息处理工作主要包括信息整理、信息传递、信息存储、信息反馈和信息利用等环节。文秘人员每天将从四面八方收集的信息进行归纳、分类，加以具体的分析、研究、总结，去伪存真，提炼出符合工作要求、能为特定工作目的服务的信息，然后向领导反映，传递给相关工作人员，这只是完成了信息的整理和传递，为使信息这一特殊资源的作用发挥到最大，还必须做好信息的存储工作。

信息存储就是用科学的管理办法，将有价值的信息系统化，以便日后更好地利用。存储信息是把已收集、加工处理完毕的信息以文字或图像的形式，借助计算机和各种媒介记录下来。存储信息不仅是保存信息，而且是信息收集与提供利用之间不可或缺的一个环节。信息存储包括登记、编码、存放、归档等工作，它也渗入到信息收集和处理的全过程中。

经过一系列环节，信息到达所需人手中，为其科学决策发挥出参考价值，这就是信息工作的终极目的。然而，信息工作如果只是单向地向信宿（信息的目的地）流动，可以说，信息收集工作是不完整的、有缺陷的，它还缺少了信息的反馈。信息反馈是整个科学决策体系的重要组成部分，是保证信息交流必不可少的一环。某项措施实施的效果如何，实施后是否出现新的问题？这些都需要靠信息反馈来了解，根据实际情况，再做出适当调整。因此，搞好信息反馈是办公室信息工作的重要环节。

考点：信息的特征、作用，信息传播的整个过程

三 值班事务

● 案例 6-4

2009 年 11 月 3 日，南京市一婴儿因高热、眼眶部肿胀等症状入某医院治疗，随后婴儿眼眶部肿胀发展到脸部肿胀，当家属找到值班医生时，该医生称自己"是值班医生不是管床医生，婴儿情况不清楚"，而不对婴儿采取救治措施。当家属向护士求助时，护士回答："值班医生晚上一般都是睡觉的，今天都被叫起来几遍了，很生气。"最后因未得到及时治疗，婴儿次日清晨五点多不治身亡。婴儿亲属的反映材料在南京当地知名网络论坛发布后，引起当地众多网民的关注。

问题：1. 值班医生、护士有哪些地方做得不对？

2. 这则案例给你什么启示？

案例分析：作为医护人员，时刻要将患者的需求摆在首位，值班医生、护士如果不能做到尽职尽责、心怀仁爱，不仅影响工作，情节严重的甚至会影响患者的生命安全。案例中的悲剧

正是因为值班医生、护士的失职所致。

值班工作是日常工作中不可忽视的一项重要工作,"单位值班"是为了保障本单位工作不因节假日休息而正常运转,是保障人民生命财产安全的重要措施。作为一名护理文秘人员,对值班工作一定要高度重视,不但要熟悉值班工作内容,掌握值班工作要领,还要能恰如其分地做好值班工作。

(一)值班工作的特点

1. 连续性。在各级机关和工作部门,值班工作的职责可大可小。值班人员可以是专职的,也可以是轮流和交换的,但都必须保证值班工作不可间断,必须持续进行,实行全天候工作,保证单位工作连续畅通进行。

2. 应急性。在值班工作中,值班人员可能随时接受、传达上级机关和部门领导的指示,经常接待群众的来电和来访,有时还可能遇到突发性事件。这些工作的内容和要求都是事先无法预知的,但都需要快速反应,紧急处理。

3. 准确性。值班工作既是一项事务性工作,又是一项重要的政务工作,它不仅要求及时,还要求准确。值班人员在接听电话、接待来访、协调联络和处理事务的过程中,都必须准确地掌握对方反映的情况,做到向领导汇报不含糊,处理问题不模糊。

(二)值班工作的要求

值班室的工作任务重、内容多、接触面广。因此,对值班人员的要求也较高。

1. 值班人员的素质要求。首先,值班人员要确立服务意识,即为领导服务,为上级服务,为单位内部各部门服务,为群众服务。其次,值班人员要树立严谨、热情、高效的工作作风。对待工作严肃认真,既不能轻率处理任何一件事,也不能轻易放过任何一个可疑点,更不能越权行事。再次,值班人员要有组织纪律观念,严格遵守各项规章制度,做好保密工作。最后,要有健康的身体和良好的精神状态及应急应变能力。

2. 值班工作的业务要求

(1)认真做好值班记录。值班人员对于值班期间发生的事项,如收发文件、传真、信函、突发事件处理等都要按规定做好记录,做到字迹清楚,语义准确。

(2)及时处理来电、来函。对各类文件、传真、信函、公务电话等,要根据不同情况及时分类处理,属于值班人员职权范围内的要及时处理、答复;属于其他职能部门的,则要按"分级负责,对口管理"的原则,及时移交相关部门办理,并及时反馈处理结果。对于重大突发性事件、新情况、新问题,要迅速向领导汇报,根据事态发展协助领导赶赴现场处理。事情结束以后,及时写出情况报告。

(3)严守保密制度。值班人员对经手处理的重要文件、传真件和电话记录等资料要妥善保管,属于保密事项的,不得对外泄露。对领导的家庭住址和电话等,未经领导同意,不得外传。

(4)做好来访人员接待工作。对待来访人员,一定要做到"一张笑脸,一把椅子,一杯热水,一句暖言"。对于上访人员要及时向分管领导(或值班领导)汇报,并迅速通知有关部门接待。对于影响较大的集体上访事件,要及时通知公安部门派员维持秩序。

(三)值班工作制度

1. 交接班制度。值班人员要做好交接班工作,认真移交值班日记。交班人和接班人要沟通情况,移交值班室掌握的各种钥匙,明确各自的责任。接班人因故未到时,交班人不能自行离岗

2. 信息处理制度。值班人员对于各种信息要及时上传下达，遇到问题要多请示、汇报，领会领导的意图，少擅自表态和答复，以免给领导的工作造成被动。

3. 记录归档制度。值班人员对值班过程中的电话、来访都要认真记录，接待来访时要坚持"一听二记三问四分析"的方法。

4. 岗位责任制度。规定值班人员必须坚守岗位，任何情况下都不能擅离职守。对于值班人员要加强领导，落实责任，使值班工作更加规范化、制度化。

（四）值班表的编制

值班表是将某一时间段中已经确定的上班人员姓名清晰地记载和标明的表格，是提醒人们按照值班表的要求值班，以保证组织的整体工作连续和完成的表格。

1. 值班表常用在下列地方

（1）值班室。

（2）平日需要有人值班的办公室。

（3）节假日值班办公室。

（4）为完成某项任务的值班办公室。

2. 值班表编制完成后应与相关值班人员协商并在主管领导审定以后执行。

3. 编制值班表通常应包含以下内容

（1）列出值班事件期限和具体值班时间。

（2）按照要求填写值班人员姓名。

（3）标明值班地点。

（4）标明负责人或带班人员。

（5）有时需用简明文字标明值班的工作内容。

（6）标明人员缺勤的备用方案或替班人员姓名。

某公司国庆放假值班表见表6-2。

表6-2 值班表

值班时间	值班人姓名	值班地点	值班电话	带班领导	值班任务
10月1日	张××	办公室		总经理	1. 接听和处理电话，保证联络渠道畅通
10月2日	李××	办公室		副总经理	2. 接待和指引来访人员
10月3日	罗××	办公室		副总经理	3. 接收、分发文件、邮件和书报杂志
10月4日	唐××	办公室		行政办主任	4. 处理临时发生的事情
10月5日	陈××	办公室		人事部长	5. 注意安全，防火防盗
10月6日	赵××	办公室		销售部长	
10月7日	王××	办公室		财务处长	
注意事项	①值班时间：每天8：00～17：00 ②作好值班记录 ③值班人员不得缺席，确因病因事不能值班，请提前联系办公室，以便及时调整人员				

考点：值班工作要求、值班的工作制度、编制值班表

四 日程管理

日程管理就是将每天的工作和事务安排在日期中，并做一个有效的记录，方便管理日常的

工作和事务，达到工作备忘的目的。同时也具有对员工日常工作进行指导、监督的作用。电子版的日程管理通常具有定时提醒和共享等功能。

日程管理的内容：

1. 查看日历、月历、农历。
2. 安排代办事项。
3. 提醒备忘事项。
4. 共享他人日程安排，协调工作。
5. 对员工工作进行监督。

五 印章管理

● 案例 6-5

某单位小邓是个爱打架斗殴的人，有一次喝酒后把本地一个吴姓工人打伤致残，被法院判处了三年有期徒刑。在即将服刑的时候，有人出主意说："如果单位能证明你现在正在搞科研项目，你就可以保外服刑了。"小王听后，赶紧写了一份假证明，找到本单位管公章的秘书小刘给他盖章。小刘因当时较忙，听小邓说是科研项目要盖章，就没仔细看材料的内容，就把公章盖上去了。小王因此被保外服刑。半年过后，被害者家属知道事情真相，告到法院。法院经过调查，知道了事情的原委，小邓被重新送到监狱，而管理公章的小刘，因工作麻痹大意，被单位调离工作岗位并受到行政记过处分。

问题：1. 印章有什么特点和作用？
　　　2. 印章应如何保管？

1. 印章的内涵　印章是印和章的合称，我国古代叫印信，现代印章是指刻在固定质料上的代表机关、组织、单位和个人权利的图章。秘书部门掌管的印章主要有三种：一是单位印章（含钢印）；二是单位领导人"公用"的私章；三是秘书部门的公章。其中单位印章是单位对外行使权利的标志。

2. 印章的样式和种类

（1）印章的样式由印章的形状、印文、印文的排列、印章的图案和尺寸、印章的质料构成。我国党政机关、企事业单位的印章为圆形，其尺寸、图案有具体要求，不得随意改变或设计，参见国务院颁发的《关于国家行政机关、事业机关印章的规定》。

（2）印章的种类很多，按材料分，有钢印、铜印、木印、塑料印、万次印（又分原子印和渗透印）等；按性质分，有单位印章、领导签名印章、业务专用章等。

3. 印章的作用

（1）标志作用。只有得到法律认可的机构或人员（具有法人资格）才备有印章，并在印章上以印文的形式标明其法定名称（全称）。对外联系工作，就以印章作为标志。另外，印章还表现为密封的标志。

（2）权威作用。人们习惯把"印把子"比作权力的象征。这是法律赋予的权力，具有相当的权威性，而这种权威性则是以印章为鉴证的。

（3）法律作用。单位具有法人资格，其印章是单位的标志，按法定程序制发、用印后的公文和凭证就具有法律效力，在刑事诉讼和民事诉讼中负有法律责任和法律义务。

（4）凭证作用。各种各样的文件、凭证、证据等，不盖章对外一律无效。

> **链接**
>
> **《中华人民共和国治安管理处罚法》第五十二条**
>
> 　　有下列行为之一的，处十日以上十五日以下拘留，可以并处一千元以下罚款；情节较轻的，处五日以上十日以下拘留，可以并处五百元以下罚款：
>
> 　　（一）伪造、变造或者买卖国家机关、人民团体、企业、事业单位或者其他组织的公文、证件、证明文件、印章的；
>
> 　　（二）买卖或者使用伪造、变造的国家机关、人民团体、企业、事业单位或者其他组织的公文、证件、证明文件的；
>
> 　　（三）伪造、变造、倒卖车票、船票、航空客票、文艺演出票、体育比赛入场券或者其他有价票证、凭证的；
>
> 　　（四）伪造、变造船舶户牌，买卖或者使用伪造、变造的船舶户牌，或者涂改船舶发动机号码的。

4. 印章的制发　必须严格按照国家规定办理，不论刻制哪一级单位的印章，都要有上级单位批准的正式公文，到公安部门登记，由公安部门指定刻字单位刻制，不得私自刻制印章。印章在正式颁发启用前，应备文通知有关单位。为了防止伪造，要做印记；印模除留底外，同时上报主管部门备案。如机构变动、撤销或更改名称，印章应立即停止使用，封好后交原颁发单位予以注销。

5. 印章的保管和使用

（1）印章通常由秘书保管，保管者就是使用者。按规定，保管者不得委托他人代盖印章，不得随意带出办公室，更不得交他人拿走使用。印章存放的地方要装配牢固的锁。保管者要养成精细的工作作风和良好的职业习惯，一丝不苟，防微杜渐，不盖人情章。

（2）印章的使用要有完善的制度作保证，管印者要认真审阅需要盖章的材料，看是否符合规定；要十分谨慎，防止被人钻空子。盖公章要端正、清晰，盖在署名中间，上不压正文，下要骑年盖月。盖印章要领：握法标准，印泥适度，用力均匀，落印平稳。

> **链接**
>
> **介绍信样例**
>
> 介绍信样例见图6-2、图6-3。

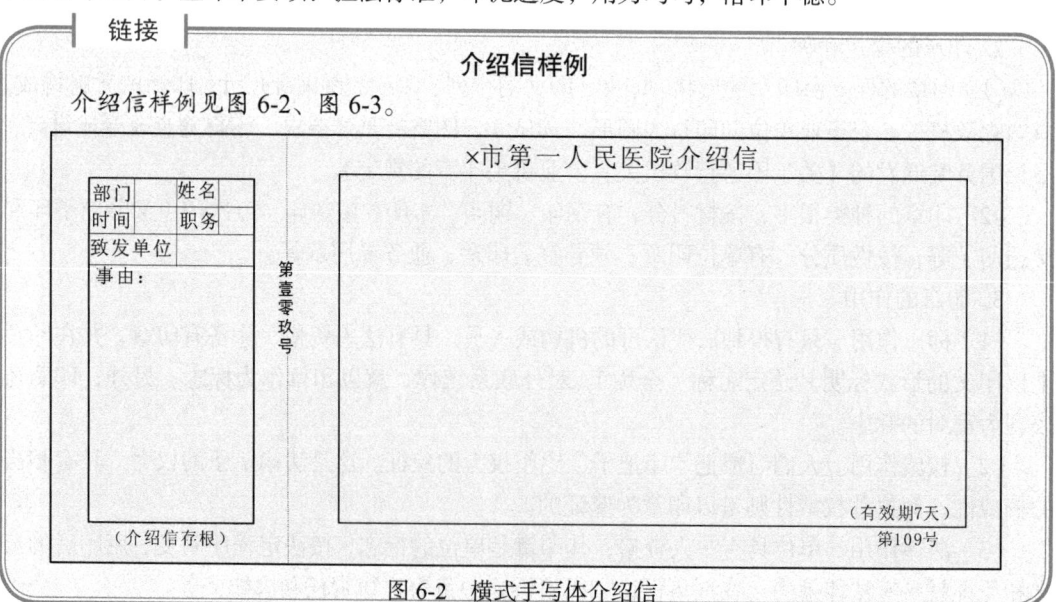

图6-2　横式手写体介绍信

介 绍 信 （存根）

字第 号

×××等×人，前往×××联系×××××××××。

年 月 日

（盖骑缝章）……………… ××字第××号 ………………………

介 绍 信

××字第××号

兹介绍×××等×名同志前往你处联系××，请接洽并予协助为盼。

此致

敬礼！

×××（签章）

年 月 日

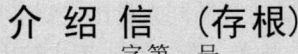

图6-3 竖式印刷体专用介绍信

第2节 接待事务

● 案例6-6

某公司的晓丽是一个新员工，她在前台负责接待来访的客人和转接电话，还有一个同事小石和她一起工作。每天上班后一两个小时之间是她们最忙的时候，电话不断，客人络绎不绝。一天，有一位与人力资源部何部长预约好的客人提前20分钟到达。晓丽马上通知人力资源部，何部长说正在接待一位重要的客人，请对方稍等。晓丽转告客人说："何部长正在接待一位重要的客人，请您等一下。请坐。"正说着电话铃又响了，晓丽匆匆用手指了一下椅子，赶快接电话。客人面有不悦。晓丽接完电话，赶快为客人送上一杯水，与客人闲聊了几句，以缓解客人的不高兴情绪。

问题： 1. 客人为何面有不悦，晓丽应该怎样做？

2. 如果是没有预约的客人，应该怎样接待？

案例分析： 接待工作本身就是一个窗口，外来人员可以通过这个窗口直接感受本单位、机关的工作作风。通过接待工作可以体现出单位、机关的整体形象，反映出文秘人员的综合素质。不管是有预约还是无预约的，秘书都应礼貌热情、细致周到、照章办事，既要尽量满足客人需求，又要树立和维护组织的形象及利益。

一 来访接待

（一）接待类型和规格

接待工作纷繁复杂，可以分为多种类型，不同类型也有其各自特点，秘书人员也应采用不同的方式来应对。按来客是否预约可分为：有约接待和无约接待；按来客的区域可分为：内宾接待和外宾接待；按来客的人数可分为：个别接待和团体接待等。

接待规格是接待过程中的各种规矩，是礼待来宾的一系列具体规定，其中最关键的是从场面安排及主陪人的职位角度而言，秘书应根据来访者的身份确定接待规格。主要有以下三种接待规格：

1. 高规格接待。接待场面宏大热烈，主要陪同人员比主要来宾的职位要高的接待。

2. 对等接待。接待场面适当，主要陪同人员与主要来宾的职位相当的接待。

3. 低规格接待。接待场面简便，主要陪同人员比主要来宾的职位要低的接待。

高规格接待固然能表现出重视、友好，但它会占用主陪人的很多时间，经常使用会影响其正常工作；低规格接待有时是因单位的级别造成的，有时是另有原因，用得不好，会影响双方的关系；对等接待是最常用的接待方式。

> **链接**
>
> **礼仪类文书写作常用词语释义（一）**
>
> 台鉴：您审阅的意思。台，对别人的敬称；鉴，审察的意思。
>
> 惠鉴：有劳您审阅的意思。惠，有求于人的敬辞。
>
> 雅鉴：请您指教、审阅的意思。雅，高尚不俗，对别人的敬誉之辞。
>
> 钧鉴：请您审阅的意思（对尊长或上级用）。

如何确定接待规格呢？秘书首先要了解客人的身份和来访目的，据此确定由谁来出面接待最合适。接待规格的最终决定权是在领导那里，秘书仅提供参考意见。领导确定了接待规格后，秘书就要制订接待计划。一项有约的接待活动，从接受任务到客人离开后的善后工作，通常程序为：受领接待任务→了解来宾情况→拟定接待方案→做好接待准备→迎接来访宾客→商议日程安排→安排食宿→组织双方会谈→陪同参观游览→送别来访客人→接待工作小结。

工作中要注意：如果本单位有接待的规章制度，秘书应严格遵照执行，不得擅自更改接待标准。要注意了解来宾的饮食习惯，特别是与宗教相关的饮食禁忌。在接待中，要注意做好保密工作，重要的文件、资料要保管好，不能让客人参观的地方，决不安排。

> **链接**
>
> **会 面 礼 仪**
>
> 1. 点头礼　在比较随便的场合，或与一面之交、交往不深的相识者碰面、或无法一一问候时秘书人员可点头致意。
>
> 2. 举手礼　向距离比较远的人打招呼。右臂向前方伸直、右手掌心向着对方，其他四指并齐，拇指叉开，左右摆动一两下。
>
> 3. 注目礼　用于升国旗、列队检阅、剪彩揭幕、开业挂牌。
>
> 4. 拱手礼　用于团拜活动、向长辈祝寿、向对方表示祝贺、向亲朋好友表示感谢以及与海外华人初次见面时表示久仰大名等。
>
> 5. 鞠躬礼　用于喜庆欢乐或庄严肃穆的仪式。
>
> 6. 握手礼　握手时间以 2～4 秒为宜。握手先后顺序：男女之间，女士先伸手；长辈晚辈之间，长辈先伸手；上下级之间，上级先伸手；宾主之间，主人先伸手。
>
> 7. 拥抱礼　一般在欧美国家很常用。
>
> 8. 接吻礼　西方国家常用的见面礼。

（二）外事接待

外事接待工作要做到热情友好，互相尊重，文明礼貌，不卑不亢。要内外有别，坚决维护国家的主权和利益，维护民族尊严，严格按照党和国家的政策办事，严守国家机密。与外宾交往，要加强组织纪律性，如实反映情况，不得背着组织和外国机构及个人私自交往。

涉外接待的内容与内宾接待大同小异，但迎宾礼仪涉及外事接待工作的方方面面，它们环环相扣，彼此制约，都对外宾接待工作的总体质量产生重要的影响。下面将简要介绍迎宾礼仪的程序和其中要注意的关键环节。

| 链接 | 如何安排礼宾顺序 |

秘书人员在组织外事活动时，一般可以按照通知代表团组成的日期先后顺序、字母顺序、身份与职务的高低3种方式安排礼宾次序。

涉外礼仪规范：迎宾礼仪指的就是在涉外交往活动中，当我方身为东道主之时，为落实迎宾活动而应当遵守的外事接待礼仪。通过这种迎送活动表达东道主的诚意，展现主人的形象，使双方建立友好关系。要使涉外接待工作出色圆满，就要处处注意。

（1）发出邀请：在正式对外方发出邀请前，必须先明确邀请的规格，以便兼顾来宾的具体身份与来访的目的。通常由东道国先发出邀请，这既是礼节，也是一项必要的手续。

（2）准备工作：这里基本与国内接待相同，只不过从涉外礼仪的方面要多加重视。

1）确定迎候人员。本着身份对等的原则，参加涉外迎送仪式的有与主宾身份相当的主人及随从人员，还要有翻译。

2）准备迎宾的物品。如果双方互不相识，则需要准备一块牌子，上书来访团体的名称或主宾的名字，用对方能看得懂的文字，书写工整。如要献花，一定要用鲜花，不可以用黄白两色的菊花或百合花。献花人应为年轻的女性。要按照来访团体的人数和主宾的身份决定接客人的车辆。接待人员要掌握的常用花语见表6-3。

表6-3 常用花语

	花名 寓意	花名 寓意	花名 寓意	花名 寓意
表示情感	玫瑰-爱情 丁香-初恋 柠檬-挚爱 橄榄-和平 桂花-光荣	白桑-智慧 水仙-尊敬 百合-纯洁 茶花-美好 紫藤-欢迎	豆蔻-别离 杏花-疑惑 垂柳-悲哀 石竹-拒绝	红丁香、鸟不宿和菟丝子组合而成的花束表示：君如奋斗，必将成功
表示国家	美国-山楂 日本-樱花 德国-矢车菊 法国-鸢尾花	英国-玫瑰 意大利-紫罗兰 加拿大-枫叶 瑞士-火绒草	荷兰-郁金香 瑞典-白菊 西班牙-石榴 巴西-兰花	韩国-无穷花 泰国-睡莲 新加坡-卓锦万代兰 丹麦-冬青
民俗寓意	同一种花在不同国家和地区，因民俗不同，往往被赋予大不相同的寓意。①品种：如中国人喜爱的黄菊，在西方代表死亡；中国人赞赏的荷花，在日本表示死亡。我国广东、海南、港澳地区，反感别人送梅花、茉莉、牡丹。②色彩：中国新人成亲喜欢红色，西方人则喜欢白色。③数量：中国人送花讲究双数，西方人则讲究单数，只有"13"除外。			

（3）车站、机场迎接：外宾抵达时，主方相关人员应提前到达机场、车站迎接，表示欢迎，并妥善安排各项礼仪程序和活动。第一印象非常重要，因此迎接活动要十分重视，参加迎送仪式的所有人员，着装要正式得体。双方见面以后，主人一方的秘书先将欢迎的主要人员介绍给外宾，或自我介绍并递上名片。然后由外宾或他的秘书把客人一方的主要成员介绍给东道主。主方要主动与来宾寒暄，话题应轻松自然，如旅途情况、两地风土人情等。除客人自提的随身小件行李外，应主动帮客人提行李，特别要注意乘车的位次尊卑，其中主人开车和司机开车座位尊卑有别，见图6-4、图6-5。

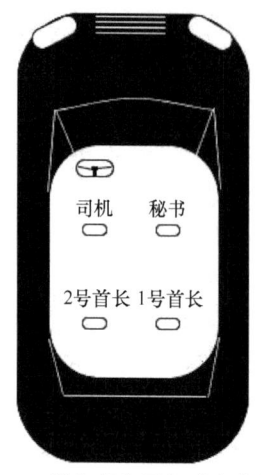

图 6-4　驾车者为司机时座次排序

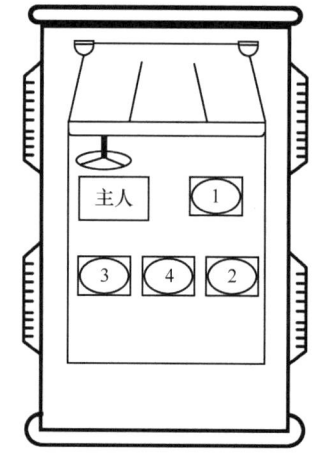

图 6-5　驾车者为主人时座次排序

（4）送行前的拜访：主方秘书应在拜访前打电话给对方的秘书，告知将去拜访的时间和主要人员的身份，提醒其作好准备。虽然这个环节在作计划时已经列上，但是提醒和确认也是必要的。

（5）安排送行仪式：客人如果是乘坐飞机，特别是国际航班，一定要至少提前 3 小时出发，因为路上可能遇到交通拥堵，办理登机手续和安全检查都需要不少时间。

> **链接**
>
> **礼仪类文书写作常用词语释义（二）**
>
> 台祺：您吉祥的意思。　　　鉴宥：请求审察原谅的意思。　　拟于：打算在。
>
> 台安：您安好的意思。　　　孔殷：十分急切的意思。　　　　兹有：现在有。
>
> 惠纳：承您照顾能接受的意思。　赓即：接着立即的意思。

二 接待服务

"宾至如归"就是我们接待工作的最高境界，让客人感觉到愉快、轻松、舒适，要求我们的接待工作要细致入微，周密安排，尤其要在客人抵达后的服务安排上花心思、密部署。

（一）住宿安排

住宿安排是我们接待工作中首先要考虑的问题，为风尘仆仆的客人选择好安全舒适的宾馆以舒缓旅途的疲劳，能让客人感受到主方的热情和诚意。在选择宾馆时，要根据接待规格、客人身份、人数、性别、年龄、身体状况、生活习惯等来酌情安排，选择宾馆要根据接待经费预算、宾馆的住宿条件、周边的环境和交通状况、安全条件等因素综合考量。基本生活需要如空调、热水、卫生间、电视、电脑、会议设施要符合要求。

（二）餐饮安排

1. 中餐安排

（1）安排菜单：根据中国人的饮食习惯，与其说是"请吃饭"，还不如说"请吃菜"。所以要非常重视菜单的安排。它主要涉及点菜和准备菜单两方面的问题。点菜时，不仅要吃饱、吃好，而且必须量力而行。如果为了讲排场、装门面，而大点、特点甚至乱点一通，不仅对自己没好处，而且还会招人笑话。这时，一定要做到心中有数，力求做到不超支、不乱花、不铺张浪费。

在准备菜单的时候，主人应当着重考虑哪些菜肴宜选、哪些菜肴忌选，这是一个问题的两个不同方面。

宜选的菜肴大抵有三类：

1）有中餐特色的菜肴。在宴请外籍人士时，这一条更应当被高度重视。比方说，中餐里的龙须面、煮元宵、炸春卷、蒸饺子、狮子头、宫保鸡丁等，均为寻常百姓之食，并非佳肴美味，但因其具有鲜明的中餐特色，所以在国外知名度最高，受到众多外国人的推崇。

2）有本地特色的菜肴。一方水土养一方人。中国地大物博，中国的饮食文化既有共性，也个性鲜明，名扬天下的八大菜系便是中餐在各地分支的代表。在宴请他人尤其是宴请外地人时，有必要的话，应尽量安排一些具有本地特色的菜肴。例如，西安的羊肉泡馍、四川的麻婆豆腐、上海的红烧狮子头、北京的涮羊肉，请外地客人时，上一些特色菜，恐怕要比"千篇一律"的生猛海鲜更受好评。

3）餐馆的特色菜肴。大凡名声在外的餐馆，自然都少不了自己的看家菜，高档餐馆尤其如此。在知名餐馆点菜时应尽量安排一些看家菜，这能说明主人的细心和对被请者的尊重。

在菜单安排时，还必须兼顾来宾的饮食禁忌，尤其是要对主宾的饮食禁忌予以高度的重视。在这些饮食方面的禁忌主要有四条。

1）宗教的饮食禁忌。对于宗教方面的饮食禁忌，一定要认真对待，一点也不能疏忽大意。例如，国内的佛教徒在饮食上禁食荤腥食物，它不仅指的是不吃肉食，而且也包括了葱、蒜、韭菜、芥末等气味刺鼻的食物。对此要是不了解，一旦出错会带来很大的麻烦。

2）地方禁忌。在不同的地区，人们的饮食偏好往往多有不同。对于这一点，在安排菜单时，也应予兼顾。例如，有些国家的人通常不吃宠物、稀有动物、动物内脏、动物的头部和脚爪。

3）职业禁忌。有些职业，出于某种原因，在餐饮方面往往也有各自不同的特殊禁忌。例如，国家公务员在执行公务时不准吃请，在公务宴请时不准大吃大喝，用餐一般不准超过国家规定的标准，不准饮烈性酒。再如，驾驶员在工作期间，不得饮酒，要是忽略了这一点，不仅是对对方的不尊重，而且还有可能给对方惹麻烦。

4）个人禁忌。有一些人，由于种种因素在饮食方面往往会有一些特殊要求。比方说，有的人不吃肉，有的人不吃鱼，有的人不吃蛋，等等。对于这类个人饮食禁忌，亦应充分予以照顾。不要明知故犯，或是对此说三道四。在隆重而正式的宴会上，主人所选定的菜单也可以精心书写后，给客人每人一份，让用餐者不但餐前心中有数，而且餐后也可以留作纪念。

（2）中餐宴席席位安排编排。宴请，往往是一种较大规模的社交聚集活动，因此它就涉及席位的编排。这关系到来宾的身份和主人给予对方的礼遇，所以，受到宾主双方的同等重视。较为正式的宴会，一般都要安排好桌次和位次，这既使邀请活动井然有序，又是对客人的尊重负责。当然，一些非正式的小型便宴，没必要再讲桌次，但在很多地方，位次却是很重要的，对于中餐位次的排列，主要有五种方法可循。

1）右高左低：当两人一同并排就座时，通常以右为上座，以左为下座。这是因为中餐上菜时多以顺时针方向为上菜方向，居右而坐者因此要比居左而坐者优先受到照顾，如图6-6所示。

2）中座为尊：三人一同就座用餐时，居于中座者在位次上要高于在其两侧就座之人。这种方法称为中座为尊。

3）面门为上：倘若用餐时，有人面对正门而坐，有人背对正门而坐，依照礼仪惯例，则应以面对正门者为上座，以背对正门者为下座。这就是所谓的面门为上（图6-7）。

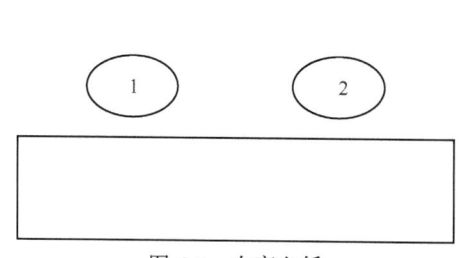
图6-6　右高左低

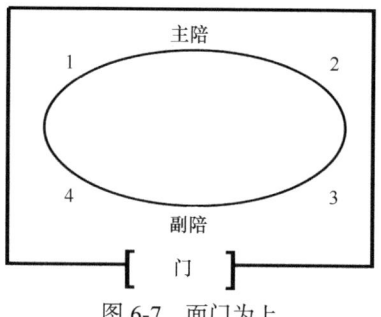
图6-7　面门为上

4）观景为佳：在一些高档餐厅用餐时，在其室内外往往有优美的景致或高雅的演出，可供用餐者观赏。此时，应以观赏角度最佳之处为上座，此即观景为佳。

5）临墙为好：在某些中低档餐馆用餐时，为了防止过往侍者和食客的干扰，通常以靠墙之位为上座，以靠过道之位为下座。这种方法被称为临墙为好，如图6-8所示。

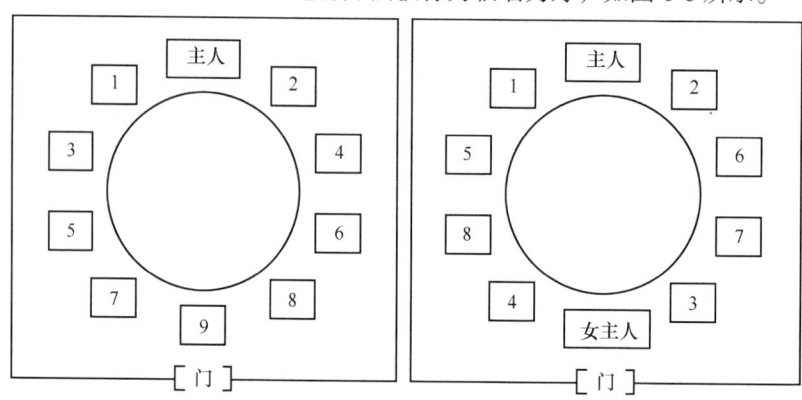
图6-8　临墙为好

多桌客人桌次尊卑排列如图6-9所示。

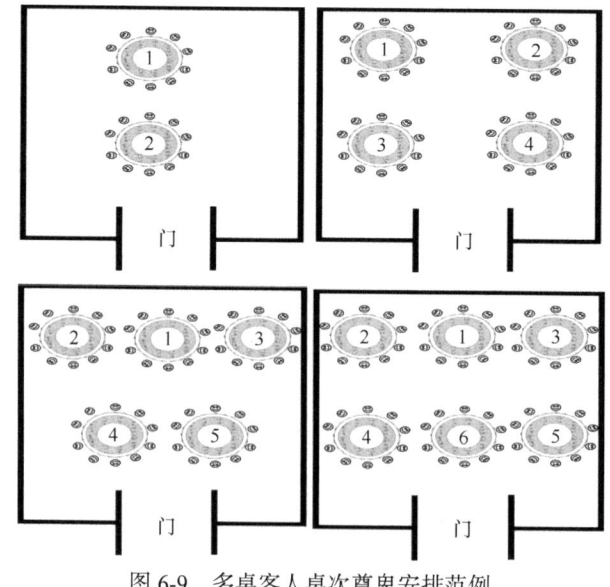
图6-9　多桌客人桌次尊卑安排范例

2. 西餐安排　西餐是对西方餐饮的一种统称，基本特点是用刀叉进食，且餐具多：各种大小杯子、盘子、银器具等。

（1）餐具的摆放。餐具是根据不同的上菜顺序精心排列起来的。座位最前面放食盘（或汤盘），左手放叉，右手放刀。汤匙也放在食盘的右边。食盘上方放吃甜食用的匙和叉、咖啡匙，再往前略靠右放酒杯。右起依次是：葡萄酒杯、香槟酒杯、啤酒杯（水杯）。餐巾叠放于啤酒杯（水杯）里或放在食盘里。面包盘放在左边，上面的黄油刀横摆在盘里，刀刃一面要向着自己。正餐的刀叉数目要和菜的道数相等，按上菜顺序由外到里排列，刀口向内，用餐时顺序由外向中间排着用，依次是吃开胃用的、吃鱼用的、吃肉用的。比较正式的餐会中，餐巾是布做的。高档的餐厅餐巾往往叠得很漂亮，有的还系上小缎带。注意，别拿餐巾擦鼻子或擦脸。餐具都摆齐以后，不要忘了餐桌的装饰物，如蜡烛台或用茶壶做个小花瓶等，都可以增添浪漫的气氛，如图6-10所示。

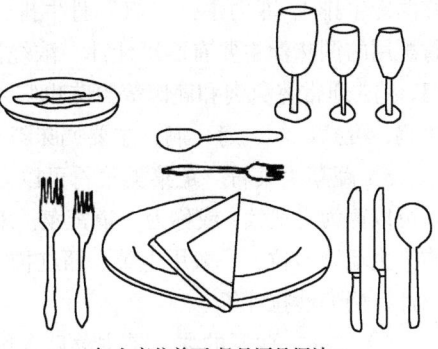

每个座位前面，餐具酒具摆法

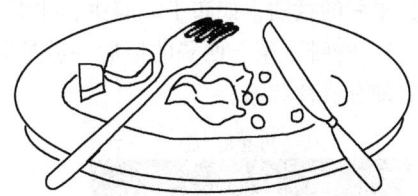

尚未吃完的刀叉摆放法

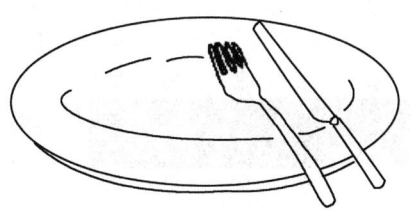

已吃完的刀叉摆放法

图6-10　西餐餐具使用礼仪

（2）西餐点菜及上菜顺序。西餐菜单上有四或五大分类，其分别是开胃菜、汤、沙拉、海鲜、肉类、点心等。

先决定主菜。主菜如果是鱼，开胃菜就选择肉类，在口味上就比较富有变化。除了食量特别大的以外，其实不必从菜单上的单品菜内配出全餐，只要开胃菜和主菜各一道，再加份甜点就够了。可以不要汤，或者省去开胃菜，这也是很理想的组合（但在意大利菜中，意大利面被看成是汤，所以原则上这两道菜不一起点）。

正式的全套餐点上菜顺序：

1）头盘。西餐的第一道菜是头盘，也称开胃品。开胃品的内容一般有冷头盘和热头盘之分，常见的品种有鱼子酱、鹅肝酱、熏鲑鱼、鸡尾杯、奶油鸡酥盒、焗蜗牛等。因为是要开胃，所以开胃菜一般都有特色风味，味道以咸和酸为主，而且数量少，质量较高。

2）汤。和中餐不同的是，西餐第二道菜就是汤。西餐的汤大致可分为清汤、奶油汤、蔬菜汤、冷汤4类。品种有牛尾清汤、各式奶油汤、海鲜汤、美式蛤蜊汤、意式蔬菜汤、俄式罗宋汤、法式焗葱汤。冷汤的品种较少，有德式冷汤、俄式冷汤等。

3）副菜。鱼类菜肴一般作为西餐的第三道菜，也称副菜。品种包括各种淡、海水鱼类，贝类及软体动物类。通常水产类菜肴与蛋类、面包类、酥盒类菜肴都称为副菜。因为鱼类等菜肴的肉质鲜嫩，比较容易消化，所以放在肉类菜肴的前面，叫法上和肉类菜肴主菜有区别。西餐吃鱼讲究食用专用的调味汁，品种有鞑靼汁、荷兰汁、酒店汁、白奶油汁、大主教汁、美国汁和水手鱼汁。

4）主菜。肉、禽类菜肴是西餐的第四道菜，也称主菜。肉类菜肴的原料取自牛、羊、猪、小牛仔等各个部位的肉，其中最有代表性的是牛肉或牛排。牛排按其部位又可分为沙朗牛排（也称西冷牛排)、菲力牛排、"T"骨牛排、薄牛排等。其烹调方法常用烤、煎、铁扒等。肉类菜肴配用的调味汁主要有西班牙汁、浓烧汁精、蘑菇汁、白尼斯汁等。禽类菜肴的原料取自鸡、鸭、鹅，通常将兔肉和鹿肉等野味也归入禽类菜肴。禽类菜肴品种最多的是鸡，有山鸡、火鸡、竹鸡，可煮、炸、烤、焖，主要调味料有黄肉汁、咖喱汁、奶油汁等。

5) 蔬菜类菜肴。蔬菜类菜肴可以安排在肉类菜肴之后，也可以和肉类菜肴同时上桌，所以可以算为一道菜，或称为一道配菜。蔬菜类菜肴在西餐中称为沙拉。和主菜同时服务的沙拉，称为生蔬菜沙拉，一般用生菜、西红柿、黄瓜、芦笋等制作。沙拉的主要调味汁有醋油汁、法国汁、奶酪沙拉汁等。

6) 甜品。西餐的甜品是主菜后食用的，可以算是第六道菜。从真正意义上讲，它包括所有主菜后的食物，如布丁、煎饼、冰淇淋、奶酪、水果等。

7) 咖啡、茶。西餐的最后一道是上饮料、咖啡或茶。喝咖啡一般要加糖和淡奶油。茶一般要加香桃片和糖。

(3) 位次问题。即使来宾中有地位、身份、年纪高于主宾的，在排定位次时，仍然要紧靠主人就座。男主人坐主位，右手是第一重要客人的夫人，左手是第二重要的夫人，女主人坐在男主人的对面。她的两边是最重要的第一、第二重要男客人。现在，如果不是正常正规的午餐或晚餐，这样一男一女的间隔坐法就显得不重要了，如图6-11所示。

(4) 刀叉的使用。使用刀叉时，从外侧到内侧取用刀叉，要左手持叉，右手持刀；切东西时左手拿叉按住食物，右手拿刀切成小块，用叉子往嘴里送。用刀时，刀刃不可以朝外。进餐途中需要休息时，可以放下刀叉呈"八"字形摆在盘子中央，表示没吃完，还要继续吃。每吃完一道菜，将刀叉并排在盘中，表示已经吃完了，可以将这道菜或盘子拿走。如果是谈话，可以拿着刀叉，

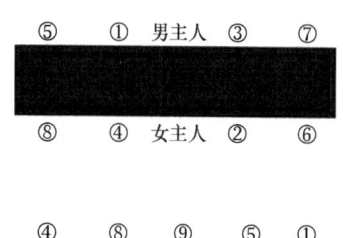
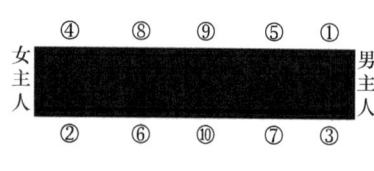
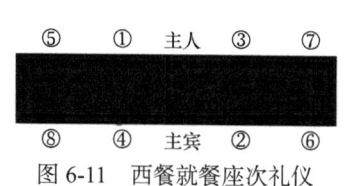

图6-11 西餐就餐座次礼仪

不用放下来，但不要挥舞。不用刀时，可用右手拿叉，但需要做手势时，应放下刀叉，千万不要拿着刀叉在空中挥舞摇晃，不要一手拿刀或叉，而另一只手拿餐巾擦嘴，也不要一手拿酒杯，另一只手拿叉取菜。任何时候，都不要将刀叉的一端放在盘上，另一端放在桌子上。

(5) 餐桌上的注意事项。不要在餐桌上化妆，用餐巾擦鼻涕。用餐时打嗝是大忌。取食时，拿不到的食物可以请别人传递，不要站起来。每次送到嘴里的食物别太多，在咀嚼时不要说话。就餐时不可以狼吞虎咽。对自己不愿吃的食物也应要放一点到盘中，以示礼貌。不应在进餐时中途退席。确实需要离开，要向左右客人小声打招呼。饮酒干杯时，即使不喝，也应该将杯口在唇上碰一碰，以示敬意。当别人为你斟酒时如果不需要，可以简单地说声"不，谢谢！"或以手稍盖酒杯，表示谢绝。进餐过程中，不要解开纽扣或当众脱衣。如果主人请客人宽衣，男客人可以把外衣脱下搭在椅背上，但不可以把外套或随身携带的东西放到餐台上。

3. 宴请类型及主要内容　见表6-4。

表 6-4 宴请类型及主要内容

宴请类型	主要内容
国宴	1. 以国家元首或政府首脑的名义举办的庆典，或为欢迎外国元首、政府首脑来访而举行的宴会 2. 国宴规格最高，通常在宴会厅内悬挂双方国旗，安排乐队演奏双方国歌和席间乐，席间双方致辞和祝酒
涉外交往	涉外交往除不挂国旗、不奏国歌以及出席的规格不同外，其余安排大体与国宴相同
便宴	1. 一种非正式宴会。常见的有午宴、晚宴及早餐 2. 便宴形式简便，除主人与主宾坐在一起外，其他人可以不排座次，不做正式讲话 3. 菜肴可酌情增减，气氛比较随和亲切，适用于日常交往和工作接待
茶会	1. 请客人品茶也是一种简便的招待形式 2. 它对茶叶和茶具的选择很讲究，有时也可用咖啡代替 3. 在我国，茶会往往配有饮料和水果，这叫茶话会 4. 气氛活跃，是国内较常见的招待形式
酒会	1. 又称鸡尾酒会，形式较活泼，以酒水为主，不设座椅，客户可随意走动，便于相互之间广泛接触、交谈 2. 适用于国内的各种交往活动以及各种开幕、开张、签字仪式和其他庆典活动
客饭	是国内各机关、企事业单位普遍采用的宴请形式，非常简朴
自助餐	1. 通常在需招待的人数较多时采用 2. 一般不排座位，客户站立而食，自由活动，随意取食 3. 食物以冷餐为主，食物与酒水连同餐具陈设在餐桌上让客户自取，也可由招待员端送
工作进餐	1. 又分为工作早餐、午餐、晚餐，指利用进餐时间边吃边谈工作 2. 在一些紧张的谈判活动中，往往因时间安排不开而采用这种形式

（三）参观游览与文艺活动

1. 游览活动　可以增进友谊，加深互相了解。主持参观游览应做的工作主要：根据来访目的、性质及客人的意愿和兴趣，结合当地实际情况，有针对性地选择参观游览的项目；拟定参观游览的详细计划，准备车辆、食品、饮料等，并告知全体接待人员和各级接待单位及早作好接待准备工作；根据来宾的身份，安排身份相当的主人陪同，并视情况安排好解说员或导游。

2. 文艺活动　在来访接待中，文艺活动既可以宣传本单位、本地的文化艺术事业的成就，也可以展现自身的精神风采。安排文艺活动，应做好以下工作。

（1）根据活动的目的和来宾的兴趣、特长，安排和选定节目。

（2）发出邀请，准备文艺节目说明或剧情简介，说明书或剧情简介最好用主宾双方使用的文字印成。

（3）根据客人身份安排好座位。观看文艺演出，一般以七八排座位为最佳。

（4）维持好演出秩序。一般安排普通观众先入席。主宾席客人在开幕前由主人陪同入场，入场时其他观众应有礼貌地起立鼓掌表示欢迎。演出结束，一般观众等贵宾退场后离席。

考点：接待的种类和规格，外宾接待的完整流程，中、西餐宴请中的菜单与席位安排

第3节　会议事务

● 案例 6-7

某公司打算在某礼堂召开总结表彰大会，发了请柬邀请有关部门的领导光临，在请柬上把开会的时间、地点写得一清二楚。接到请柬的几位领导担心迟到，提前来到礼堂开会。一看会场布置不像是开表彰会的样子，经询问才知道，今天上午礼堂开报告会，该公司的总结表彰会

改换地点了。几位领导同志问道:"改地点了为什么不重新通知?"新会场地点较远,等他们赶到,表彰仪式已进行了一大半。

事后,某公司的领导才解释说,因秘书人员工作粗心,在发请柬之前还没有与礼堂负责人取得联系,一厢情愿地认为不会有问题,便把会议地点写在请柬上。等开会的前一天下午去联系,才知礼堂早已租给别的单位了,只好临时改换会议地点。但由于邀请单位和人员较多,来不及一一通知,结果造成了上述失误。尽管公司领导登门道歉,但造成的不良影响也难以消除。

问题:这个案例说明秘书在会议准备时应注意什么问题?

会议前期准备

会议是有组织、有目的地召集人们商议事情、沟通信息、表达意愿的行为过程。从信息学的角度看,会议是输入信息、加工信息、输出信息的一种方式,任何会议都有它的具体内容,即信息。没有新的信息,或者不是创造性地分析研究已有信息,会议便失去了召开的意义。同样,任何一次成功的会议,都缺少不了秘书的创造性和服务性劳动。因此,充分认识秘书人员在会议中的职责,掌握做好会议服务的方法和艺术,是秘书学的一个重要课题。

会议的种类多种多样,如按规模分,有大型会议(上千人)、中型会议(数百人上下)、小型会议(会议数十人或数人);按时间分,有定期会议和非定期会议;按出席对象分,有联席会议、内部会议、代表会议、群众会议;按召开方式分,有电话会、电视会、广播会、网络会。

会议无论大小,从召开到结束,一般都要经过3步:会议前期准备工作;会中组织服务工作;会后总结工作。前期准备工作具体如图 6-12 所示。

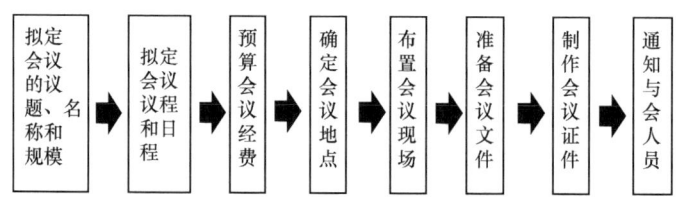

图 6-12 会议筹备的工作步骤图

(一)确定会议议题

议题就是会议需要讨论研究的题目或内容。一般是先有议题,后有会议。也有先定会议,后定议题的,如工作例会。秘书人员应先询问各主管有无需要讨论的事项,做好议题收集工作,并根据问题性质、领导意图、轻重缓急及机密程度做出安排,最后请领导审定最终议题。确定议题的依据:有切实的依据;必须结合本单位的实际;有明确的目的。根据会议的议题或主题来确定会议名称,一般由"单位+内容+类型"构成,如"安徽省第九次党员代表大会"。

(二)确定会议规模

依据会议的议题,本着精简效能原则来确定会议规模。选择会议的最佳时间,要考虑主要领导能否出席,会期的长短应与会议内容紧密联系。依据会议规模来甄选与会人员,与会人员的范围或名单要依据领导意图、会议的内容和各部门的职责来拟定,报领导审定。

(三)发会议通知

会议各项准备工作基本就绪,开会时间地点也已确定,就要及时发出会议通知。一般会议通知的内容包括：会议的名称、目的、时间地点、出席人员、材料或情况准备、注意事项、主办会议的单位等。通知的方式：发文、发邮件、电话通知等。电话通知也要写成文书材料，通知对方做好记录并复述通知事项，以防出现差错。

（四）准备会议文件

会议文件包括会议正式文件、会议参考文件、会议阅读文件等。会前能否准备好文件，特别是准备好会议的主要文件，对开好会议有着至关重要的影响。会议文件一般不宜过长、过多，特别是经验交流会的典型材料，要真实简短，同时要有使人听后"看得见、摸得着、跟着学"的感染力。为了确保会议文件的质量，提高会议效率，办公室人员应于会前审核文件，然后提交领导。会议文件应事先打印好，文件印刷的份数要比预计份数多。文件要在与会人员报到时发出，不要等到开会时在现场散发，以免影响会场秩序。

（五）建立会议组织机构

召开一次会议，通常要成立相关工作小组，统筹分工，以保证会议圆满召开。一般大、中型会议都要成立大会秘书处，由一位领导担任大会秘书长，下设会务组、材料组、后勤组等。中小型会议只设会务组，组内再分工。会务人员既要做到分工明确，又要在统一领导下加强协作。

（六）布置会场

会场是会议的主要活动场所，要依据会议规模和性质进行布置。对履行法定程序的会场要布置得庄严，对表彰性质的会场要布置得热烈喜庆。不管是大型会议还是小型会议，报告人一般在自己的座位上讲话。作为办公室人员，不论布置哪种形式的会场，都必须注意：代表席要靠拢，一方面表现出和谐的气氛，另一方面也便于讨论问题。会场是否挂横幅等，应根据会议内容和需要，得到领导同意后执行。此外，会场的音响效果、照明设施、录音录像设备、空调设备、文具、桌椅、茶具等必备用品也要准备齐全，在会前要核查各类设备性能，确保能正常使用。会场布局如图6-13所示。

（七）安排食宿

凡要连续几天集中食宿，并且邀请外地人员参加的会议，要热情做好接待工作。要根据出席会议的名额，提前编定住宿分配方案，当人员抵达就可以立即安置。在住房安排上，要尽量考虑相关人员的生活习性，对领导和年老体弱的同志应适当照顾。会议期间的餐饮要有专人负责，保证与会人员饮食安全。

（八）拟定会议议程与日程

会议议程是指会议讨论问题的程序，即通常把会议所要通过的文件、所要解决的问题冠以序号清晰地表达出来。会议的日程是指各项议程的时间排列。议程通过日程来体现。重要会议的议程要经过大会通过。会前要把议程与日程打印出来。

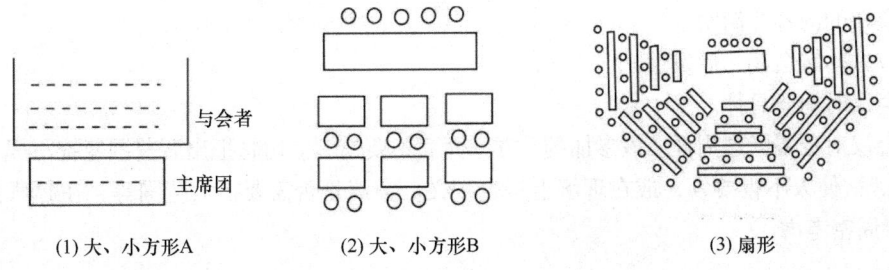

(1) 大、小方形A　　　　(2) 大、小方形B　　　　(3) 扇形

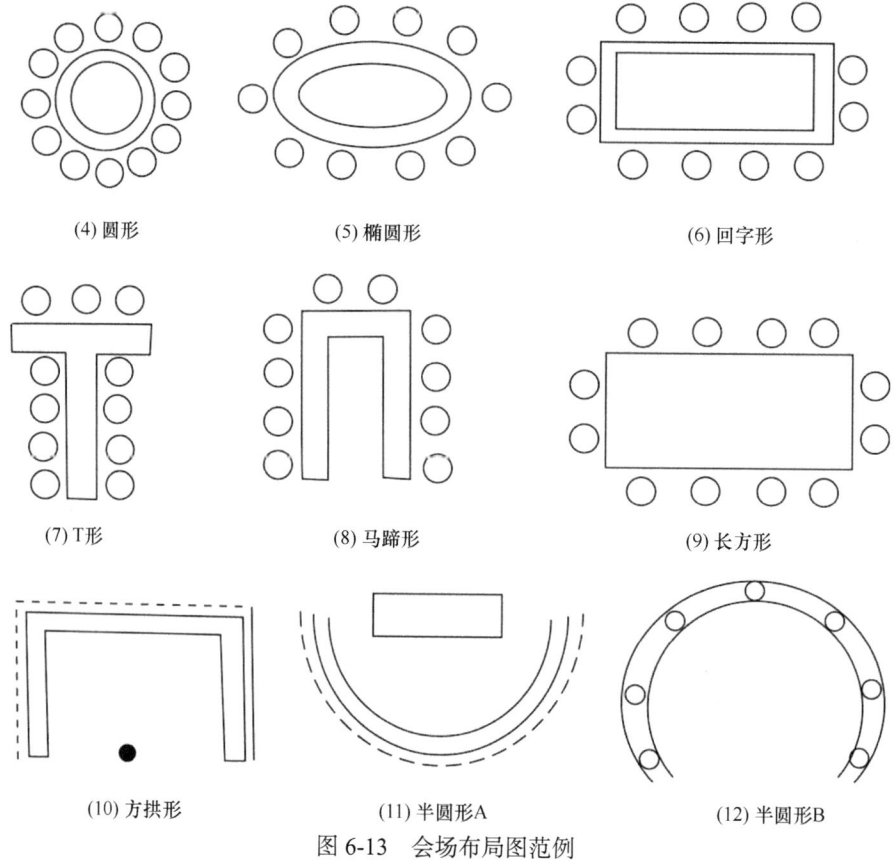

(4) 圆形　　(5) 椭圆形　　(6) 回字形

(7) T形　　(8) 马蹄形　　(9) 长方形

(10) 方拱形　　(11) 半圆形A　　(12) 半圆形B

图 6-13　会场布局图范例

> **链接**
>
> **某公司销售会议议程表**
> 1. 推选销售部经理的人选。
> 2. 年度销售活动的总结。
> 3. 有关销售问题的发言。
> 4. 下年度销售目标。
> 5. 销售人员的招聘和重组。

（九）制发会议通知

与会人员确定后，要及时发出召开会议的通知。除日常工作外，对大型会议的通知应发书面通知，尽量不用电话或口头通知，因为后者有时会产生差错。作好会议通知要注意以下几点。

1. 通知的内容要简明。
2. 应先落实会场，后发通知。
3. 会议时间要具体。
4. 会议对象要考虑周详。该参加的，方方面面不要遗漏。切忌把出席范围笼统写成"有关负责同志"，使人不得要领，或在理解上产生歧义。会议是否需要扩大范围等，在起草会议通知时都要周密考虑。

二 会中组织服务工作

会议期间,大会秘书或会务组要按照大会议程,协助会议主持人组织好会议的各项活动。会中组织管理的工作步骤如图6-14所示。

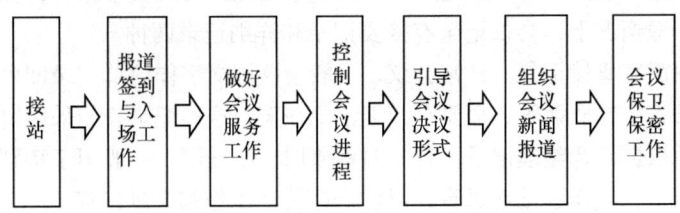

图 6-14 会中组织管理工作步骤

(一)签到

签到是与会人员到会时的第一件事情。会议签到是为了准确统计到会人数,更好地安排会议工作。有些会议只有达到一定人数才能召开,否则会议通过的决议无效。因此,会议签到是一项重要的工作。与会人员在会议工作人员预先准备好的签到本上签署自己的名字,表示到会。秘书统计好与会人员到会情况后及时汇报大会主持人。出席会议情况报告表范例见表6-5。

表 6-5 出席会议情况报告表

会议名称	召开单位及主持人	应到人数	实到人数	批示
会议时间	重要出席人员	列席人员	缺席人数	请假人数
地点		报告人: 年 月 日		

(二)引导就座

大多数会议,与会者的座位都是事先安排好的,与会者应该坐到自己的座位上,或者将会场划分为若干部分,以部门为单位集中就座。参加会议的人员可能并不熟悉会场,因此,会议工作人员要引导座位。为减轻会议工作人员的负担,可以采用印刷"座次表",在会场上设立指示标记,在签到证或来宾证上注明座次号码等方式。还可设座位标志,摆放名签,也可以由会务人员做必要的引导。

(三)分发文件

一般在签到时发放会议文件。对需要针对不同单位分类发放的文件,应安排与会者分别签到领取。会议期间分发文件必须及时,尤其是简报。临时产生的会议讨论稿等文件也应及时发放。分发时要注意准确性、保密性以及登记手续完整无误。

(四)掌握会议进展情况,维持会场秩序

会议进行期间,要制止无关人员进入会场,保证会议安全、机密、无干扰。同时,秘书要随时把会议的进展情况、与会人员的建议和要求汇报给负责人员;同时也迅速向各片各组传达领导有关开好会议的意见和其他事宜。

(五) 做好会议记录

会议不论规模大小，都应有会议记录，真实、客观地反映会议的内容和进程，为日后分析、研究会议的内容提供依据。会议记录是重要的文字档案材料，也是快报、简报、纪要的重要原始素材。会议记录要求真实、准确、完整，不得随意增减，要忠实于原话，保持风格，段落清楚，文字准确。一般情况下，会议记录有摘要记录和详细记录两种。

摘要记录采用汉字直接记录。日常会议、一般会议用文字作简单记录即可。详细记录要求有言必录，包括发言中的插话等，都要有详细记录在案。这种记录有的采用符号速记，有的采用录音设备，会后根据录音整理记录，有的两种兼用。详细记录一般用于特别重要的会议。对高级领导的重要发言，应作速记或录音，以便做好传达工作和文献保存。

(六) 会议后勤服务

会议期间，秘书或会务人员要准备好会议必需用品，如笔、墨、纸等，随时保障供应；保证会场光线、卫生；准备好茶水饮料，随时为与会人员添上；准备好摄影器材以作宣传留念之用。

考点：会前准备工作，会议通知的要求，会中服务工作，会后会议文件的处理

三 会后总结工作

(一) 离会工作

会后工作步骤如图 6-15 所示。

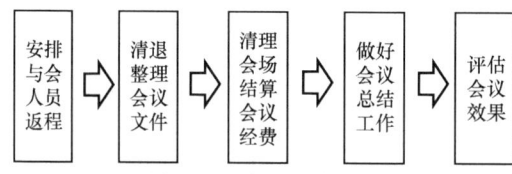

图 6-15 会后工作步骤

会议结束后，秘书人员要抓紧时间组织有关人员收拾清理会场，归还借用物品，保持会场原貌。如发现与会者遗失物品，应及时联系归还。做好与会人员的返程工作，对贵宾要先送。会期较长的，在会前或会中秘书人员应做好车船票的预定工作，对需送行的要安排好交通工具。

(二) 整理编写会议文件

对会议所做出的决策，秘书人员应根据会议记录和会议最后决定事项，及时、准确地拟出会议决定、会议简报、会议纪要等文字材料，报有关领导审核。需要正式印发的及时印发；需要公开发表的交付新闻单位发表；需要承办、转办的及时交付有关人员归口处理。根据保密规则，对需要回收的文件及时回收。

(三) 归档总结

会议结束后，收齐会议的整套文件材料，包括通知、讲话和会议决议等，按档案管理的规定整理归档。秘书人员要及时回顾会议的组织情况，总结经验，吸取教训，及时发现和弥补工作中的疏漏，为日后更好地工作积累经验。会议文件立卷工作基本程序如图 6-16 所示。

(四) 催办

会议中的决议事项，要跟踪落实。如果不催办，部门可能将应及时办理的事项拖延甚至忘记。经常催办不但可以避免这种拖延，而且可以及时向领导汇报决议执行情况。催办应形成一定的制度，专人专责，完成为止。

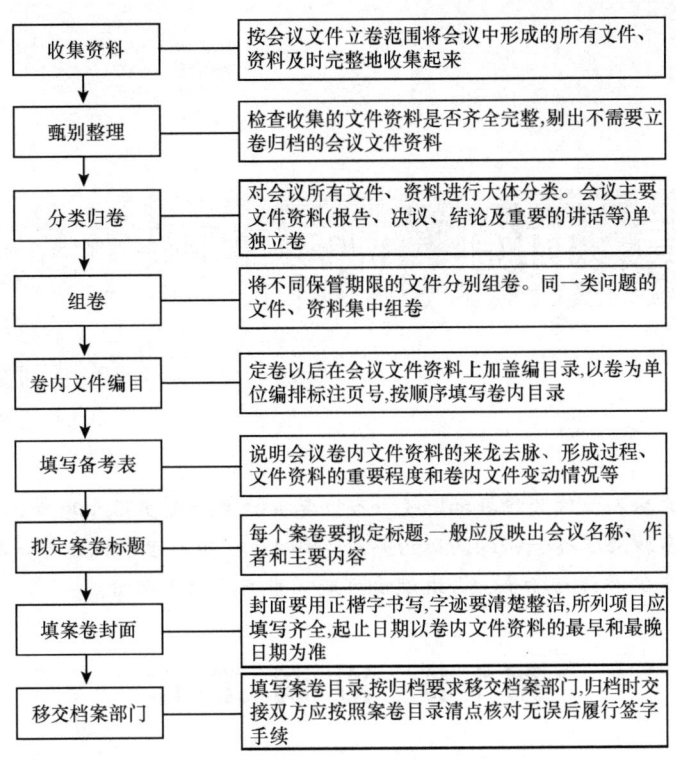

图 6-16 会议文件立卷工作基本程序

小结

现代文秘的日常工作涉及日常事务管理、来访接待、会议事务等多方面内容，秘书工作事无巨细，每项工作的完成都关系着整个单位工作的有序运转，因此对文秘的管理能力、组织协调能力、言语沟通、礼仪素养都提出了很高的要求，文秘人员只有向书本求学、向实践求知、向同事请教，在学中思、思中悟、悟中行，才能成为一个专业能力强、综合素质高的职业人士。

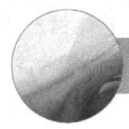 目标检测

一、名词解释
1. 印章
2. 会议纪律

二、简答题
1. 办公室布置应遵循哪些原则？
2. 值班人员必须具备的业务能力具体包括哪些？
3. 接待规格有哪些，如何确定接待的规格？
4. 中餐宴请当中如何选择菜肴？

三、实训模拟
1. 场景：某单位组织一次技术研讨会，你负责去机场接王教授和他的助理，然后送他们去酒店休息。模拟具体场景。
2. 小何在晚上值班时突然接到紧急电话，公司仓库发生火灾。模拟：小王如何处理这一突发事故？
3. 场景：一位记者来你公司访问，要见公司的刘总经理，说是要采访公司未来发展方向的问题，而此时刘总又不在。演示接待的全过程。

（曹伏明）

第7章 协调、保密与调查研究工作

引言：现代文秘人员作为领导的助手，不仅要有过硬的文字写作能力，还必须要有高超的协调能力，能高效处理各类错综复杂的关系，同时还应有高度的保密意识和调查研究的能力，才能当好领导的参谋与助手，否则就很可能成事不足败事有余。

第1节 协 调 工 作

● 案例7-1

一天，某公司食堂主管小刘气冲冲地找办公室主任杨××诉苦。原来，公司作为众康药业集团的外包单位，长期以劳务派遣的形式负责××药业集团的食堂管理。现在集团总部拨给下属各企业员工自助餐的专项经费，用于改善集团正式员工的用餐环境。该公司从经理到普通职员都不是集团的正式编制员工，不能享受餐费补助。对于正式员工而言，一天只要补交几块钱甚至不用出钱就可以吃到丰盛的自助餐；而对于该公司的员工来说，每天需交30元的餐费。于是，公司员工都纷纷来找他抱怨，说公司的安排实在令人心寒……

负责食堂采购部的张经理也来找杨主任反映情况，批评该公司食堂的主管小刘办事推诿拖沓，不配合工作。张经理说："即使自助餐的方案不合理，他作为主管也不该带头闹情绪啊……"

问题：如果你是办公室杨主任，你该怎么协调以化解这场矛盾？

协调的含义

所谓协调，从字面上理解，就是通过协商、协作、调整、调和等方式，达到和谐、统筹、均衡、一致的效果。从哲学意义上讲，就是事物之间存在的一种和谐有序的状态。所以协调既是处理关系，开展管理的手段和过程，也是目标。从这个意义上说，协调是管理者能力体系中一个重要的部分，是指在具有明确分工的机构内部，管理者为实现管理目标，采取一定的途径和手段，调整和改善机构内部各成员、各部分、各环节的关系与状态，从而实现个体间的相互配合，相互促进，高效完成工作任务的一种管理职能。

（一）协调的要素

根据协调的含义，协调由协调者、被协调者、协调背景、协调目标组成。

1. 协调者　一般为管理人员，秘书部门在管理者的授权和指导下，协助领导做好协调工作。
2. 被协调者　包括人、财、物三部分的协调，即协调工作关系，确保各方各司其职、各负其责,统筹使用现有资金及资源,合理安排人力物力。

3. 协调背景　一是客观工作环境,即部门分工、领导职责、协调程序、政策环境、规章制度等;二是具体工作的背景情况,即把握工作的延续性,了解清楚事务的由来、历史沿革、涉及人事和出现的新问题、新情况等有利于秘书合理有序地开展协调工作。

4. 协调目标　实现各部门工作的协同联动,各环节工作的高效衔接,资金物资的优化配置,推动管理职能的有效发挥。秘书协调工作最终的目标就是服务领导,在协调的过程中要努力体现领导意图。

（二）协调在社会生活中的作用及在秘书工作中的作用

1. 在社会生活中,协调是现代社会生活中一个不可或缺的环节,人的社会性决定了人与人之间需要合作,而合作的前提就是沟通与协调。可以说单一个体大于等于二时,就需要协调。小到晚餐时间地点的确定,大到集团间利益的划分。协调使得人不再是个体,而具有了群体的力量,进而推动了各种社会关系的调整,社会秩序的制定,社会文明的发展。

● 案例7-2

某事业单位办公室秘书吴某常常对如何处理工作中的分歧感到头疼：一件工作多头负责,几位领导意见相左,互不相让,到底选择听从主管领导还是强势领导?当上司的期望与职能部门实际工作不相符时,当领导间私人矛盾牵扯到工作分派时,自己该如何协调?当工作涉及的几个负责人相互推诿时,作为协调的一方自己应该怎么处理?

就拿这次事业单位年度统计工作来说吧,办公室牵头,各科室负责自己业务范围内数据填报。办公室主任安排吴秘书自己学习文件后统筹各个科室进行填报,然而在实际填报过程中,负责资产的财务科和总务处汇总到办公室的数据有出入,吴某多次与两个科室核对、修改后还是存在问题,这下,两个科室的工作人员不耐烦了,纷纷强调自己的数据"来源可靠",问题一定出在对方部门,吴某几头得罪人,只恨自己不是业务人员,不能代替他们填报数据……

问题：谈谈你对协调工作意义的认识。

案例分析：秘书部门不是业务部门,秘书也不是业务人员,不从事具体的业务工作。但秘书的协调工作也至关重要,协调得好,业务部门能在各司其职的同时相互配合,推动一件工作高效、优质完成;协调不好,就会像上述案例一样,因各自为政,相互推诿而陷入无休止的纠葛中。

2. 在组织管理过程中,协调作为一种管理手段,首先是一个集体中领导者的职责范围。从组织的角度来讲,协调的意义：

（1）在一个系统中,整体的工作不等于所有部门、成员的工作机械相加,相反,部门与部门之间、职员与职员之间,存在千丝万缕的关系,这时候需要通过协调来发挥统筹全局、整合资源、理顺关系的作用,使各部分有机地结合在一起,共同为整体服务。从这个意义上说,协调是协作与配合,是统筹各部分的人力、物力、财力,减少内耗,增加效能,实现资源优化配置的一种手段。

（2）由于人与人都存在着观念、思维、工作方式、方法、职能范围的不同,只要差异存在,就会有矛盾、有分歧。从这个意义上说,协调的作用是沟通与协商,避免矛盾,消除分歧,以达到求同存异、整合思想的作用。

（3）对于领导而言,协调是管理职能的延伸,协调的好坏直接关系到管理目标的实现和领导决策的效能。协调工作搞好了,领导决策才能落到实处;协调工作搞好了,群众才能团结协作，推动工作高效优质开展；协调工作搞好了，才能充分发挥个人的聪明才智，使组织充满活力和向心力。

3. 协调在秘书工作中，秘书的协调工作一方面来源于领导的直接授权，是领导管理职能的延伸；另一方面源于秘书部门特殊的职能和地位。

（1）作为中枢部门，秘书部、总经理办公室、院长办公室、行政办公室、综合科等，虽然名称不同，但职责和地位大同小异，都是处于领导与职能部门的中介和衔接环节（图7-1），起着协助领导决策和发挥领导管理职能的作用，工作有着明显的优势，能较为全面地了解组织目标、工作计划、历史沿革、有关方针政策等，把握好协调分寸。

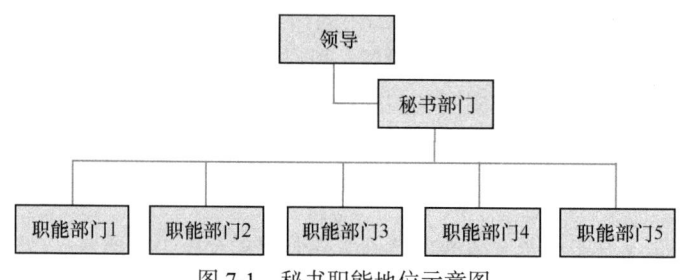

图 7-1　秘书职能地位示意图

（2）作为综合部门，秘书部门工作范围涉及组织运转的各方面，与各科室成员保持频繁的工作往来，为发挥协调作用提供了广阔天地。

（3）作为信息中心，秘书部门有着预测和发现失调现象，通过各种渠道获取信息，了解真实情况，分析失调原因并协调解决问题的能力。

（4）作为领导工作的辅助机构，秘书部门直接与领导对接的机会很多，对领导的意图、喜好、工作方法、工作思路了解较多，也更能得到领导的信任和授权，大量的沟通协调工作往往是交由秘书人员来完成的。在具体的事务协调中，也更能借助领导权威发挥较大影响力。

当同学们真正迈入了秘书这一工作岗位后，你们会发现，协调成为了秘书工作的"重头戏"。作为一名秘书，必须充分意识到协调在秘书工作中的地位和重要意义：①通过上传下达为管理层决策提供必要信息，确保信息畅通，措施得力，切实发挥枢纽作用。②促进领导的决策落实到部门，落实到具体工作人员，始终保证工作不偏离正确方向，真正将领导力转化为执行力。③使单位各部门、科室间分工合作，密切配合，化解矛盾，统一步调，形成凝聚力和向心力。④有利于构建融洽、友好的人际关系，一方面使自身工作得以顺利、高效开展，另一方面也让同事能够轻松甚至愉悦、积极地完成本职工作，营造团结、和谐的工作环境。

总之，协调工作意义重大，不容忽视。同样，协调工作也较为复杂、多变，是个人综合能力的一种体现，是多学科知识的综合应用。需要秘书有高度的思想认识，准确而周密的分析判断，良好的人际交往，对突发事件的应变能力和面对复杂工作的抗压能力。秘书需要在实际工作中，不断思考、总结、积累经验，吸取教训。协调工作对于秘书而言既是一种挑战，也是一种磨炼，可以说，做好协调是秘书迈向管理人员的必经之路。

二、协调工作的内容和程序

（一）协调工作的内容

协调工作内容复杂，涉及面广，具体可以划分为以下几类。

1. 决策协调　作为领导的参谋助手，秘书的职责之一就是当好领导的"眼睛"和"耳朵"。领导决策前，多渠道、多角度获取信息，多方调研，广泛征求意见，为领导决策提供可靠依据；决策时，对于领导考虑不周的地方，要根据实际情况大胆建言献策，以委婉的方式提出调整、完善甚至更改的建议；决策后，准确传达领导决定和要求，遇到问题及时反馈等。

2. 业务协调　遇到需要几个部门相互配合、合力完成的工作时，秘书要依据领导的决策及各部门的职责分工，对组织内部的人力、财力、物力进行统一支配，将工作的各个环节落实到具体的部门和人员。

3. 人事协调　无论在什么部门，人际关系尤为重要，关系到单位的内部团结和外部形象。一些工作难以取得进展，往往是人为因素造成的。所以，秘书的协调工作首先是协调人际关系，即领导与领导、群众与群众、上级与下级、部门与部门间的，千丝万缕、错综复杂的人际关系。由于身份、职权的差异，秘书在协调人际关系时也要随机应变，因"人"制宜。

4. 临时性工作协调　在临时领导交办的工作中，对突发性问题或矛盾的协调，如会议室、训练基地、车辆等的使用，时间安排上的冲突等。当遇到此类问题时，需要秘书冷静分析，正确判断，果断应对，并及时与相关领导请示。突发或临时的工作，更需要秘书具备良好应变能力、协调能力和过硬的心理素质，缜密地考虑好工作涉及的方方面面，并对工作处理结果有充分合理的预估。

5. 外部协调　具体工作范围超出本单位，涉及相关政府部门、兄弟单位、上级单位、合作企业、来访群众等与外部的协调工作。

（二）协调工作的程序

秘书协调的一般程序、方法如下。

1. 综合信息，调查研究。在调查研究的基础上，尽可能多地获取并统筹各方信息，有利于决策的科学性与合理性。

2. 确立目标，制定方案。协调的目的就在于合理规划和利用人力、财力、物力，使一个系统的各部分能以有序的状态向着共同的既定目标努力。所以，首先要通过领导的直接批示明确一个目标，并估算好完成目标所需要的时间、金钱、物资，形成大致方案。

3. 协商调处，达成共识。由于思想、观念、视角不同，一群人共事，常常会出现以下两种情况：一种是先开展工作，过程中必然遇到各类问题，再逐一沟通协调，达成共识后重新调整方案，开展工作；另一种是先沟通协商，达成共识后确立统一方案，再按照方案开展工作。两种方式都经过了沟通协调、达成共识、开展工作三个步骤，但是显然，先沟通协商能清除一部分工作实施中可预见的困难和问题，进而实现提高效率、降低内耗、协同配合的目的。

4. 达成协议，分头贯彻。协调本身就是一个信息交流、意见交换、思路整合的过程，在这个过程中，相关成员提出各自的构想、方案，并进行比较和分析，相互补充，求同存异，也进一步明确工作要求、方向及分工。通过协调，形成满足各方要求且经过各方认可的方案和决策，按照分工逐层推进。

5. 督促检查，追踪反馈。秘书协调工作不仅仅是分派任务，更要有始有终。对于限时、紧急或重要工作要积极督促落实，对于历时较长的工作及工作开展中出现的问题要实时跟踪了解，并及时反馈，便于领导掌握动态，及时调整。

 协调的原则、方法和要求

协调作为秘书工作中的一项重要职能和长期任务，比起公文写作、会务工作、接待来访等更具有复杂性、综合性和灵活性，协调的空间也涵盖各方面，所以要讲原则，更要讲方法，从而真正发挥协调的作用。

（一）协调的原则

1. 纵览全局，兼顾局部。在日常工作中，上级与下级、部门与部门、领导与领导之间出现分歧是难免的。秘书部门在协调这类问题时，应依据分歧的客观情况，从维护大局、有利于工作出发，客观公正地协调。协调工作灵活多变，没有统一的方式方法，但首要目标和原则是立足全局、维护大局、服务全局。如果只关注局部工作的处理，就会顾此失彼，破坏平衡。这要求秘书在实践中总结经验，不断提高个人对事物的判断和分析能力，整体把握事情的性质和发展的方向，选择一条能兼顾各方的折中道路，确保协调工作忙而不乱。在整体与部分利益出现冲突时，以整体效能为主，牺牲局部的、个人的利益。

2. 尊重事实，符合实情。"没有调查，就没有发言权"。秘书在进行沟通协调时，对于节奏、方向的把控，人力物力的投入等都要用事实说话，按实情办事，要加强政策学习，深入基层了解情况，多方调研掌握第一手材料，不能主观臆断，刻意夸大或弱化事情的影响和状态，做到有理有据，客观公正。

3. 分层推进，协商处理。协调的过程发挥中枢作用，理顺盘根错节关系，在横向上，实现各部门间人力物力资源的合理利用，通过沟通协商的方式达成方向的统一性；在纵向上，各环节工作按步骤、按计划有机推进，衔接紧密，实现工作节奏、进度上的一致性。

4. 有缓有急，灵活处理。一方面，协调工作的目标之一就是协同合作，提高效率，所以要讲究时效，以雷厉风行的作风抓协调，避免因拖拉推诿而堆积工作，甚至于激化矛盾，使工作陷入被动境地。另一方面，要善于通过领导的指示和个人的经验分析判断事情的急迫性、重要性，不能眉毛胡子一把抓，要在秘书协调这一环节就做好工作的分流，按照事情的轻重缓急该暂缓的暂缓，该督办的督办。尤其是一些敏感性问题，切不可"求快"，而是多方沟通，反复协调，通过"缓一缓"留下缓冲的时间，防止事态扩大。掌握时机，有效沟通对于协调工作非常重要，这反映了秘书工作者的思想水平和工作能力。

5. 有难有易，把握分寸。秘书在协调工作时，要把握好分寸。既不把复杂的事情简单化，也不把简单的事情复杂化；既不把隐蔽的事情公开化，也不把明白清楚的事情神秘化。秘书部门的日常工作中，需要协调的事情大大小小，几乎无时不有，但大部分是在举手投足之间便可解决的，这需要秘书做到心到、眼到、口到、手到，随时发现问题，及时调节问题，将矛盾化解在萌芽状态。一些问题在未激化前，说几句协调的话语就可以在幕后解决，如果召开协调会将矛盾摆到明面上解决反而增加了协调难度；再如一些同事做事不分轻重缓急，遇事宁可搞大一点、重一点，反复请示，高度强调，频繁汇报，其实是在推诿责任，也导致工作效率低下；有的同事爱做表面文章，讲究形式而不讲实际，造成了人、财、物和时间的浪费；有的同事，盲目强调"公开透明""公事公办"。其实不然。就协调而言，涉及重大原则的事，或涉及面较广、关系群众切身利益的事，要广泛宣传，多方征求意见，做到公开透明，避免引起不必要的误会。而一般性矛盾、纠纷，要尽量缩小辐射面，减小负面影响，这种情况下，采取幕后协调、私下协调的方式会更为委婉、宽松一些，也为后续工作留有余地。

6. 主动作为，及时反馈。秘书工作者要提高自己工作的能动性、积极性，尽可能扭转被动局面，为领导决策、工作安排、矛盾化解赢得主动权。将"主动"意识贯穿在协调工作的全过程。

（1）问题未产生时，要注意观察，做到眼观六路，耳听八方，善于发现问题的苗头和隐患，尽可能地多搜集信息，为领导决策指明方向。

（2）发现问题时，要善于思考，带着对策和准备向领导汇报，为领导提供答案（最好是可供选择的多个方案），而非出问题。

（3）协调工作开展之前，要统筹安排，提前准备，对涉及的部门、人员、环节做到心中有数，对事情的发展方向和结果有大致的预判。

（4）协调过程中，要主动跟进，对于交办的事情，明确自己是如何开展的，涉及哪些部门，进展到什么程度，是否需要领导出面解决等问题，永远不要等领导问起时才回答，而是要主动汇报，及时反馈。

（二）协调的方法

1. 个别协调　适用于一般人际关系或较为简单工作的协调，即通过与协调双方的其中一方进行面对面的沟通交流，了解事情因果，掌握情况，并做好思想工作，化解矛盾。需要注意的是，秘书的任务仅仅只是缓和冲突和获取信息，而不能直接进行判断和处理。

2. 信息协调　现实工作中的很多矛盾是由于信息不对等或沟通不畅导致的，作为秘书一方面要建立健全信息管理沟通协调机制，打通信息上传下达的渠道，将信息协调进一步规范化、制度化、常态化，实现信息发布、意见整合、群众信访、互通有无等功能；另一方面，也要注意信息传达的有效性、及时性和准确性，确保各相关领导、部门、人员对事件性质、问题大小、进展情况等信息尽可能多地掌握。

3. 文件协调　秘书部门较常采用的一种协调方式。通常情况下，文书的流转督办过程就是一个完整的文件协调过程：以文件的形式接到工作任务，秘书根据文件内容转发给分管领导签批，并以文件的形式将协调结果（即领导批示）分发给相关部门进行办理。在这个过程中，要注意文件的时效性和对办理结果的督查与反馈（表7-1）。

表7-1　收文登记簿

收文月日	收文号	来文机关	文件标题	原文发号	密级	附件	份数	承办单位	处理结果	文件处理号	备注

4. 会议协调

● 案例 7-3

江西××附属医院召开××区分院整体搬迁建设专题协调会。院长、各分管副院长、住建局副局长、代建处总工程师、搬迁公司负责人、医院办公室、门诊部、住院部、设备部、采购部、实务科、保卫科等相关部门负责人共37人参加会议。会议持续一天，整体研究部署××区分院建设竣工验收及搬迁前各项准备工作，会议成立了搬迁工作领导小组，统筹部署，统一指挥，将各环节工作任务落实到各部、科、室，对具体事项如竣工验收、搬迁经费筹措、围栏建设等工作进行讨论和磋商，列出具体搬迁工作时间表。

案例拓展：办公室作为整个搬迁工作的牵头部门，负责协调各科室完成整体搬迁任务。作为医院办公室的秘书，领导安排你制定《江西××附属医院召开××区分院整体搬迁建设工作推进表》。

问题：1. 你将如何开展工作？

　　　2. 以案例7-3为背景，试着绘制一份《整体搬迁建设工作推进表》。

对于涉及较广、实施复杂的工作，秘书处可以在各部门有了初步方案的基础上进一步召开协调工作会议，各有关单位、部门、人员参会，通过集体讨论、个别陈述的方式，共同研究讨论解决方案，细化工作任务，在会议过程中发挥协调效能。

> **链接**
>
> **协 调 会**
>
> 1. 含义　是指专门为解决某一特定工作而召开的多方参与的非常规性会议。一般而言，协调会由具体工作的上级部门、领导或领导授权由综合部门召集该工作所涉及的部门一起召开会议，用于解决单个部门无法独立完成、需多个部门配合解决的问题或工作。
> 2. 作用　加强各部门间的沟通、合作，民主产生决策；明确部门分工、职责，细化任务，提高效率。
> 3. 内容　①会议召开的时间、地点、出席及列席人员；②协调会议相关事项；③会议议题；④会议纪要；⑤协调会议决定事项的落实及落实情况的反馈。

5. 计划协调　将长远的、系统的工作以计划的形式确定下来是单位内部协调的一种有效形式，利于单位年度或月度重点工作任务的整体部署和统筹安排。通过划分时段、版块、职责来开展具体事务，能确保工作的延续性和时效性。需要注意的是，在制订计划时，要全面兼顾各方利益，充分考虑各种突发情况，在时间、资金和人力上留有一定余地。

（三）协调的要求

协调工作要讲原则，讲方法，同时也要注意以下两个"切忌"。

1. 切忌"狐假虎威"　在协调过程中，利用领导者的影响力是非常有用的，特别是当被协调者意见难以统一时，传达权威领导的意见常常能使问题迎刃而解。但"狐假虎威"这种方式使用要慎重且尽可能避免。因为协调的主要手段是沟通和协商，应以平等的态度倾听各方意见，综合考虑各种情况。不能因为自己是协调的牵头者，就以领导者自居，自以为是、以权压人。

此外，作为一名护理秘书，还要清醒地认识自我的身份和职责，秘书本身并没有权利去协调各个部门，协调人与事。领导分派工作，秘书传达任务，领导提出要求，秘书传达要求。而在这个过程中，一些秘书常常会产生自己和领导同样拥有权力的错觉，即角色错位，所以在传达领导任务和要求时，往往带着领导的口吻："张科长，王总让你……""这件事是院长安排的""院长说了，要……""这件事，由李主任你们科室负责"……可想而知，这样的方式不但达不到协调的作用，反而会令自己陷入"四面楚歌"的境地。更严重的是，命令式的协调势必引起对立情绪，领导与群众间也可能因此产生不必要的隔阂，为以后的协调工作制造障碍。

2. 切忌"想当然"　要严格遵照事实办事，切莫先入为主，在对事情情况、前因后果还没完全掌握时，切忌"想当然"，要以高度负责的态度加强沟通交流，深入了解相关情况及各方态度，征求相关人员的意见建议，综合考虑各种情况后才能找到切实满足各方需求的方法，确保协调工作发挥实效。

此外，秘书工作的核心就是按领导的要求，按领导的想法办事，切忌"想当然"。所谓按领导的想法办事，主要体现在以下几方面：①在传达领导的指示和意见时，不可随意引申、发挥，加进去自己以为符合领导意图的内容；②在处理经常性、常规性工作时，秘书可以无须事事请示，以免增加领导的工作量，让领导产生"要秘书何用"的感觉；③但对于特殊性、突发性或是领导重视的工作，一定要做到勤请示、勤汇报，让领导实时掌握工作动态，同时也确保自己的工作没有偏离领导的意图。对于自己拿不定主意的地方，切忌按照"我认为""我觉得"

的思路办事，否则即便结果是好的，也会因为在过程中无形把领导排除在外而吃力不讨好。

● 案例7-4

公司最近将举办一次大型的商务活动来扩大品牌影响力。王某作为此次活动策划小组的一员，按领导的要求在活动开始时安排了 15 分钟的嘉宾发言环节。但在确定嘉宾人选时，王某遇到了困难。原来共有三位领导向他推荐了不同的人选：分管营销工作的张经理极力推荐业内龙头企业的老总，希望和大家讲一下企业发展的成功经验；负责后勤和宣传的办公室主任推荐了自己的好朋友——公关公司的经理，为大家介绍公司品牌公关的方法；主管生产的钱经理则是请来了国内非常有名的经济学家。15 分钟的时间，按照常规只能有一人发言，该如何协调三位领导的要求呢？

王某灵机一动，想出一个折中的办法——压缩其他环节，再挤出 15 分钟，这样就有 30 分钟时间，每位嘉宾发言 10 分钟。然而这份"满足三位领导要求"的活动方案反而令领导们都不满意。张经理认为本来 15 分钟就不太长，再缩短点都没发言的必要了，也起不到活动的效果；办公室主任则批评王某自作主张，不将别的领导也邀请嘉宾的事情告诉他，早知道这样他也就不麻烦自己的朋友了；钱经理则是斥责王某把他请来的经济学家的发言放在最后一位，不满王某做事之前不和他商量……

案例分析：王某工作的出发点是好的，也善于灵活变通，但他犯了协调工作的大忌——自作主张。当存在多头领导，或是遇到较为复杂的情况、重大工作任务时，千万不能想当然。王某想采取折中的方式来协调工作，殊不知领导各有考虑，在未请示领导的前提下，即使王某最终协调的结果是好的，其工作的方法也不会得到领导的认可。遇到这类情况，最好的方式就是加强沟通，广泛征求意见，了解当事人真实的想法，表达自己的难处，获取对方的认同。如果被协调的一方是领导，就更应该主动请示，确保领导了解情况了。

3. 切忌"一边倒"　秘书开展协调工作时，要切实做到公平、公正，切忌"一边倒"而有失公允。俗话说"有关系，好办事"，工作中，良好的人际关系对各部门的相互配合确实有推动作用，这就需要秘书注意日常的为人处世。但片面注重"关系"实际是本末倒置，用人际关系来代替原则规矩，用亲疏远近来衡量工作职责，很难得到协调各方的认可和配合，反倒会因为职责不清而相互推诿。所以当出现分歧时，要从大局出发，从客观情况出发，公正公允协调问题，决不能厚此薄彼，偏心偏向。例如，当领导决策与执行部门意见不一致时，除原则性问题外，可以采取"折中"的方式，不能一味按照领导的意图打压部门，也不能违背领导意图迎合部门，而是将对上负责与对下负责结合起来，在充分协调沟通的基础上寻找共同点，微调分歧点，求同存异，提出容易被双方接受的意见和建议，使他们逐步取得共识。

四 秘书纵向关系协调中的几个方面

秘书部门"独特地位"表现在，它既是辅助领导做好管理的服务性部门，也是领导权力延伸的管理部门，在一个机构中，处于贯穿上下，沟通内外，联系左右的中介位置。身为领导的"身边人"，能够通过大胆又稳妥、灵活又周全的方法协助领导协调好身边的人与事，是秘书工作的一门艺术。

（一）对上关系协调

秘书工作的一大特点就是与领导的频繁接触。与其他办事人员相比，秘书有着更多与领导打交道的机会，因此，上级关系会直接制约和影响秘书的言行，与此同时，秘书的言行也会反作用于领导间的关系。有的秘书因为缺乏经验，或者不了解情况，往往导致上级间的矛盾激化。

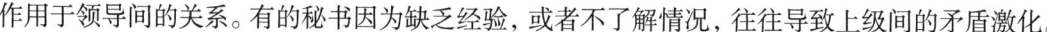
案例 7-5

  为隆重庆祝建厂 50 周年，某厂决定搞一次大型厂庆活动。厂长对厂办刘主任的活动方案给予了高度的评价，并让他找分管财务的副厂长审定，以保障活动经费并着手筹备。没想到了副厂长那里，副厂长认为经费过高，提出反对。刘主任本来想说"厂长都同意了，难道要否定厂长的决定"，但他一想这不间接给领导制造矛盾了吗？两难之际，他想到财务主管往往有"手紧"的习惯，看到大花费心疼，何不让厂长出面呢？于是他在厂长面前说了一大堆副厂长的好话，就是资金困难，需要厂长出面协调。果然，在厂长的协调下，副厂长批准了厂庆方案。当领导意见相左时，顾此失彼会受气，拥护一方得罪一方制造两方矛盾会更受气。正是意识到这一点，刘主任才不气馁不急躁，从好处想问题，让一个领导说服另一领导，这样，自己就避开了矛盾，也让领导统一了意见。

  案例分析： 若各分管领导人各持己见，相持不下，秘书要请示主要领导人，由主要领导出面协调或裁决。如果领导之间存在矛盾和冲突，秘书要以团结为首要目标，保持中立而不介入其中，必要时，要采取沟通、折中、回避等方式来妥善解决。

  受身份的限制，秘书对上关系的协调存在诸多困难：一是下级对上级关系调节缺乏权力的支撑而具有软弱性；二是领导之间的矛盾大多不愿摊开来讲，更不愿处理在明面上，具有隐蔽性；三是具有风险性，如果处理得不好，也会好心办坏事，变得"里外不是人"。

  所以在协调对上关系时，秘书有几点需要注意。

  1. 维护领导的威信和形象。领导交流时，秘书不要随意发表意见；尊重领导和领导的决策，积极配合完成工作；发现领导工作的疏漏和不足时，以恰当的方式和渠道补救，注意维护领导的自尊心；给领导提出意见和建议时，要注意场合和方法。

  2. 对领导间的私事，不搬弄是非，不道听途说，不好奇打听。

  3. 明确领导成员职责，请示、汇报工作找分管领导，不越级上报，不多头请示，具体事务权责不明时，不自作主张，而是请示自己的直管领导（如办公室主任）。

  4. 维护领导间的团结。对领导间的分歧，切忌直接依照某一领导的意图办事，要将事情原委告知上一级领导，由上一级领导出面协调。领导发生正面冲突时，要制造条件，缓和气氛。比如"副局长，刚接到财务处的电话，有份报表需要您过目并尽快给出对策""张处长，有您的电话，您方便来接一下吗"，以正当工作理由使双方摆脱胶着状态，各自冷静。

  5. 领导间传话要讲究方式方法。不利于团结的话不要讲，领导情绪化的话不要传，闲话、有歧义的话不要说。

（二）对下关系的协调

  秘书处是保障机关运行的中心枢纽，除了要协调好对上关系，也要协调好对下关系，包括协调好下级单位、下属部门的人和事。这通常表现为两种情况：

  一种情况是，上级机关部门在制定相关政策、计划时，充分考虑下级机关部门的实际情况，广泛征求下级的意见、建议，倾听下级的诉求，科学民主地进行决策，并有效地将决策、意图传达贯彻到下级相关执行单位，进而实现下级机关部门的有序运转和具体工作的有效推进。注意在领导形成决策之前，秘书要代为做好调查研究、意见征集工作，使领导决策具备科学的事实基础和扎实的群众基础。

  另一种情况是，下级机关、部门间由于职能交叉或职责不清而产生矛盾、纠纷、相互推诿时，需上级部门加以协调，采取强制性或非强制性的手段，以会务、面商、建议等方式，进一步明确下级部门的职责、权限，理顺工作关系，加强沟通协调，打通信息渠道，统一步调，提高认识，确保各部门、各环节的有机结合。上级机关部门秘书在协调下级机关部门时，要严格按照领导的决定、意图和指示，应注意，秘书只有发言权，没有表决权，不能越职代权，代替领导拍板，更不能借领导的名义发号施令、指挥各方。

（三）上下双方关系协调

秘书部门处于协调单位各科室、部门，连接领导和基层的枢纽地位。秘书的协调工作产生于领导协调关系的需要，并且伴随领导协调关系需求的变化而变化。领导在实际工作中，既要与上级部门领导、外单位领导打交道，也要与本系统内下级与群众打交道，良好的群众基础是领导决策落在实处的必要条件，所以秘书也要自觉协调上下双方关系，协助领导深入基层，保持与群众的密切联系，建立扎实的群众基础，使上情、下情和领导者的决策管理紧密结合。

1. 上情下达　首先要深刻领会决策精神和领导意图，并通过有效沟通将信息及时、准确、恰当地传递到相关部门或人员；其次有针对性地进行督办，确保领导决策落实到位。注意在向下传达领导指示时，要态度亲切、语言柔和、表达清楚。

2. 下情上达　并非打小报告、搬弄是非，而是为领导决策提供必要的事实依据。不了解下情，领导决策难以做到科学合理、针对性强、群众满意度高。作为领导的参谋助手，秘书要加强与部门、基层群众间的联系沟通，平时注意观察和搜集本单位的工作动态和外部社会舆论，对发现的、掌握的、搜集的信息进行分类汇总并向上反映。注意在向领导汇报时，做到言简意赅、准确真实，且汇报的情况要具有普遍性、广泛性。

（四）秘书与领导关系的协调

领导与秘书的关系本质上是一种工作关系，因此，秘书要时刻保持理智清醒的认知，要以单位、企业的利益为中心，以更好地促进工作为目标，协调好自身与领导关系。

1. 了解领导　首先要克服畏惧领导的心理，大胆主动地与领导沟通，征求领导的意见，获得领导的认同，加深对领导工作方式、思路、习惯、观点等的了解，领会领导的真实想法和目的，按领导的要求做好能做和应做的事情。其次要了解领导对秘书的要求，自觉充电，不断提升自己以达到领导的标准。即使被领导批评，也不要过度担忧或心怀怨怼，要有着变批评为动力的决心，有则改之，无则加勉。要知道，一个好的秘书也需要经过与领导一段时间的接触和磨合，才能建立起和谐、默契、相互信任的良好关系。

2. 让领导了解自己　首先要准确定位自己，对自己的能力、水平有正确的评估。对于领导交付的工作，细致、负责、高效落实完成，通过日常工作的具体实例和工作绩效让领导发现你是一个正直、敬业、细致、稳重且值得信任的人，领导就会善于倾听你的意见和建议，也能得到更多发展的平台；当能力有所欠缺时，不能自欺欺人，更不可逞能，应主动诚恳地向领导反映问题，积极请求领导的帮助和指正。

3. 正确对待领导的优缺点　面对领导，秘书要坚信作为领导必然有他的过人之处，主动发现和欣赏领导的优点是非常重要的。但同样，领导也是普通的人，有着自身的缺点和不足，秘书应端正态度，正确对待和调整工作方式以适应领导的"个性"。例如，遇到优柔寡断的领导，要注意平时加强与领导的感情联络，取得领导信任，通过感情投资有效地调整和控制领导的决定，说服时切不可急于求成，态度强硬，而是要反复权衡，多方比较，为领导找到满意的答案；而与固执型领导相处，平时尽量多做事、少说话，遇到领导决策不当但又固执己见时，不要依靠耍嘴皮来说服，而是做足功课，加强调研，分析利害关系，让领导慢慢体会；当遇到脾气火爆的领导，要学会冷静和自我调节，并为暴脾气领导缓和人际关系，与群众做好解释，当因误会被领导批评时，不能当面反驳，让领导难堪，而是待领导情绪缓和后再做解释。在误会面前表现出沉着冷静的秘书，误会消除后会得到领导的更加信赖与赏识。

4. 保持适当距离　与领导共事，本着服务工作而非利于个人的宗旨，对待领导不讨好，不得罪；对领导的私人生活不打听、不好奇、不搬弄是非，把握好与领导交往的"度"。凡事讲究原则，按制度办事，不卑不亢，不偏不倚，以理服人，保持秘书协调工作的纯粹性、原则性。

秘书在处理自身与领导的关系时，要注意坚持以下原则：①服从原则；②尊重原则；③请示原则。

（五）群众关系协调

● 案例 7-6

婷婷是今年新招进院长办公室的秘书，年轻漂亮，说话也得体，办公室主任为此很是开心，并嘱咐办公室的其他两位前辈教导和帮助婷婷尽快熟悉工作。然而事实上，婷婷总感觉两位前辈对她很冷淡，也没有手把手地教导她，常常让她"先自己琢磨"，或者借口自己手上有活干，讲得很快也比较模糊。婷婷问了几次后就不好意思再提。过了一段时间婷婷感觉到，办公室里两位前辈常常忙得团团转，走道里的同事也是进进出出，只有自己整日无所事事，对着电脑发呆。

这一天，主任来到办公室，问起婷婷的工作情况……

问题：如果你是婷婷，面对两位前辈的冷淡态度，你该如何自处？面对主任的问题，你又该如何回答？

案例分析：良好的群众关系也是秘书的必修课，尤其是新入职的职员，要学会先做人后做事。在人际交往的磨合期内，受到冷遇甚至排挤都是正常现象，要学会自我调整。同时，继续保持礼貌、谦逊、勤快、真诚的态度能让自己尽快融入群体，获得前辈好感。更重要的是，处理好自己的群众关系是个人的任务，不应将此类问题上升到领导层面，领导需要的是帮手而非学生。

"三分做事，七分做人"是职场的基本生存定律。秘书开展协调工作就是在处理人际关系，协调好群众关系，有利于开展工作和营造和谐团结的工作氛围。秘书要如何协调好群众关系呢？

1. 在与其他秘书相处时，要遵循以下几点原则：

（1）秘书之间一律平等。

（2）向资深秘书学习。

（3）帮带新秘书。

（4）正确对待批评。

（5）注意关系网的平衡。

2. 与其他科室、部门人员相处时，要遵循以下几点：

（1）做好服务：做到细心、耐心、热心服务广大群众。

（2）同事之间一律平等：处理群众问题时，要广泛征求意见，避免以偏概全，要站在公平公正的立场，积极寻求平衡各方、化解矛盾的方法；与其他部门人员共事时，既不贪功抢功，也不推诿责任。

（3）有求必"应"：热情接待来访人员，认真倾听群众意见，汇总后向领导反映，帮助群众解决实际问题和困难，并将整改和落实结果及时反馈群众。

（4）推己及人：尊重彼此的劳动成果，体谅对方的难处，学会换位思考，当协调工作难以开展时，多站在其他部门工作者的立场想问题、办事情、出主意。

（5）远离是非：不搞小团体，与人为善，团结同事，积极参与集体活动，保持与小团体的距离。

（本节为秘书职业技能鉴定考核内容）

（汪兆婧）

第2节 保密工作

案例7-7

某医院张××，护理本科毕业，担任一家大型医院的院长办公室秘书，在一次聚会中，无意中泄露了该院住院病人李××的病情，后来又被病人李××及家属知晓，造成对李××的人生困扰。病人李××及家属一怒之下，将医院及张××告上法庭，理由是医院泄露了病人的隐私。病人李××及家属强烈要求医院及张××正式赔礼道歉，并且赔偿经济损失费伍万元整。

问题：作为文秘人员，张××的做法有什么问题？

案例分析：严格保护病人的隐私，做好各项保密工作是护理文秘人员的必备素养。对重要会议、信息、人事变更、病人病情等，文秘人员一定要有保密意识，做到不该说的不说，不该传达的不传达，以免给个人、单位、国家造成不必要的损失。

一 秘密的含义及类别

（一）秘密的含义

所谓秘密，相对公开来说，是指个人、组织、团体为了自身的安全和利益，在一定的时间和范围内，不能对外公开的事项。秘密具有三大特点：一是隐蔽性，二是莫测性，三是时间性。秘密都不是永久的、绝对的、无条件的，而是暂时的、相对的和有条件的。

（二）秘密的类型

1. 按层次划分

（1）国家秘密：就是指为了国家的安全和利益，按照法定程序，只允许一些人员在一定时间和范围内知晓的秘密。

（2）单位秘密：就是指为了维护单位自身的利益，在一定时间和范围内不能泄露的秘密。

（3）个人秘密：就是指为了个人利益不受损害，并且能得到法律保护的一些不能泄露的秘密。

2. 按内容划分

（1）政治秘密：就是涉及重大政治决策、决定和部署方面的秘密。

（2）军事秘密：就是涉及国防建设和武装力量活动方面的秘密。

（3）涉外秘密：就是涉及外交和外事活动以及对外担负保密义务方面的秘密。

（4）经济秘密：就是关系国民经济和社会发展的秘密。

（5）科技秘密：就是关系科学技术的秘密。

（6）其他秘密：如人事秘密、通信秘密、医学秘密、司法秘密、商业秘密等。

3. 按形态划分

（1）原始秘密：就是指由最初制发机关或者个人产生的初始秘密，如每天收到的秘密文件、传真、电话等。

（2）再生秘密：就是指由接收机关经过加工处理以后的秘密，如经原制发机关批准而且对原始秘密的内容加以引用或摘抄的部分秘密。

4. 按表现形式分

（1）文件秘密：小到单位，大到国家接收和发出的秘密文件。

（2）会议秘密：各个级别的需要保密的会议。

（3）科技秘密：需要保密的科学技术。

（4）言语秘密：需要保密的电话言语、面对面交流的言语、领导的讲话等。

二 国家秘密

（一）国家秘密的概念

所谓国家秘密，就是为了确保国家的安全和利益，依照法定的程序确定，在一定时间内仅仅限定一定范围工作人员知悉的秘密。

能称为"国家秘密"必须具备以下要素：

1. 涉及国家的安全和利益。此类秘密事项一旦泄露，会使国家安全和利益受到一定程度的损害。

2. 国家秘密是依照法定程序确定的。国家秘密不是想当然地界定的，只有通过法定的程序确定的才有可能被称作国家秘密。

3. 允许一定范围的工作人员在一定时间内知悉，是国家秘密的时空要素。和普通秘密一样，国家秘密仍然有一定的时空限制。

（二）国家秘密的范围

凡是符合《中华人民共和国保守国家秘密法》第二条规定的秘密都称为国家秘密。国家秘密所保密的领域包括以下七个方面：

（1）国家事务的重大决策中的秘密。

（2）国防建设和武装力量活动中的秘密。

（3）对外承担保密义务的秘密以及外交和外事活动中的秘密。

（4）社会发展中的秘密和国民经济的秘密。

（5）科学技术中的秘密。

（6）维护国家安全和稳定活动的秘密与追查刑事犯罪中的秘密。

（7）其他通过国家保密工作部门明确规定应当保守的国家秘密。

（三）国家秘密的属性

1. 国家秘密的专属性　国家秘密的范围涉及国家的政治、军事、外交和外事、国民经济和社会发展、科学技术、国家安全和刑事司法等重大领域。国家权力属公共利益的范畴，对国家秘密的保护关系到一个国家的安全和利益，是一个国家社会稳定、长治久安的前提。国家保密权是一种公权，其权利主体是国家。国家作为国家秘密的权利主体具有专属性和排他性。一项关系国家安全和利益的事项一旦依照法定程序被确定为国家秘密，即应当归国家所有，只有国家才能决定该国家秘密的使用和处理。

2. 国家秘密的限定性　新修订的《中华人民共和国保守国家秘密法》（以下简称《保密法》）第二条规定："国家秘密是关系国家安全和利益，依照法定程序确定，在一定时间内只限一定范围的人员知悉的事项。"

3. 国家秘密的法定性　国家秘密的法定性主要体现在以下两个方面：

第一，国家秘密是依照国家法律规定的程序确定的。国家秘密的确定必须经过一定的法律程序，未经法定程序确定的国家秘密不具有法律效力，也得不到法律的保护。秘密事项要成为国家秘密，除关系国家的安全和利益，在一定时间只限一定范围的人员知悉外，还要依照法定程序确定，这是构成国家秘密不可缺少的条件。

第二，国家秘密受国家法律的认可和保护。《保密法》对国家秘密的范围，密级的确定、变更及解密和保密制度都作了明确规定。《中华人民共和国宪法》明确规定了公民具有保守国家秘密的义务。

（四）国家秘密的等级

《保密法》规定，国家秘密的密级一共分为绝密、机密、秘密三种。

（1）绝密：是指关系到国家的安全和利益的最重要的国家秘密，一旦泄露这类秘密，将给国家的安全和利益带来特别严重的损害。这种秘密事项保存期限一般不超过30年。

（2）机密：是指关系到国家的安全和利益的重要的国家秘密，如果一旦泄露这些秘密，将会给国家的安全和利益带来严重损害。这种秘密事项保存期限一般不超过20年。

（3）秘密：是指关系到国家的安全和利益的一般的国家秘密，如果一旦泄露这些秘密，将会给国家的安全和利益带来一定损害。这种秘密事项保存期限一般不超过10年。

不同秘密的密级程度和保密的期限一定要分别标注在公文首页的版心左上角。具体写法是"密级★保密期限"。

 保密工作的知识要点

（一）保密工作的概念

所谓保密工作，就是指为了秘密不泄露出去而进行的有组织的一种保护秘密信息的活动。那些涉及国家或社会组织的安全和利益的机要秘密的保密工作，就是从国家或社会组织的安全和利益出发，将秘密局限在一定的范围和时间内，防止被非法泄露和被不法分子利用，而必须采取的一切必要手段和措施。党和国家的保密管理工作主要包括：一由各级党委、党组保密委员会实施的领导和决策工作；二由各级政府保密工作部门实施的保密工作；三由各级党政机关以及各企事业单位内的保密工作机构实施的保密工作；四由各个具体工作部门承担的、渗透在各项工作中的保密工作。

（二）保密工作的意义

保密工作的根本意义，正如《保密法》总则第一条所讲，在于保守国家的秘密，维护国家的安全和利益，保障改革开放和社会主义建设事业的顺利进行。具体如下：

1. 保密工作关系到国家的命运。

众所周知，军备和国防建设关系到国家的存在与发展。国家秘密尤其是军事秘密往往成为敌对势力窃取的主要目标。如果国家秘密尤其是军事秘密一旦泄露出去，国家的安全就会直接受到严重威胁,甚至决定国家的存亡。因此,为了国家的存在和发展,为了民族的利益,一定要一丝不苟地做好保密工作。

2. 保密工作关系到社会的安定。

保密工作的好坏,直接关系到社会的安定与否。为了祖国现代化建设的顺利进行,为了人民安居乐业,为了社会的安定,每一位公民必须要严格做好保密工作,必须严格保守党和国家的秘密,党员和秘书人员首先更应该做好保密工作。

3. 保密工作关系到经济社会的发展。

经济是社会发展的基础,科学技术是第一生产力。一个国家、一个地区或一个企业的实力如何,首先取决于经济的发展程度和科技进步的程度。目前,国际经济技术的交流与合作越来越广泛和频繁,鉴于此,国家、部门、企业一定要严守自己有价值的经济和科技方面的情报,严防泄露,以免造成不必要的经济损失。

4. 保密工作关系到领导工作的成败。

保密工作的好坏直接关系到领导工作的成败,秘书人员长期在领导的身边工作,常常接触各种秘密事项,其中有的还涉及党和国家的核心机密。如果秘书人员一旦发生泄密事故或者窃密事件,就会直接影响领导的工作,也会给单位或国家造成损失。因此,秘书人员必须严格保守所有的秘密,并且还要认真做好秘书机构的保密工作。

(三)保密工作的方针

根据《保密法》规定,严格保守国家秘密,做到积极防范、突出重点、依法管理,这样既能保证国家秘密的安全,又能合理利用信息资源。这一规定明确阐述了新形势下党的保密工作的方针,保密工作的方针正确指导了保密工作及处理保密工作所涉及的重大政策性问题的方法。保密方针如下。

1. 积极防范　就是指保密工作要以预防为主,在泄密事件发生之前就一定要保持高度警惕,防患于未然。

2. 突出重点　保密工作不可能做得天衣无缝。只有突出重点,确保重点,保密工作才会有的放矢。保密工作的重点对象有以下几个。

(1)绝密(即核心秘密)。

(2)国家秘密。

(3)首脑机关的秘密。

(4)秘密集中的地区、部门和人员。

(5)党务、政务和军事秘密。

3. 有保有放　因为秘密是有时空限制的,所以保密工作要有保有放,保住、保好该保的秘密,解密该解的秘密。保密工作中,如果该保的秘密没有严格保密,造成失密、泄密,会给国家的利益带来损害;如果该解的秘密没有及时解密,也可能影响到一些人和事,造成损失。因此,做保密工作时要有保有放。

4. 内外有别　指一定要分清涉密与非涉密人员,并且区别对待。内外有别具体如下。

(1)国内国外有别。指正确处理涉外活动,把友好与保密的关系处理好。

(2)党内党外有别。指绝对不能把党内知悉的秘密扩大到党外,要正确处理好保密工作与民主政治的关系。

(3)上下级有别。指区别对待决策者与执行者,区别对待领导者与被领导者,区别对待干部与群众,正确处理好保密工作与联系群众的关系。

（四）保密工作的基本要求

1. 保密管理工作应遵循以下基本原则。

（1）坚持党委统一领导保密工作。

（2）保密工作归口管理、分级负责。

（3）保密工作属地管理与系统管理相结合。

（4）依法行政、依法管理保密工作。

（5）保密管理与业务管理相结合。

（6）管理与服务相结合。

2. 新形势下保密工作的主要任务。

（1）加强保密的法制建设。

（2）开展保密的宣传教育工作。

（3）实施保密的行政管理工作。

（4）开展保密技术工作管理，研究、开发和推广应用保密技术。

（5）新形势下，根据需要，认真研究保密工作的理论，探索保密工作的基本规律，制定保密工作各项具体的政策和对策。

（6）建立、健全、完善保密组织的保密工作机构。

（五）保密措施的制定与落实

从个人、团体、单位的安全和利益出发，做好保密工作，在一定的范围和时间内控制好秘密事项，为了自身价值得到完全地实现，一定要采取必要的手段，制定必要的措施，防止秘密泄露而被不法分子利用。

（六）现代保密工作的特点

1. 涉密的范围和内容扩大化。

2. 泄密的渠道多样化。

3. 窃密的手段诡秘化。

4. 保密的难度增大化。

（七）保密工作注意事项

1. 秘书应该做好特定信息的保密工作。

从保密信息的内容上看，不同的组织有不同的保密内容，有的需要严格保密人事信息，如组织中的人事变更信息。正在酝酿的晋升信息一旦公开，有可能会影响员工之间的团结；事前向社会公开聘用紧缺急需人才的信息，有可能会被同行提前挖走。有的需要严格保密财务信息，有的需要严格保密产品信息和客户信息等。因此，每一个组织都应该十分重视特定信息的保密工作。

2. 加强学习保密知识，重视保密工作。

当今社会，有的人错误地认为我们的科技与经济同西方国家相比落后不少，因此没有值得保守的秘密；还有的认为间谍卫星天天高悬在空中，有密难保；这些人往往分不清秘密与非秘密，分不清内部与外部，认为国家的秘密是奇闻，无关紧要，到处散播。甚至有的人经不起诱惑，为了一己私利，竟然明码实价地出卖国家秘密，背叛祖国。这些人尽管是少数，但危害却很大。因此，秘书部门一定要协助领导人经常进行以下教育：

一是形势教育，要让群众真正懂得，执行对外开放、对内搞活，不是把国家秘密拿去开放。对外开放的过程中更要加强保密观念，否则将会给国家和机关带来不可估量的损害。同时，还必须有让群众清醒地认识到，不管现代化的窃密手段有多先进，但是总不是万能的，只有不断改进保密的手段，加强防范，才可以完全保守国家的秘密。

二是责任教育，我国自从实行改革开放以来，对外合作就越来越广泛，出国、出境考察、学习，培训的领导和群众越来越多，对外洽谈生意、合作生产、进口产品、引进技术的人也不少，一不小心，就会被别有用心的人利用，将使保密工作的难度加大，因此，保密任务就更加艰巨，这种情况下，需要耐心教育群众学习保密知识，改变保密工作与自己无关等错误的认识，掌握一定的保密知识，重视保密工作。要求每个人必须从我做起，无论何时何地，都必须做到擦亮眼睛，保持头脑清醒，自觉地严格保守国家的秘密，坚决不泄露任何的秘密。

3. 健全保密组织、完善制度。

（1）建立健全保密组织：保密工作有专业性和群众性的特点。一定要充分发动广大群众做好保密工作，同时秘书部门还应该协助领导建立健全各级保密工作的组织机构。实行专职专责管理。如果机关调整、合并，就更要重视这项工作。

（2）建立健全各项保密制度：当前形势下，在保密法及其实施办法所规定的新要求下，各单位一定要建立健全完善的各项保密制度。因此，秘书部门应该协助领导根据中央的有关法律、法规，从本单位的实际出发，实事求是地制定本单位具体的保密制度。秘密一旦泄露，应该立即上报给单位的相关负责人，切实做到秘密不扩散，同时还要及时追查相关人员的责任。

4. 要正确处理好对外开放与保密工作的关系。

改革开放以来，国家各个领域发展迅猛，尤其是科技、经济的发展。这给现代保密工作带来新的挑战，因此一定要做好保密工作。否则，秘密一旦泄露，将会给国家带来不可估量的损失。

互联网给我们的工作带来便捷的同时也给保密工作带来极大的隐患。相关部门一定要保管好计算机信息系统，抓好计算机信息网络的安全管理工作，切实做到"上网不涉密、涉密不上网"。

5. 要配备必要的保密设备。

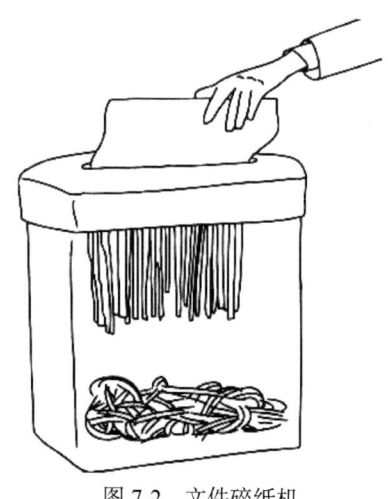

图 7-2 文件碎纸机

（1）文件碎纸机（图 7-2）。

（2）现代保密文件柜。

（3）部门或者家庭无线防盗报警系统。

（4）各种商业密码保密装置。

（5）网络安全防火墙。

（6）电子防盗的报警系统。

（7）网络安全隔离计算机。

（八）严格遵守保密纪律

1. 党员干部必须严守保密纪律。党的十八大以来，习近平总书记就多次对保密工作提出了明确的要求。首先领导干部肩负着领导、管理保密工作的重任，一定要以身作则，带头严守保密纪律，做好保密工作。确保党和国家的秘密绝对安全。

2. 每位机关工作人员必须严格遵守保密纪律。必须做到：不该说的，绝对不能说；不该问的，绝对不能问；不该看的，绝对不能看；不该记录的，绝对不做记录；不在非保密本上记录秘密；不在私人通信中涉及秘密；不在公共场所与亲属、朋友谈论秘密；杜绝在不利于保密的地方存放秘密的文件或者秘密的资料；不在普通的电话、明码电报和普通邮局透露秘密；不准携带秘密的材料游览、参观、探亲、访友和出入公共场所等。

3. 单位要建立健全收文发文的制度。各科室一定要安排专人负责文件的登记、管理和清退工作，一旦发现属于国家秘级的文件资料丢失、被窃、泄密时，就必须立即报告，及时追查其责任，努力挽回损失（表 7-2）。

表 7-2　机要信件投寄登记表　　年　　月　　日

顺序号	封号	收文机关	密级	件数	发文机关	机要号
	发件人		收件人			共计　　件

4. 各部门在年终时要及时清退与本部门无关的并且没有保存价值的文件和一些刊物，对这类文件和刊物必须进行销毁，不得擅自出售。

5. 档案专职、兼职管理人员对秘密的档案材料，一定要严格管理，严格传递、借阅的手续，如果确实需要借阅，必须经分管领导批准，并且只能在档案阅览室内查阅，不准带出档案室，不准随意摘抄；档案人员如果没有经过批准，不许擅自扩大档案的利用范围，以确保秘密档案的安全。

6. 计算机机房一定要建立健全各项管理规章制度，如果确实要进入机房，必须进行审批和登记，而且还要确定专门人员负责计算机的应用管理。应该采取秘密数据的传输和存储的保密措施，一定要妥善保管录有文件的软盘信息，严防丢失。

7. 制定关键部门的保密安全管理规章制度，如财务室、电脑室、档案室。保密安全管理的具体要求有：

（1）遵循"谁主管、谁负责"的原则，党政一把手必须对本单位关键部门的保密管理负起全面的责任。

（2）规定与本职工作无关的人员不能随意进入关键部门，如果因公事需要，就必须经讨单位领导的同意后，才能借阅有关资料和进行公务活动。

（3）安排专人负责贵重物品、现金、票证等，责任人一定要认真负责做好保管、使用、防火、防盗、防潮、防爆及保密工作，对关键部门一定要认真按安全保卫保密的要求落实人防、物防、技防措施，防患于未然。

（4）建立关键部门管理呈报的制度，建立关键部门安全值班及交接班登记的制度，建立关键部门管理责任追究的制度，并且建立关键部门处置突发事件的预案。

（5）建立各关键岗位保密安全管理的责任制，经常开展安全保卫保密的检查，及时整改存在的隐患，绝不留后患。

（6）按规范要求关键部门做好防爆措施和安全用电。结合业务工作中凡是涉及国家秘密的各个环节，必须做好保密工作，制定并且组织实施严格的保密防范措施。

四　秘书部门保密工作的内容

秘书部门保密工作的具体内容：保密的立法；保密的宣传教育；建立健全保密的各项规章

制度；研制开发防窃密、防泄密的先进技术设备，并应用到具体的保密工作中，依法进行检查监督保密工作，一旦发现泄露秘密、窃密事件，一定要及时追查和处理；开展保密工作的理论研究。

（一）文件的保密

文件的保密，就是公文、资料、图表等的保密，包括发文和收文的保密。秘书部门最基本的保密工作就是要做好文件的保密。秘书人员必须要把握好四关：一是文件的接收关，弄清本部门接收的范畴，文件是否齐全；二是文件的传阅关，传送文件是否按照文件传阅的范畴和途径要求进行，不要多传，错传；三是文件的保管关，凡是接收的文件是否认真登记，妥善管理，如果是十分重要或绝密的文件，就一定要交给专门的保密部门管理；四是严格要求自己，秘书部门的工作人员一定要高度重视保密工作。必须做到该看才看，该说才说。不管是草拟公文还是审批公文，不管是印制公文还是传递公文，整个过程中都应该注意严守秘密。还要控制好公文的发行范围、阅读范围和复印的权限，对公文执行严格的登记制度、管理制度和清退、销毁制度。

（二）会议的保密

作为秘书部门，开会是常有的事，因此，一定要做好会议的保密工作。会议有一般会议、内部会议和密级程度较高的会议等。不管是哪一种会议，都要抓好保密工作。特别是召开内容涉密的内部重要会议时，会前就一定要布置好保密工作，做好保密安排，严格保守会前、会期、会址、与会人员、会议公文等方面的秘密；会议进行过程中，不得随意变更参会人员，还应该做到该记录才记录，会议涉及的文件一定要坚持登记与清退的制度；会后，是否公开会议的情况，何时公开，都应该由相关的领导组织和领导人来决定，在没有正式决定公开之前，秘书人员不得泄露会议情况。切忌把会议上关键人物的重要讲话内容随意扩散。此外，秘书工作人员还应该认真检查会场和参会人员的住地，检查是否遗失有关会议的重要公文物件。如果需要清退会上发放的文件，就应该尽快办理退还手续。

（三）通信的保密

通信的保密，就是指用电话、电报、无线电话筒、无线电台、对讲机等通信设备进行联络过程中的保密，防止秘密情报泄露，防止被不法分子截取秘密的情报。现代化的通信设备为信息快速、准确地传输提供了有利的条件。目前，各个机关单位正越来越多地使用各种通信设备，为了不被监听、窃听，使用时一定要严格按照有关保密的规定来使用。

秘书部门往往是利用通信设备来进行上情下达、下情上传的。在进行通信联络时，首先一定要弄清楚秘密的通信内容与非秘密的通信内容的界限，如果是秘密的通信内容，就必须用专用电话、保密电话或者密码机来进行联络；如果秘书工作人员确实需要使用通信设备进行联络时，必须做到保守国家的政治、军事、科技、经济、外事等方面的秘密事项。

（四）自动化办公的保密

社会不断进步，科技飞速发展，秘书部门的办公自动化已经基本实现了，这就大大地提高了秘书工作的效率。计算机等自动化办公设备已经普及办公室，计算机的储量大，涉及的秘密多，因此加大了保密难度，如果机密一旦泄露，损失难以估量，所以必须管理和使用好计算机。如果计算机已联网，就更需要注意采取安全的防范措施，防止"黑客"劫取机密。另外，传真机、对讲机、复印机等众多现代办公设备也需要时时刻刻注意安全保密问题。

> **链接**
>
> **让 Word 保密**
>
> 很多人为了保密，习惯把保密文件保存到移动设备上随身携带，但这样做的风险是移动设备一旦丢失就损失惨重。其实在电脑里设置 Word 访问权限也可以达到保密的目的。方法是单击"文件"→"权限"→"不能发送"→"限制权限为"命令，然后输入自己设置的能够读取或对文档进行更改的用户 E-mail 就行了。这样，如果想要阅读被如此保护的 Word 文档，就必须获取访问权限，只要自己再对文件做一个备份，就可以放心地将文件存放在办公室电脑里了。

（五）领导言论的保密

秘书人员与领导接触较多，经常能够听到领导在正式与非正式、公开与非公开场合的言论，对领导的言论也同样需要严格保密。

（六）新闻报道和出版的保密

我国的报刊、杂志种类繁多，数量庞大，其舆论作用、社会影响都很大。秘书部门经常与媒体接触，并且向媒体提供不少新闻素材。因此，秘书部门的工作人员一定要高度重视与新闻单位的联络。不管是撰写新闻稿件，还是接受媒体记者的采访，都应该十分注意报道的范围。要坚持把重要的稿件送给领导人审查的制度。

（七）科技和涉外活动的保密

当今社会，科技发展突飞猛进，科技保密就越来越重要。所有科学技术的先进之处，如新发现、新发明，新材料、新产品，传统工艺的最新流程等，都应该严格保密。另外，秘书部门的工作人员对外接待时，也应该严格保守秘密事项，自己不能准确判断时，要及时主动向主管领导机关及领导请示。切实做到防止外国人以参观访问为借口，窃取我们的科技机密。

（八）经济、军事情报的保密

秘书人员必须严格保守重要的经济动态、经济法规的制定和执行情况；必须严格保守军队的编制、装备、驻防、调动等军事情况及动态的秘密，严防那些不法分子窃取经济、军事方面的情报，避免给国家和单位造成重大损失。

（九）档案的保密

档案是历史记录，一定要做好档案的管理，档案密级需要变更和解密，必须按照国家的有关保密法律和行政法规来办理。档案需要有人管理，可以专职，也可以兼职。不管专职还是兼职的档案管理人员对秘密档案应该严格管理，严格传递、借阅手续，如果确实需要借阅，必须经过分管领导批准，但是只能在档案阅览室内查阅，并且不准带出档案室，不准摘抄。另外，档案管理人员不能擅自扩大利用范围，以此来确保档案的安全。例如，患者的病历档案，未经患者同意，一律不得对外泄露，一定要严加保管。

（十）一些特殊类型的信息的保密

一些特殊类型的信息的保密，包括人事信息、财务信息、产品信息、客户信息。

（侯蕴哲）

第3节 调查研究

范例：调查研究

试论护士个性特征与心理健康水平关系的调查研究

作者：张 莹 杨秋月 刘聪颖

关键词 护士；个性特征；心理健康；艾森克个性问卷；症状自评量表

护理工作是整个医疗卫生工作的重要组成部分，在当今竞争日趋激烈的医疗市场中，护理质量的好坏直接反映了医疗水平的高低。心理健康是一个人可以依赖的最重要的内在资源，护士心理健康水平影响着整体护理的质量，从而直接影响病人的治疗和康复效果。因此，护士的心理健康维护是十分重要的。为了研究目前护士的心理健康状况，我们对北京市某5家三级甲等医院的147名护士的个性特征与心理健康水平进行了调查分析，旨在为提高护士心理健康水平提供参考依据。

1 对象与方法

1.1 研究对象

2008年12月～2009年2月本研究采用方便抽样的方法，抽取北京市某5家三级甲等医院147名护士，其中男性8名，女性139名；年龄19～54岁，平均（29.48±6.81）岁，其中30岁以下90名，30～40岁42名，40岁及以上15名；学历：中专17名，大专104名，本科26名；职称：护士60名，护师67名，主管护师20名；婚姻状况：已婚82名，未婚65名；工作科室：手术室45名，内科13名，儿科8名，外科20名，眼科11名，特需病房8名，急诊13名，ICU（重症监护室）29名。

1.2 方法

1.2.1 调查工具：采用艾森克个性问卷（Eysenck personal questionnaire，EPQ）]对护士的个性特征进行测试，此问卷包括：神经质维度（N）、内外向维度（E）、精神质维度（P）和掩饰性维度（L)4个分量表。具有良好的结构效度和信度。每个项目只回答"是"与"否"，每题1分。①E量表：测量性格的内、外倾。②N量表：测量情绪的稳定性。③P量表：单极量表，即只有P分高时才有意义，P分低被认为是正常。④L量表：原本为一个效度量表，测量回答问题的真实性，同时，它本身也代表一种稳定的人格功能。

1.2.2 调查方法：采取方便抽样的方法。于2008年12月应用自编一般资料调查表、SCL-90和EQP对北京市某5家三级甲等医院的护士进行调查。共发出问卷165份，回收问卷152份，有效回收率92.12%，剔除问卷或调查表填写不全者，有效问卷共147份，有效率为89.09%。

1.2.3 统计学方法数据采用SPSS11.5统计软件包进行统计学分析，统计方法采用t检验与相关分析。

2 结果

2.1 护士个性特征评分与全国常模比较

护士个性特征评分与全国常模比较，护士内外向量表得分高于全国常模，掩饰性量表得分低于全国常模，差异具有统计学意义（均$P<0.01$）。

2.2 护士SCL-90评分与全国常模比较

护士SCL-90评分与全国常模比较，护士的心理健康状况与全国常模比较在躯体化、人际敏感及精神病性方面，差异具有统计学意义（均$P<0.05$）。

2.3 护士个性特征与心理健康的相关性分析比较

护士个性特征与心理健康的相关性分析比较，个性特征中神经质和精神质得分高的护士心理压力大，心理健康水平差，差异具有统计学意义（均 $P<0.05$）。

3 讨论

3.1 个性特征与国内护士常模的比较分析

结果显示，北京市三级甲等医院的 147 名护士的内外向量表得分高于常模，倾向于外向人格。典型的外向者主动性强、情感外露、热情大方、善于社交、乐观随和、喜冒险，表明外向个性的护士社交的主动性较强。但同时护士掩饰性量表得分低于常模，提示护士不擅于抑制和调整自己的需求、愿望和情绪，顺应性和容忍性差。个性是个体由遗传和环境所决定的实际和潜在的行为模式的总和，这说明本组护士的性格中本身就存在着很大的矛盾性，有可能是工作压力大、护患关系紧张及家庭等多方面环境原因所造成的。同时也说明护士的心理调节能力差，缺乏正确的健康心理指导。护理管理者要因人而异，对护士适度授权并委以重任，一方面可以提高护士对工作的满意度；另一方面也可以提高护士自身的自信心。还可以定期对护士进行人际关系、社会技能、自信训练、时间管理等培训，引导护士正确对待压力，合理地宣泄消极情绪，提升积极情绪。

3.2 护士心理健康水平与国内护士常模的比较分析

结果显示，北京市三甲医院护士的心理健康状况低于一般人群，突出表现在躯体化和精神病性两方面。这可能与护士的工作性质有关，护理工作的严谨性、细致性、重要性，需要他们注意力高度集中，导致精神高度紧张，而且工作处于长时间高度的应激状态。研究表明，长期慢性应激可导致皮质激素水平升高，使人产生焦虑、抑郁、敏感等不良情绪；另外，长时间的颈椎前屈位站立或弯腰进行操作，则容易产生躯体疲劳不适。管理者对下属的沟通管理可以进行人员优化组合以及科学、合理的分工；同时改善工作环境，增加护士编制，适当增加护士待遇，并按责任大小、任务轻重、工作环境的优劣等具体情况在报酬上拉开档次，调动护士的积极性，变压力为动力，提高护士的心理健康水平。

3.3 心理健康状况与个性特征的相关性分析

结果显示，个性特征中神经质（N）和精神质（P）得分高的护士心理压力大，心理健康水平差。神经质（N）分高的护士情绪不稳定，表现为焦虑、紧张、易怒、敏感多疑，对各种刺激反应过于强烈，易冲动，具有攻击性，又或是郁郁寡欢、忧心忡忡，有强烈的情绪反应，以致出现不够理智的行为，心理状态差。神经质（P）分高表现为孤独，不关心他人，难以适应外部环境，不近人情，感觉迟钝，与他人关系不佳，喜欢寻衅闹事，心理健康水平差。掩饰性（L）量表分与 SCL-90 各因子平均分之间均呈负相关，这似乎可以说明 L 量表分越高，护士的心理健康水平越好，其实这是一种假象。L 量表属掩饰量表，当 L 量表和 N 量表得分均高时说明被试者掩饰性高。由于掩饰性高，可呈现明乐暗悲的矛盾心理。他们在人前往往表现乐观、豁达、开朗等，但其内心可能极度悲伤或绝望，不善于表达和疏泄自己的负性情绪以及情绪不稳定。

护士职业责任大、工作繁重、地位低、护患关系紧张等，使护士无法适应内在与外在因素所带来的压力，处于不平衡状态，这种状态持续一定时间就会导致心身疾病的发生，心理的疲惫可导致工作无成就感。工作压力会使护士产生工作疲溃感，最终影响护士工作质量，削弱团队的力量。医学实践证明，人格特征与心理健康的关系最为密切。良好的人格特征是心理健康的基础和标志，不良的人格特征本身就是一种心理不健康因素，也是许多心理疾病的根源。医院应该重视护士身心健康，定期评估护士的压力状况，及时获取信息，及时消除护士工作中的压力。

4 小结

有报道表明，持续焦虑影响到个体的心理健康。护理人员的心理健康水平直接关系到护理质量。随着以病人为中心护理观念的更新，现代护士应具备的心理素质是：有效的职业行为，保持稳定的情绪，良好的性格，敏锐的观察能力，有效的护患沟通技巧等。心理健康的个体能够合理利用周围的环境资源较快地适应社会，人格完整，能有效地发挥自身的潜能，心理、情绪之间有动态的积极协调过程。护士的心理健康水平受其个性特征的影响，良好的个性特征对于维护护士的心理健康具有重要的意义，而健康的心理也会提高护士的护理质量。因此，有必要从管理和个人的角度注意消除护士的工作压力源，减轻护士工作压力，让护士走出亚健康状态。

调查研究是指人们在社会实践中，通过一定的途径和方法，对客观事物进行观察和了解，以获得关于该事物的各种材料，再对材料进行科学分析研究，以认识事物本质和发展规律的一种自觉的行动。

调查研究是从事秘书工作的基本功，秘书要有效地辅助管理，充分发挥参谋和助手的作用，就必须善于做好调查研究工作。因为，调查研究是人们了解情况、认识事物、掌握政策的基本方法，是实行科学管理的前提。通过调查研究，可以直接掌握和亲身感受"第一手"材料，这样了解到的情况往往比间接材料更符合实际，更有价值。基于此而对实际情况进行的分析才更深入、透彻。

调查研究的特点和内容

秘书的调查研究具有针对性、多样性、突击性和科学性等特点；秘书调查研究的内容有政治性问题、政策性问题、专业性问题及热点问题等；秘书调查研究的形式丰富多样，因此，秘书可灵活运用。

（一）调查研究的特点

调查研究是围绕某一专题所进行的专项调查，因而具有很强的针对性；调查研究的内容涉及社会生活中的各个领域，调查的方式方法多种多样；调查研究还具有一定的突击性，尤其是针对某些特别事故或现象的调查；调查研究具有严格的科学性，任何一个结论都必须是依据于真实材料作出的严谨推论。

（二）调查研究的内容

秘书调查研究的内容是多方面的，不同行业、岗位的秘书，调查研究的内容就有所不同。一般情况下，秘书的调查研究内容大体分为以下五类，如表7-3所示。

表7-3　秘书调查研究的分类

分类	具体内容
政策性调研	了解调查对象对实施有关规章制度的意见，对某些法律、法规、制度的贯彻落实情况，为领导和有关部门提供依据和反馈信息
基本情况调研	通过对各机关、单位基本情况的调查，了解情况，以减少工作的被动性，增强工作的主动性
经验性调研	对先进单位或个人的成功经验进行的调查，树立榜样，学习先进，指导和推动各项工作
专题性调研	对当前工作中的突出问题或主要矛盾进行调查，了解事实，查清原因，如有关事故、事件的调查
舆论热点调研	是针对基层所关心的舆论热点以及带有倾向性、显露"苗头"问题的调查，为领导提供"以小见大"的启示性信息

调查研究的程序

（一）准备阶段

凡事预则立，不预则废。准备越充分，考虑越周密，在调查研究的过程中就越少出现偏差。准备阶段具体可分为五个环节：

1. 明确调研题目。只有调研目的明确、调研题目确定，才能避免泛泛而论，才能围绕目的把调查事项落实限定为具体事项，起到事半功倍的效果，否则只会浪费人力、物力、财力。

2. 选配调研人员。调研人员选配得当，才能发挥团队的效能。如果集体调查，应考虑人员中配备熟悉情况的"老手"，有长于采访、记录、统计、写作的人员等。时间允许，应进行适当培训，明确责任和要求，统一认识。

3. 准备相关信息资料。调查之前，应对被调查对象进行一定的了解，搜集好相关信息：①有关调查对象的理论、政策。如进行农村医疗保险的调查，就必须了解国家关于医保的政策方针。②有关调查对象的业务知识。③有关调查对象的历史资料。

4. 编制调研计划。调查之前要制订具体的调查计划，内容包括：目的要求；具体项目及重点；范围、地区、对象；方式方法；步骤和进程、时间安排；组织分工、物资准备等。

5. 设计必要的调查问卷和表格。调查问卷是进行调查研究的一个常用工具，在调查进行之前，就要依据调查目的、调查对象设计合理的调查问卷，科学发放。

（二）调查实施阶段

调查实施阶段。这是调查研究过程中最重要的阶段，它的中心任务是收集信息资料。调查结论正确与否，研究成果有无意义，在很大程度上都取决于这个阶段的工作情况。此阶段工作可分为三步：联系确认调查对象，实施调查，阶段性小结并复查验证调查结果。

（三）研究分析阶段

研究分析阶段主要包括四个工作环节：对调查材料的取舍、审定、核对；分类整理，将初级信息通过技术手段转化为高层次信息；利用科学准确的研究方法，对调研内容进行分析统计；形成研究成果。

 调查研究的主要形式

对调查研究形式的介绍很多，又各有各的说法，如图 7-3 所示。下面按照不同的标准分别进行简单介绍。

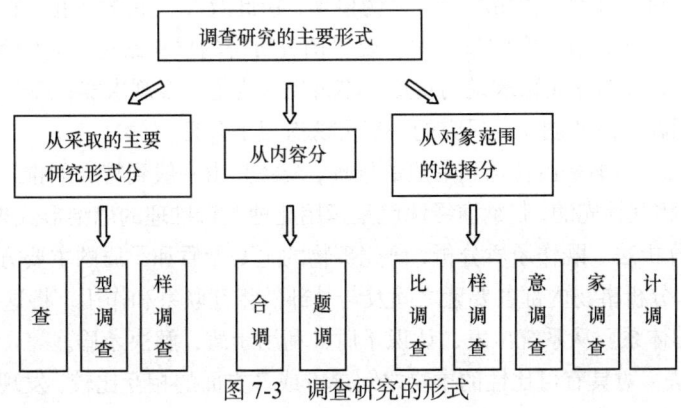

图 7-3 调查研究的形式

四 调查研究的方法

秘书的调查方法多种多样，如文献调查法、实地观察法、访谈调查法、问卷调查法、实验调查法等；秘书研究的方法也丰富多样，如度量研究、分类比较、综合分析、系统研究方法等。秘书须全面掌握，灵活运用，才能获得高质量的调查研究结果。

（一）调查的一般方法

1. 个别访谈法　根据调查需要，选择单一调查对象进行采访、问询、了解情况。个别访谈的关键是选准访谈对象并拟好访谈提纲，要选好访谈地点并注意谈话的态度和语气。

2. 集体访谈法　根据调查需要，选择若干调查对象，组织目的明确的会谈。开会的关键：一是要组织充分，使会议紧凑切题；二是对象要选择恰当、准确，参加座谈的都能畅所欲言，毫无顾忌，又真实可信。

3. 现场观察法　调查者亲临实际，亲自感受现实情况的方法。有参与式和非参与式两种，前者是深入到一个单位蹲点，实地观察，以获取丰富而又真实的第一手材料；后者是在被调查对象没有察觉情况下的观察。

4. 问卷调查法　实质是调查者以问卷或表格为介质，最大范围地对调查对象进行一次单向的个别访问。关键在于问卷和表格的设计：调查目的要明确；同时要讲究问询方式。调查问卷有封闭式和开放式两种形式。

5. 实验调查法　适当控制某些条件，使一定的社会现象发生，以揭示其产生的原因或规律的方法。此方法的关键是控制外界环境。

6. 文献档案资料调查法　查询翻阅现成的档案资料和有关信息，了解掌握调查对象的背景和现实情况，实质是直接采用高层次信息，指导和保证调查工作的进行。注意：文献调查所得只能作为调查先导，不能作为结论。

除了以上较常见的调查方法，近年来还出现了一些新颖的调查方式：

7. 头脑风暴法（brain storming）　指无限制地自由联想和讨论，其目的在于产生新观念或激发创新设想。在调查研究中常用来收集、比较各种方案，对防止思想僵化、主观臆断有一定作用。

8. 网络调查法　也称网上调查法，指通过互联网按照事先已知的被调查者的 E-mail 地址发出问卷、收集信息的调查方法。网络调查具有自愿性、定向性、及时性、互动性、经济性与匿名性。

（二）研究的一般方法

对调查所得的材料进行"去粗取精、去伪存真、由此及彼、由表及里"的改造制作过程就是分析研究的过程。在分析研究的过程中，要对调查所得的材料站在较高的角度去"俯瞰"，而不能陷入材料中；要树立实事求是的观点，不可先入为主，客观求实；在分析研究时要用联系发展的眼光看问题，注意创新。研究的一般方法有以下几种。

1. 归纳演绎法　归纳是由特殊到一般的推理，演绎是由一般到特殊的推理。在认识过程中两者是相互联系、相互补充的。归纳演绎法就是运用此种逻辑推理的思维形式来进行分析判断。

2. 矛盾系统分析法　既作矛盾分析，研究事物的主要矛盾和矛盾的主要方面，又作系统分析，从整体出发，分析事物内部各要素之间及与外部的相互联系和作用，将这些错综复杂的因素梳理成有层次的体系。从系统出发，认识矛盾，利用矛盾，解决矛盾。

3. 比较分析法　对具有可比性的事物之间单方或多方面的相互比较，发现事物的特性、实质、规律，从而找出事物间的共同点、差异处，鉴别优劣的研究方法。

4. 定性定量分析法　定性分析法也称经验分析法，是从分析对象的性质出发，研究其未来的变化。定性分析主要依靠分析者的经验与综合分析的能力，来确定研究对象是否具有某种性质，主要解决"是不是""是什么"的问题。定量法是按照一定的目的和要求，采取科学的数据统计的方法，对客观事物进行分析和说明。它是一种常用的对社会经济现象进行定量研究的科学方法。

小结

"纸上得来终觉浅，绝知此事要躬行"。秘书的协调工作与领导管理息息相关，加上涉及的范围广、人员多，因而更为复杂多变。秘书人员要在遵守协调的原则，掌握相关理论知识的同时，更加注重在工作中积累经验、总结教训。

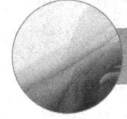

目标检测

一、填空题

1. 协调既是开展管理的_____和_____，又是管理的_____。
2. 秘书的沟通协调工作就是一个调解_____的过程。
3. 根据协调的含义，构成协调的要素包括协调者、被协调者、_____和_____。
4. 在企业管理中，协调行为首先是_____的职能权限，其次才是秘书部门及秘书工作者的职责。
5. _____的方式适用于一般人际关系或较为简单工作，一般通过_____的形式协调。
6. 秘书做好下情上达协调时，除了要帮助群众向上_____，还要帮助领导_____。
7. 秘书需要通过沟通协调矛盾，在各级关系间传话时，不能仅仅只是复述，而要学会_____。
8. 秘书在协调分歧矛盾时，要立足大局，切忌_____，要立足客观事实，切忌_____，要立足公平原则，切忌_____。
9. 秘密是指个人、组织、团体_____的事项。
10. 秘密按层次分为_____、_____。
11. 秘密按形态分为_____、_____两种。
12. 国家秘密就是_____的秘密。
13. 国家秘密有_____、_____、_____三种属性。
14. 国家秘密的等级有_____、_____、_____三种。
15. 保密工作，就是指_____活动。
16. 绝密就是指_____的秘密。

二、选择题

1. 秘书对组织内部人、财、物进行统一支配、统筹安排属于（　　）
   A. 决策协调　　　　B. 临时性协调
   C. 人事协调　　　　D. 业务协调
2. 对于时间紧、任务重且涉及组织内部多个部门的工作，最合适采取的协调方式是（　　）
   A. 文件协调　　　　B. 计划协调
   C. 会议协调　　　　D. 信息协调
3. 秘书不能利用（　　）进行协调。
   A. 权威　B. 政策　C. 权力　D. 会议
4. 秘书辅助领导进行协调的首要前提是（　　）
   A. 受领导委托　　　B. 行使决定权力
   C. 履行秘书职责　　D. 利用领导权威
5. 如何改变领导的想法，使他接受自己的观点（　　）
   A. 点明领导的错误
   B. 用引导、征询、探询意见的方式
   C. 替领导做出自认为正确的决策
   D. 多次对领导进行劝说
6. 以下哪种情况，秘书最适合给上级提意见（　　）
   A. 别人服从指挥时
   B. 领导之间有分歧时
   C. 自己的建议有利于工作开展时
   D. 领导认可、赏识自己时
7. 协调工作的功能是（　　）
   A. 化解矛盾　　　　B. 协同配合

C. 完善决策　　　　D. 加强宣传
E. 维护领导的威信和形象
8. 秘书沟通协调的内容有（　　）
A. 决策协调　　　　B. 业务协调
C. 事务协调　　　　D. 人事协调
E. 临时工作的协调
9. 协调工作的程序、方法包括（　　）
A. 综合信息，调查研究
B. 确立目标，制定方案
C. 协商调处，达成共识
D. 达成协议，分头贯彻
E. 督促检查，追踪反馈
10. 秘书在处理与领导的关系时，要坚持（　　）
A. 主动性原则　　　B. 灵活性原则
C. 尊重原则　　　　D. 服从原则
E. 请示原则
11. 秘书协调工作的主动性体现在（　　）
A. 问题未产生时，注意观察，搜集信息
B. 发现问题时，善于思考，提出对策
C. 问题产生时，尽快着手处理
D. 预估预判，提前准备
E. 主动跟进，及时反馈
12. 秘书在协调与其他部门科室人员关系时，要注意（　　）
A. 做好服务　　　　B. 同事间一律平等
C. 有求必"应"　　　D. 换位思考
E. 远离是非
13. 关系到国民经济和社会发展的秘密是（　　）
A. 政治秘密　　　　B. 科技秘密
C. 经济秘密　　　　D. 私人秘密
E. 文件秘密
14. 从表现形式上不属于秘密的是（　　）
A. 文件秘密　　　　B. 会议秘密
C. 经济秘密　　　　D. 科技秘密
E. 言语秘密
15. 不属于保密设备的是（　　）
A. 文件碎纸机
B. 现代保密文件柜
C. 各种商业密码保密装置
D. 所有的报警系统
E. 手机

16. 不属于保密工作重点的是（　　）
A. 秘密　　　　　　B. 绝密（即核心秘密）
C. 国家秘密　　　　D. 首脑机关的秘密
E. 秘密集中的地区、部门和人员
17. 秘密的特点有（　　）
A. 隐蔽性　　B. 莫测性　　C. 时间性
D. 工具性　　E. 公开性
18. 属于秘密内容的有（　　）
A. 政治秘密　　　　B. 军事秘密
C. 涉外秘密　　　　D. 文化秘密
E. 经济秘密　　　　F. 科技秘密

三、问答题

1. 协调工作的一般原则是什么？
2. 论述秘书应该如何处理失调现象？
3. 要做好协调工作，秘书应该具备怎样的职业素养和能力？
4. 某企业最近下发了《关于调整员工津贴补助的方案》的讨论稿，讨论中引起部分员工的不满。针对这种情况，作为该企业办公室的秘书，你将如何协助领导协调处理此事？
5. 某公司总经理在会上批评了销售部吴经理，吴经理想不通。办公室秘书小郑了解到总经理批评不够客观，请你从协调工作的角度谈谈在这种情况下小郑应怎样做？（要求答出：协调类型、协调原则）
6. 某厂营销部主任和人事部主任同时来到厂办，前者反映因报差旅费与财务部门发生矛盾；后者说在领取加班费时，财务部门迟迟不能到位，经厂办主任出面协调后，两位部门主任满意离去。你设想一下厂办主任是如何协调的？
7. 保密工作有哪些意义？
8. 保密工作应遵循的原则有哪些？
9. 新时期保密工作的主要任务有哪些？
10. 现代保密工作有哪些特点？
11. 保密工作有哪些注意事项？
12. 秘书部门保密工作的主要内容有哪些？
13. 如何准备一项调查研究？

（曹伏明）

第8章 实训指导

第1节 商务活动实训项目

● 案例8-1

小张是一家大型私营医院的院长办公室秘书。最近,医院与韩国某医院签订合作合同,共同研制一种新型美容仪器并拟在当地新建一个生产企业。韩国医院将会以审核小张所在医院资质及医院技术实力为目的,由项目执行董事及相关技术人员组成10人考察团对医院进行为期5天的考察并拟定在考察满意后签订合同。

1. 在考察期间,院长计划与考察团就技术合作项目的事项进行商议,请为小张列出会谈准备工作的事项及要求。

2. 在会议结束后,安排考察团去当地著名的风景名胜区参观旅游。

3. 此次考察如果顺利圆满,双方拟在考察后不久就举行签字仪式,请代小张做好签字仪式安排。

4. 新建企业落成后,请代小张做好开工剪彩仪式安排。

一 实训内容

(一)训前指导

1. 任课老师将同学以10人为一组进行分组,学生民主产生小组长。
2. 小组长组织组员进行任务分配。
3. 训前以小张的身份拟写会谈、观光旅游、签字仪式、剪彩仪式方案草稿。

(二)实训方式

1. 分组进行情景演示训练。
2. 学生评分员评分。
3. 教师评分并点评。
4. 情景演示,现场生成会谈记录。
5. 制作会谈、观光旅游、签字仪式、剪彩仪式方案。

(三)课时建议

教学课时建议4课时。

二　实训基本知识要点

（一）会见、会谈工作知识要点

准备阶段工作：

1. 收集考察团来宾信息，了解来宾的背景，包括学历、资历、政治态度、业务专长等，了解外宾的礼仪特征和习俗禁忌，并形成书面文字呈送有关领导，还要提供外交资料供参考。

2. 向领导提供会谈、会见资料　向领导提供有关会谈中心议题的现实资料、历史资料和可能需要的参考资料，提供根据预测分析来宾对中心议题可能提出的基本观点和己方的对策。

3. 安排相应的会见、会谈人员　秘书人员应准确掌握会见、会谈的时间、地点和双方的参加人员名单，提早通知有关人员和有关单位进行必要的安排，应根据来宾身份及来访目的，安排相应人员和部门负责人会谈。

4. 布置会见、会谈的场所　在会见、会谈的场所，秘书人员要安排足够的座位，必备的扩音设备等。要事先安排好座次、摆好座签，此外，还要适当准备一些盆景、鲜花等。

5. 安排迎宾小姐。

6. 设计合影图　如需合影，一般在宾主见面握手之后进行，如果人多，秘书人员应事先设计好合影图。

实施阶段工作：

1. 引导来宾进入会客室。

2. 做好会见、会谈记录。

3. 整理会见、会谈记录。

结束阶段工作：

1. 安排合影留念。

2. 与来宾握手告别。

（二）组织参观活动要点

1. 明确参观活动的目的和主题　为参观活动制定一个明确的主题，即通过参观活动达到什么样的效果，给来宾留下什么样的印象。

2. 确定参观邀请对象。

3. 确定参观时间。

4. 搞好接待工作　热情周到地为来宾做好登记、讲解、向导等接待工作，安排合适的来宾休息场所和茶水饮食，赠送有意义的纪念品。

5. 拟定参观路线　秘书人员要提前拟定好参观路线，制作向导图及标志，并标明办公室、餐厅、休息室、医务室和厕所等具体位置。

6. 做好宣传工作　要准备一份简单易懂的说明书或宣传材料。在参观之前，先放录像或幻灯片帮助来宾了解医院概况，然后再沿参观路线做进一步的解释并回答来宾的提问。

（三）组织游览观光活动要点

1. 选择游览项目　根据来宾来访目的、性质、每个人的兴趣意愿和当地的实际情况，选择有针对性的、来宾感兴趣的、季节允许的项目。

2. 预先做出安排　关于游览的预计持续时间，观光景点和顺序，活动的日程及作息安排(包括乘车、用餐和住宿的时间和地点)，秘书人员需要做出详细计划，制订日程表，提供游览介绍等书面材料，提早发给游览者。

3. 做好陪同工　秘书人员要根据实际需要尽可能派出身份相当的公关人员联系、接待，并安排导游、讲解员等。

（四）安排签字仪式要点

1. 布置签字厅　签字厅有专用的，也可临时以会议厅、会客室代替。

（1）布置原则：庄重、整洁、清净，签字厅应当内铺地毯，并且不得摆设除了签字桌以外的其他陈设。

（2）签字桌设置：签字桌应当选择深绿色，秘书人员把签字桌横放于室内，其后可摆放适量的座椅。桌上应事先安放好待签字的合同文本、签字笔及吸墨器等物品，与外商签字时，桌上还应按照礼宾序列的位置和顺序插放各方的国旗。

2. 安排签字时的座次

（1）签署双边性合同：①客方签字人在签字桌右侧就座，主方签字人同时就座于签字桌的左侧。②双方的助签人分别站立于各自一方签字人的外侧，以便随时为签字人提供帮助。③其他随员的安排可以采用以下两种方式：按照一定的顺序在己方签字人的正对面就座；也可以依照职位的高低，依次自左至右（客方）或者自右至左（主方）地列成一行，站立于己方签字人的身后。

（2）签署多边性合同：①一般只设一张签字椅，各方签字人签字时，须依照各方事先同意的先后顺序，依次上前签字。②各方的助签人在助签时，依照"右高左低"的规矩，应站立于签字人的左侧。③各方随员，按照一定序列，面对签字桌就座或站立。

3. 预备待签的合同文本　待签合同文本，以精美的白纸制成，按大8开的规格装订成册，并用高档质料，如真皮、金属、软木等为其封面。

4. 规范签字人员服饰。

5. 安排签字仪式程序　宣布签字仪式开始—正式签署合同文本—交换正式签署的合同文本—共饮香槟酒互相道贺。

（五）安排剪彩仪式要点

选择布置仪式现场—确定剪彩人员—准备剪彩仪式所需物品—拟定剪彩程序—规定剪彩做法。

1. 选择、布置仪式现场　一般情况下，剪彩仪式应在正门外的广场，正门内的大厅，或者即将启用的建筑、工程工地、展销会、博览会的现场举行。布置仪式现场：如场地的装饰、环境卫生、灯光音响、邀请媒体、剪彩人员的培训及悬挂有剪彩仪式名称的大型横幅等。

2. 确定剪彩人员　除主持人外，剪彩人员主要由剪彩者与助彩者等两个主要部分的人员构成。

（1）剪彩者：可以是一个人，也可以是几个人，但一般不多于5人。通常由上级领导、合作伙伴、社会名流、员工代表或客户代表等担任。

（2）助彩者：多是东道主一方的女职员担任，也被称为礼仪小姐。她们的任务一般是：迎宾—引导—服务—拉彩—捧花—托盘等。

3. 准备剪彩仪式的物品。

（1）红色缎带：一般是一整匹未曾用过的红色绸缎，中间结成数朵花团，花团的个数应与剪彩者的人数一致。

（2）新剪刀：每位剪彩者必须人手一把，必须崭新、锋利且顺手。

（3）白色薄纱手套：每位剪彩者一副，且要大小适度、崭新平整、洁白无瑕。
（4）托盘：崭新、洁净的银色不锈钢制品，最好铺上红色绒布或绸布。
（5）红色地毯：地毯宽度应在1m以上，铺设在剪彩者站立的地方，长度视剪彩人数而定。

4. 拟定剪彩程序　请来宾就位—宣布仪式正式开始—奏国歌—发言—剪彩—参观。

5. 剪彩做法

（1）礼仪小姐登场：当主持人宣告剪彩之后，礼仪小姐应排成一行行进，从两侧同时登台或者从右侧率先登台；登台后，拉彩者应与捧花者站成一排，托盘者站在拉彩者与捧花者身后1m左右并自成一排。

（2）剪彩者登台：引导者在剪彩者左前方引导，使之各就各位。如果剪彩者仅为一人，则剪彩时居中而立即可，若剪彩者不止一人，则其登台时列成一行，并且使主剪者行进在前。当剪彩者到达既定位置时，托盘者应前行一步，到达剪彩者的右后侧，为其递上剪刀、手套。

（3）正式剪彩：正式剪彩前，剪彩者应首先向拉彩者、捧花者示意，待其有所准备后，右手持剪刀，表情庄重地将红色缎带一刀剪断。

（4）剪彩结束：剪彩者剪彩成功后，可右手举起剪刀，面向全体到场者示意，然后将剪刀、手套放于托盘之上，举手鼓掌；剪彩者依次与主人握手道贺，并在引导者的引导下列队退场。

第2节　医护常用文书撰写实训项目

● 案例8-2

情　景　描　述

×市医院接到×市人事局与社会保障局发来的传真文件《关于开展事业单位规章制度专项检查的通知》，院长办公室主任赵××拟办该文，院长批示责成人事科和办公室联合迎接检查。两部门协商后决定召开人事科和院办秘书、文员参加的联合办公会。在会上，列出自查项目，进行人员分工，布置迎接检查和开展自查工作。根据《市人保局关于开展事业单位规章制度专项检查的通知》要求，会上列出了需要自查的内容：

（1）医院劳动用工制度。
（2）医院与员工签订的各种合同。
（3）医院职工劳动保障制度。
（4）医院为职工购买的"五险"。
（5）医院各部门的岗位责任以及内部组织机构设置的文件。
（6）布置撰写并完善医院各类制度的会议记录。

一　实训内容

（一）实训任务

联合办公会对大家的分工如下。

1. 小张负责自查内容（1）（2）项的收集与检查。
2. 小王负责第（4）项和第（3）项中薪金福利和社保制度的收集与检查。
3. 小陈负责第（5）项的收集与检查。
4. 小刘负责《×市医院考勤制度》《×市医院休假制度》《×市医院关于完善并上报部门岗

位责任制的通知》三个文件的撰拟。

5. 小陈负责拟制《×市行政奖惩制度》和一份《启事》,内容是鼓励职工自愿参加大病医保和住房公积金项目的事宜。

（二）训前指导

学生利用课余时间学习第 2 章和第 3 章相关知识,制作出正确的《×市人力资源与社会保障局关于开展事业单位规章制度专项检查的通知》《×市医院用工制度》《启事》等文件。

（三）实训方式

1. 单兵上机操作或者在作业本上制作"通知""制度""图表"等,并将制作的文档作为作业上交。

2. 分组开展文件拟办和批办、召开联合办公会议、查找和收集并检查文件等职业工作的模拟情景演练。实训结束后,应将情景演示脚本作为团体分组作业上交。

（四）实训要求

公文用语应得体、简练,用词准确,标点符号正确（用规范性公文格式）。

（五）课时建议

教学课时建议 2 课时。

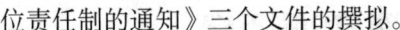 实训基本知识要点

1. 参见 教材第 2、3 章。（略）

2. 拟写规章制度类文书

（1）规章制度的分类：包括章程、条例、办法、规则、规定、细则、制度、守则、公约等。

（2）制度的写法：制度一般是医院对部门工作的管理和严格组织纪律,建立正常的工作、学习和生活秩序而制定的要求有关人员共同遵守的、具有法规性与约束力的规范性公文。制度由标题、正文、发布或落款组成。

1）标题：如《中华人民共和国交通管理条例》《汽车驾驶员守则》《值班制度》。

2）正文：一般由总则、分则和附则组成,每一个部分均可按内容的多少分列若干章或若干条。总则一般要求简要说明该规章制度的宗旨、任务、性质,对全文起统领作用。分则,是规章制度的主要部分,分章分条写明有关内容。附则,一般是说明规章制度的生效日期、使用范围以及修改、解释、批准的权限,还有对未尽事宜的补充说明。简单的规章制度只分条目不分章节,一般开头说明缘由、目的、要求等,主体部分分条列出规章制度的具体内容。

3）落款：在正文右下方签署制发机关和制发的时间。

3. 拟写启事类文书　启事是需要向社会公众说明某一事项或期望公众协助办理时所使用的一种文书。主要有招聘启事、开业启事、搬迁启事、厂庆启事、遗失启事、更名启事等。

范例：寻物启事

寻 物 启 事

本人不慎于 12 月 12 日在医院操场丢失身份证、手机等。有拾到者请与××医院内二科张×联系,电话：1234567;或直接把所拾物品还给失主张×,地点：××医院 3 号宿舍楼 205 房。非常感谢。

启事人：张×

2012 年 12 月 12 日

第3节 护理文秘协调沟通实训项目

● 案例8-3

情 景 描 述

人物：内科秘书小虹，不想值班的内科护士小园，内科护士长小曦。

春节长假期间，××市医院要各科室做好春节值班安排。对此，内科秘书小虹颇感烦恼，一来是自己不想值班，因为早就计划好要和家人一起去新加坡旅游，二来是其他护士都对她诉说种种理由不愿值班。如果你是小虹，遇到这种情况，你该如何处理？

 实训内容

（一）训前指导

1. 实训在模拟内科护士办公室进行。学生每3人一组，编上号数，分别扮演不同角色模拟演示。训练重点在秘书小虹协调的态度与技巧方面。根据需要可以多进行几轮模拟表演。

2. 每组成员按人物角色编写各场景背景情况、情景对话、肢体动作。

3. 要求学生共同讨论案例中矛盾冲突的协调处理方法。

4. 任课教师应指导学生做好准备，为矛盾冲突设置人为障碍，以达到更好的实训效果。

（二）实训方式

1. 分组进行情景编排和演示。

2. 各组成员间相互评分并对其他三组成员演示进行评分。

3. 成员共同讨论协调处理方法。

4. 教师评分并点评。

（三）课时建议

教学课时建议2课时。

 实训基本知识要点

协调是一个系统内各部门之间为实现共同的目的而相互沟通，寻找共同点，以达到某种平衡的一种行为方式。护理文秘的协调工作是指秘书人员在自己的职责范围内，或在领导的授权下，调整和改善部门之间、工作之间、人员之间的关系，促使各项活动趋向同步化、和谐化，以实现组织目标的行为过程。协调工作是护理文秘人员一项重要职责和经常性的任务。

1. 协调工作中应遵循的原则 政策指导、调查研究、服从全局、平等协商、灵活变通五项原则。

2. 和不同人员协调时又要注意有不同的协调艺术

（1）协调领导关系的艺术：要注意倾听领导交代任务；汇报工作要言简意赅；提建议时要委婉，先肯定后建议，要讲究语言艺术；对各个领导之间的分歧要守中立、不偏不倚、坚持不介入的原则。对领导的隐私，要看到了当作没看见，听到了等于没听见。

（2）协调同事关系的艺术：要注意对待同事一视同仁的原则、真诚相待的原则、宽容豁达的原则。与同事建立良好关系要注意的技巧有主动了解同事，恰当赞美同事，委婉拒绝同事的不合理要求，尽量避免争吵。协调同事关系禁忌：忌拉帮结派，忌趋炎附势，忌过分炫耀自己，忌行为怪异。

第4节　PPT制作及文案撰写实训项目

● 案例8-4

情　景　描　述

这天，小李接到领导下达的一个任务，让她在一天时间内制作一个有关宣传医院辉煌业绩的幻灯片，具体内容已经由另一个秘书整理总结好并以 Word 文档的形式保存起来。小李接到任务，感觉时间紧迫，且不说设计一些图片、添加一些音乐，仅是文字输入与分列排版的设计就已经很耗费时间与精力了。小李静下心来仔细搜寻着大脑中有关 Word 和 PPT 的一些使用技巧，想找出可能的捷径来为自己赢得更多的时间。

问题：如果你是小李，你有什么捷径能在一天之内做出高质量的 PPT？

 实训内容

（一）实训任务

1. 把一篇 Word 文档转化成 PPT 或者把 PPT 转化成 Word 文档。
2. PPT 文案制作技巧。

（二）实训时间

2 学时

（三）实训方式

在同学老师的帮助下独立完成。

 实训基本知识点

1. 将 PPT 转换成 Word 的技巧

（1）打开 PPT 演示文稿，单击"大纲"，在左侧"幻灯片/大纲"任务窗格的"大纲"选项卡里单击一下鼠标，按"Ctrl+A"组合键全选内容，然后使用"Ctrl+C"组合键或右键单击在快捷菜单中选择"复制"命令，然后粘贴到 Word 里。

提示：这种方法会把原来幻灯片中的行标、各种符号原封不动地复制下来。

（2）利用"发送"功能巧转换：打开要转换的 PPT 幻灯片，单击"文件"→"发送"→"Microsoft Word"菜单命令。然后选择"只使用大纲"单选按钮并单击"确定"按钮，等一会就发现整篇 PPT 文档在一个 Word 文档里被打开。

提示：在转换后会发现 Word 有很多空行。在 Word 里用替换功能全部删除空行，可按"Ctrl+H"打开"替换"对话框，在"查找内容"里输入"^p^p"，在"替换为"里输入"^p"，多单击几次"全部替换"按钮即可（"^"可在英文状态下用"Shift+6"键来输入）。

（3）利用"另存为"直接转换：打开需要转换的幻灯片，点击"文件"→"另存为"，然后在"保存类型"列表框里选择存为"rtf"格式。现在用 Word 打开刚刚保存的 rtf 文件，再进行适当的编辑即可实现转换。

提示：如果选中"转换时加分隔标志"，则会在转换好的 Word 文档中显示当前内容在原幻灯片的哪一页。转换完成后即可自动新建一个 Word 文档，显示该 PPT 文件中的所有文字。

2. 将 Word 转换成 PPT 的技巧　我们通常用 Word 来录入、编辑、打印材料，而有时需要将已经编辑、打印好的材料，做成 PPT 演示文稿，以供演示、讲座使用。如果在 PPT 中重新录入，既麻烦又浪费时间。如果在两者之间，通过一块块地复制、粘贴，一张张地制成幻灯片，也比较费事。其实，我们可以利用 PPT 的大纲视图快速完成转换。

首先，打开 Word 文档，全部选中，执行"复制"命令。然后，启动 PPT，如果是 Word 2002（含以上）版，选择"普通"视图，单击"大纲"标签；如果没有"大纲"和"幻灯片"选项卡，显示的方法是在"视图"菜单上，单击"普通（恢复窗格）"或在窗口的左下角，单击"普通视图（恢复窗格）"按钮；如果是 Word 97/2000 版，可直接选择"大纲"视图，将光标定位到第一张幻灯片处，执行"粘贴"命令，则将 Word 文档中的全部内容插入到了第一幻灯片中。接着，可根据需要进行文本格式的设置，包括字体、字号、字形、字的颜色和对齐方式等；然后将光标定位到需要划分为下一张幻灯片处，直接按回车键，即可创建出一张新的幻灯片；如果需要插入空行，按"Shift+Enter"。经过调整，很快就可以完成多张幻灯片的制作。最后，还可以使用"大纲"工具栏，利用"升级""降级""上移""下移"等按钮进一步进行调整。反之，如果是将 PPT 演示文稿转换成 Word 文档，同样可以利用"大纲"视图快速完成。方法是将光标定位在除第一张以外的其他幻灯片的开始处，按"Backspace"（退格键），重复多次，将所有的幻灯片合并为一张，然后全部选中，复制、粘贴到 Word 中即可。

> **链接**
> 一个乞丐面前的乞讨牌上写着："我眼睛瞎了，求你们帮帮我。"帮助者寥寥无几。一个女诗人路过，给她重新写了一个乞讨牌："世界那么美，我却看不见。"路人见了纷纷解囊相助。

3. PPT 文案制作技巧

PPT 的核心是文案。好文案的要求：

（1）文字一定要少。

范例：PPT

这一次，你离本科只差一个电话

· 我们知道，不是本科您总会有些遗憾。幸运的是，有一种学历叫自考，它可以边上班边学习，通过考试就是本科。自考学历由国家颁发，被企业认可，很多人因此改变命运。但以往近万元的学费使人望而却步，××机构认为，让价格阻碍你追求幸福是我们的耻辱。

· 为了让人人都学得起本科，过去 10 年，我们成功将学费从万元降至五千，帮助了数万人，今天我们仍不满足，再次推出"六千万助学计划"4980 元的自考课程，我们承担 3000 元。名校本科，仅 1980 元，就能完成大学梦。申请热线××××。

· 这一次，你离本科只差一个电话。

分析：如果这么多文字挤在一张 PPT 上，根据广告的 3 秒法则，你怎么能在 3 秒时间里抓住观众的眼球？

下面我们用"改文案三步法"（图 8-1），去修改这个 PPT 的文案。

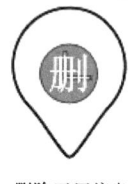
删除无用信息
第一步

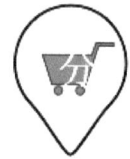
给信息分类
第二步

重新整合信息
第三步

图 8-1　PPT 文案修改三步骤

第一步：删

范例：删

这一次，你离本科只差一个电话

· 我们知道，不是本科您总会有些遗憾。幸运的是，有一种学历叫自考，它可以边上班边学习，通过考试就是本科。自考学历由国家颁发，被企业认可，很多人因此改变命运。但*以往近万元的学费使人望而却步，××机构认为，让价格阻碍你追求幸福是我们的耻辱*。

· 为了让人人都学得其本科，过去 10 年，我们成功将学费从万元降至五千，帮助了数万人，今天我们仍不满足，再次推出"六千万助学计划"4980 元的自考课程，我们承担 3000 元。名校本科，仅 1980 元，*就能完成大学梦*。申请热线×××××××。

· 这一次，你离本科只差一个电话。

试试删除这些斜体字。它们可有可无，是废话

第二步：分

范例：分

这一次，你离本科只差一个电话

· 我们知道,不是本科您总会有些遗憾。幸运的是,有一种学历叫自考,它可以边上班边学习,通过考试就是本科。自考学历由国家颁发,被企业认可,很多人因此改变命运。但以往近万元的学费使人望而却步。

· 为了让人人都学得起本科,过去 10 年,我们成功将学费从万元降至五千,帮助了数万人,今天我们仍不满足,再次推出"六千万助学计划"4980 元的自考课程。名校本科,仅 1980 元,申请热线××××

· 这一次,你离本科只差一个电话。
· 目标人群：
想拿本科文凭但没钱没时间的人
· 什么好处：
原价 4980 元，现价 1980 元
· 参与方法：
· 热线电话××××××

将信息分类，就是提取文案中的核心要素

第三步：整

范例：整

你离本科只差一个电话

· 想考本科，但没钱没时间？
· ××机构推出"六千万助学计划"
· 4980 元的名校本科自考课程
· 现只需 1980 元
申请热线×××××××

整合后的文案信息

（2）不要形容词，用数字。

很多人说一个橙子甜，会说：甜到掉牙、甜到极致、甜到不可想象，但是褚橙告诉你，我是怎么甜的？我是 24∶1 的黄金甜酸比（图 8-2）。

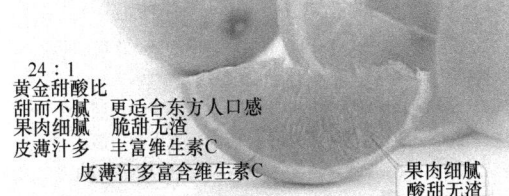

图 8-2　24∶1 的黄金甜酸比

（黄治秀）

参考文献

毕森，2003. 护士长工作全书. 合肥：安徽文化音像出版社
蔡录昌，2010. 经济应用文写作. 北京：清华大学出版社
曹金盛，1999. 现代医学写作教程. 上海：第二军医大学出版社
曹荣桂，2003. 医院管理学. 北京：人民卫生出版社
陈翼娟，2000. 护理管理学. 北京：人民卫生出版社
陈正革，2003. 秘书实务. 成都：四川人民出版社
邓乃行，曾昭乐，1994. 秘书与写作. 广州：暨南大学出版社
邓铸，朱晓红，2009. 心理统计学与SPSS应用. 上海：华东师范大学出版社
董继超，2000. 秘书实务. 北京：线装书局
董小玉，2006. 现代实用写作训练教程. 北京：高等教育出版社
杜创国，2007. 公共关系实用教程. 北京：清华大学出版社
方国雄，2001. 秘书学. 北京：高等教育出版社
付能荣，周葵，2013. 护理伦理与法规. 北京：中国医药科技出版社
郭常安，2001. 语文. 第3版. 杭州：浙江科学技术出版社
郭俊，2003. 现代秘书实用159问. 北京：华龄出版社
黄治秀，2012. 护理文秘. 第3版. 北京：科学出版社
金振邦，2006. 应用文写作教程. 北京：人民教育出版社
李洪喜，2010. 办公室管理实务. 上海：上海交通大学出版社
李欣，1985. 秘书工作. 北京：高等教育出版社
廖志成，1989. 办公室工作概论. 长沙：中南工业大学出版社
林菊英，金乔，1993. 中华护理全书. 南昌：江西科学技术出版社
凌云霞，杨顺秋，2010. 护理文书书写基本规范. 北京：军事医学科学出版社
刘宏彬，2008. 新编应用文写作教程. 北京：新华出版社
刘世权，2008. 应用文写作. 重庆：西南师范大学出版社
刘晓红，2011. 秘书理论与实务. 北京：北京大学出版社
马永飞，2001. 公文写作方法与技巧. 北京：高等教育出版社
孟庆荣，陈征澳，2010. 秘书工作案例及分析. 北京：清华大学出版社
欧阳周，陶琪，2007. 现代秘书学：原理与实务. 第2版. 长沙：中南大学出版社
申俊龙，汤少梁，2009. 新编医院管理教程. 北京：科学出版社
孙宝水，2010. 应用文写作. 北京：人民教育出版社
王峰，2008. 医学应用文写作. 南昌：江西科学技术出版社
王琪，2005. 现代礼仪大全. 北京：地震出版社
卫生部医政司，2002. "医疗事故处理条例"及配套文件汇编. 北京：中国法制出版社
文锋，2011. 新编机关秘书写作必备全书. 北京：中国言实出版社
文红，夏和先，2014. 医学生文化修养. 合肥：合肥工业大学出版社
吴良勤，李展，2010. 民间礼仪常识与应用文书写作. 南宁：广西人民出版社
吴世芬，钟一萍，2008. 护理学概论. 北京：科学出版社
杨锋，2010. 秘书工作案例及分析. 广州：暨南大学出版社
叶黔达，2002. 应用写作. 成都：四川出版集团、四川人民出版社
于叔杰，张谷平，2008. 语文应用基础. 第2版. 北京：人民卫生出版社
张保忠，岳海翔，2008. 最新公文写作规范、技巧与范例. 第2版. 北京：研究出版社
张保忠，詹红旗，张明哲，2011. 公文写作与公文处理全书. 北京：中国言实出版社
张达芝，2001. 应用写作教程. 第5版. 杭州：浙江大学出版社
张德实，2003. 应用写作. 第2版. 北京：高等教育出版社
张建勤，2001. 秘书文案工作实务. 南京：南京大学出版社
张文英，2010. 新编应用文写作教程. 天津：南开大学出版社
张小慰，王茜，符海玲，2010. 秘书岗位综合实训. 重庆：重庆大学出版社
张耀辉，谢福铨，2006. 应用写作. 上海：华东师范大学出版社
赵雯，2011. 秘书人员岗位培训手册. 北京：人民邮电出版社
赵颖，2014. 秘书沟通协调与谈判技巧. 北京：中国人民大学出版社
赵玉柱，2009. 现代通用应用文写作教程. 北京：首都经济贸易大学出版社
钟埃莉，牛彦辉，2007. 护理文秘. 北京：科学出版社
竹潜民，2004. 应用写作案例实训教程. 杭州：浙江大学出版社

附 录

附录1　党政机关公文格式（GB/T 9704—2012）
附录2　秘书国家职业标准
附录3　中华人民共和国档案法（2016修正）
附录4　中华人民共和国保守国家秘密法
附录5　应用文常用词语释义
附录6　新华社新闻信息报道中的禁用词和慎用词（2016年7月修订）
附录7　中国各级政府组织架构及市级组织示意图

手机安装"爱一课"APP，扫一扫此页，可以阅读附录内容。

《护理文秘》教学基本要求

一 课程性质和任务

"护理文秘"是卫生职业教育护理专业的一门必修课程。本课程主要内容包括一般文秘人员工作的基本知识、方法和现代常用公务文书、事务文书撰写的基本规范、技巧，以及医护专用文书、医护论文、医护科普文章撰写的相关基本知识。本课程的主要任务是指导学生充分认识护理文秘在现代护理发展进程中的重要性和必要性，学会现代护理文秘的日常工作及专项活动的处理，具备较强的常用公务文书、医务管理文书和基本的护理论文、医学科普文章的写作能力，并与其他临床护理课程培养的专业能力整合为整体护理能力，提高卫生职业教育护理专业学生的职业素质和职业能力。

二 课程教学目标

（一）知识教学目标

1. 理解护理文秘的基本内涵、作用和特点。
2. 掌握公务文书、常用事务文书和护理专项文书、护理论文、医护科普文章的写作格式、内容、步骤和方法。
3. 了解现代文秘人员的日常工作内容，掌握文秘一般工作方法及其专项活动的方法。
4. 了解护理文秘在现代护理发展进程中的重要性和必要性。

（二）能力教学目标

1. 能较熟练地处理及书写常用公务文书和常用事务文书。
2. 能较规范地撰写护理论文及护理专用文书。
3. 能写符合需要的医护科普文章。
4. 能针对护理工作实际，熟练得体地处理现代文秘的日常工作和专项活动。
5. 能运用得体的语言应对不同的语言活动要求。

（三）思想教育目标

1. 具有严谨科学的工作态度和无私奉献的精神。
2. 具备认真仔细、脚踏实地、实事求是的作风。
3. 具有良好的职业道德。

三、教学内容与要求

教学内容	教学要求			教学内容	教学要求		
	了解	理解	掌握		了解	理解	掌握
一、绪论				6. 函			√
第1节 护理文秘概述				7. 会议纪要			√
1. 护理文秘的含义				三、医护工作常用事务文书写作			
2. 护理文秘的研究内容				第1节 计划类文书、总结写作技巧及范例评析			
第2节 护理文秘的作用							
1. 学习护理文秘是现代护理模式转变对护理工作者的要求				1. 计划的写作技巧及范例评析			√
2. 现代护理工作者沟通协调护患关系，处理各种矛盾的金钥匙		√		2. 总结的写作技巧及范例评析			√
3. 现代护理工作者信息管理工作水平提高的有力保证		√		3. 简报写作技巧及范例评析			√
第3节 护理文秘的特点				第2节 述职报告、简报写作技巧及范例评析			
1. 创新性		√		1. 述职报告的写作技巧及范例		√	
2. 实用性		√		2. 简报的写作技巧及范例		√	
3. 指导性		√		第3节 求职信、简历写作技巧及范例评析			
第4节 护理文秘人员的工作技巧							
1. 护理文秘人员的工作顺序		√		1. 求职信		√	
2. 护理文秘人员的工作方法		√		2. 个人简历		√	
二、常用公文写作				第4节 会议记录、护理规章制度写作技巧及范例评析			
第1节 公文的特点及基本格式							
1. 公文格式类别规范			√	1. 常见护理规章制度的类别		√	
2. 公文格式制作规范			√	2. 制定护理规章制度的原则		√	
3. 用纸、用字及印装格式			√	3. 护理规章制度的内容及书写		√	
第2节 公文处理程序与方法			√	四、护理记录文书写作			
第3节 公文结构及语言要求			√	第1节 护理记录文书概述	√		
第4节 常用公文写作要求及范例			√	第2节 入院患者护理评估单	√		
1. 通知			√	第3节 护理记录单	√		
2. 通报			√	第4节 护理告知及知情同意书	√		
3. 报告			√	第5节 护理交接班报告	√		
4. 请示			√	第6节 护理小结与出院指导	√		
5. 批复			√	第7节 护理记录文书相关制度	√		
				第8节 其他护理记录文书工作流程	√		
				五、护理论文、医护科普文写作			
				第1节 护理论文概述	√		

续表

教学内容	教学要求			教学内容	教学要求		
	了解	理解	掌握		了解	理解	掌握
第2节 入院患者护理评估单	√			七、协调、保密与调查研究工作			
第3节 医用语体的特点及要求			√	第1节 协调工作			
第4节 医护科普文写作技法		√		1. 协调工作概述	√		
六、现代文秘人员的日常事务				2. 协调工作的内容和程序		√	
第1节 日常事务管理				3. 协调的原则、方法和要求		√	
1. 办公用品管理		√		4. 秘书纵向关系协调中的几个方面		√	
2. 信息管理	√			第2节 保密工作			
3. 值班事务	√			1. 保密工作概述	√		
4. 日程管理	√			2. 国家秘密		√	
5. 印章管理	√			3. 保密工作		√	
第2节 接待事务				第3节 调查研究			
1. 来访接待	√			八、实训指导			
2. 接待服务	√			第1节 商务活动实训项目	√		
第3节 会议事务				第2节 医护常用文书撰写实训项目			√
1. 会议前期准备	√			第3节 护理文秘协调沟通实训项目	√		
2. 会中组织服务工作	√			第4节 PPT制作及文案撰写实训项目			
3. 会后总结工作	√						

四 学时分配建议（32学时）

序号	教学内容	学时数		
		理论	实践	合计
1	绪论	1		
2	常用公文写作	2	4	
3	医护工作常用事务文书写作	2	4	
4	护理记录文书写作技巧及范例	2	4	
5	护理论文、医护科普文的写作	2	2	
6	现代文秘人员的日常事务与礼仪	2	1	
7	协调、保密与调查研究工作	1	1	
8	实训指导	1	3	
	总计	13	19	32

五 说明

1. 本课程教学基本要求对理论知识的要求分了解、理解和掌握三个层次：

了解：能说出"是什么"，能记住学过的知识点。

理解：懂得"为什么"，能领会其中的含义，并解释知识点的内容。

掌握：能够"应用"，能综合运用知识解决问题

2. 教学过程应运用现代教育技术、案例分析、角色扮演、参观和讨论等方法组织教学。

3. 可通过课堂提问、作业、写作训练及考试等对学生的认知、能力及态度进行综合评价。

目标检测选择题参考答案

第2章

1. B 2. D 3. C 4. C 5. D 6. D 7. D 8. D 9. B 10. B 11. B 12. D 13. C 14. C 15. B 16. A 17. C 18. C 19. C 20. B

第3章

1. C 2. D 3. A 4. B 5. A 6. ABCD 7. CD 8. BCDE 9. ABCD 10. BCDE

第4章

1. A 2. E 3. C 4. C 5. A 6. B 7. E 8. D 9. E 10. C

第5章

1. E 2. D 3. B 4. A

第7章

1. D 2. C 3. C 4. A 5. B 6. C 7. ABC 8. ABCDE 9. ABCDE 10. BCD 11. ABDE 12. ABCD 13. C 14. C 15. D 16. A 17. ABC 18. ABCEF